全国中医药行业高等教育"十三五"创新教材

一指禅推拿

（供针灸推拿学、康复治疗学等专业用）

主　编　姚　斐

中国中医药出版社
·北　京·

图书在版编目（CIP）数据

一指禅推拿/姚斐主编．—北京：中国中医药出版社，2018.8

全国中医药行业高等教育"十三五"创新教材

ISBN 978-7-5132-4354-4

Ⅰ.①—…　Ⅱ.①姚…　Ⅲ.①推拿-中医学院-教材

Ⅳ.①R244.1

中国版本图书馆 CIP 数据核字（2017）第 173552 号

中国中医药出版社出版

北京市朝阳区北三环东路 28 号易亨大厦 16 层
邮政编码　100013
传真　010 - 64405750
廊坊市晶艺印务有限公司印刷
各地新华书店经销

开本 787×1092　1/16　印张 13.25　字数 297 千字
2018 年 8 月第 1 版　2018 年 8 月第 1 次印刷
书号　ISBN 978 - 7 - 5132 - 4354 - 4

定价　49.00 元
网址　www.cptcm.com

社 长 热 线　010 - 64405720
购 书 热 线　010 - 89535836
维 权 打 假　010 - 64405753

微信服务号　zgzyycbs
微商城网址　https：//kdt.im/LIdUGr
官 方 微 博　http：//e.weibo.com/cptcm
天猫旗舰店网址　https：//zgzyycbs.tmall.com

如有印装质量问题请与本社出版部联系（010 - 64405510）

全国中医药行业高等教育"十三五"创新教材

《一指禅推拿》编委会

主　　审　钱裕麟　房　敏

主　　编　姚　斐（上海中医药大学）

副 主 编　龚　利（上海中医药大学）

　　　　　李冬梅（云南中医药大学）

　　　　　尤艳利（第二军医大学）

　　　　　陈幼楠（北京中医药大学）

编　　委　（以姓氏笔画为序）

　　　　　王广东（上海中医药大学）

　　　　　王晓东（浙江中医药大学）

　　　　　卢新刚（复旦大学）

　　　　　冯　跃（成都中医药大学）

　　　　　齐凤军（湖北中医药大学）

　　　　　李　洁（河北中医学院）

　　　　　肖　彬（上海中医药大学）

　　　　　吴云川（南京中医药大学）

　　　　　林志刚（福建中医药大学）

　　　　　罗永宝（上海嘉定中医院）

　　　　　周　斌（河南中医药大学）

　　　　　郑娟娟（上海中医药大学）

　　　　　郭现辉（河南中医药大学）

　　　　　彭　亮（湖南中医药大学）

　　　　　程　勇（山东中医药大学）

　　　　　程艳彬（上海中医药大学）

学术秘书　董文君（上海中医药大学）

序

一指禅推拿是中医代表性推拿流派，其依人经腧及脏腑筋络，聚力于一指，循经穴以祛病，名为"一指禅"。"禅"意为禅定，乃汇意念于一指，凝巧力至指端，系连于受术者反应与施术者指下"得气"的行云流水势态。《医宗金鉴》的"一旦临证，机触于外，巧生于内，手随心转，法从手出"，也是对一指禅推拿施术禅定、患者响应作用模式的形象阐释。医者操作如鱼得水，紧推慢移，医患协力一体，阴阳调和，邪祛正扶，病痛乃复。

作为国内中医推拿主要学术流派之一，一指禅推拿流派在我国推拿学科发展史中具有举足轻重的作用，现代推拿教育改变了固有的推拿师承教育的单一模式，一指禅推拿流派包容并蓄，开流派间交流之先河，淡化了流派间的壁垒，推陈出新，形成了现代推拿诊疗体系。

一指禅推拿以指代针，以柔为贵，动作细腻精巧，取位准确，接触面积小，着力感强。针对"一指禅推拿"全面系统的学理、方法的阐释，姚斐等学者广征博引，穷极治学，勇于创新，历经三载，《一指禅推拿》一书终于问世。一指禅定，学有源溯，符合学科发展方向，顺应临床专科需求，可喜可贺。

《一指禅推拿》按照现代教材体例结构编撰，但就其内容而言，既可满足中医院校针灸推拿学专业的教学需求，同时也是一本关于一指禅推拿流派学术特点总结的专著，"一指禅"手法、相关功法，以及临床特色诊疗占有较大比例，可作为推拿学的重要专门教材。同时本教材还体现了很高的专著的学术性。教材中对一指禅推拿的传承发展，做了有价值的分析考释，对一指禅推拿常用手法做了总结归纳，对推拿练功做了较为详尽的介绍，对临床特色治疗的作用机制也做了阐释和探索，尤其是治疗部分融合了一指禅推拿前辈的临床经验，是推拿临床医师的必备参考书。

《一指禅推拿》是传统推拿流派整理和研究工作的新起点，相信随着推拿教学、临床和研究工作的日益积淀，"一指禅推拿"学术内涵将会更加丰富与完善。

中华中医药学会推拿分会主任委员　房　敏

2018 年 5 月

编写说明

　　一指禅推拿是中医推拿的一个重要分支，是以一指禅推法作为临床操作主要手法的中医推拿流派。一指禅推拿源远流长，经过几代人的发展和完善，逐步形成独特的学术思想、标志性的手法、明确的优势病种和有一定影响力的代表人物，发展成为一支重要的推拿学术流派，在全国推拿界颇具影响力。但近些年，由于临床推拿疾病谱的改变和教育模式的转变，一指禅推拿的临床使用和传承教育现状令人堪忧。本教材正是为了更好地发扬、传承一指禅推拿而组织编写的。

　　推拿前辈曹仁发教授提道："一指禅推拿在传承过程中，不同老师有不同的风格。即使是早期推拿学校的老师手法也不尽相同，如丁凤山的徒弟中的王松山、钱福卿、沈希圣、丁宝山等，以及手法训练的指导老师王纪松、王百川等。这些老师一起在推拿学校授课，但因为每个人的手指是不一样的，所以一指禅推拿的表现形式也有所差异。区别最大的是拇指指间关节，在推的时候有的是屈指间关节的，有的是不屈指间关节的。当然，这两种操作都是可以的。"本教材在编写过程中本着求同存异的原则，以《推拿大成》为蓝本，同时参考了国内外许多相关推拿学著作，从一指禅流派特点和课堂教学实际出发，安排编写内容。

　　绪论主要介绍一指禅推拿的基本概念、学术特点和学习方法；第一章主要介绍一指禅推拿的起源和流派传承；第二章主要介绍一指禅推拿的常用经络和腧穴；第三章主要介绍一指禅推拿流派的特色手法；第四章介绍一指禅推拿练功法，主要包括易筋经锻炼法和米袋训练等；第五章为一指禅推拿的临床应用，介绍一指禅推拿临床指导思想和常见疾病应用；第六章主要介绍一指禅推拿现代研究进展；第七章介绍部分一指禅推拿名家的临床经验。

本教材绪论由姚斐负责编写，第一章由姚斐、龚利负责编写；第二章由尤艳利、冯跃负责编写，第三章由姚斐、陈幼楠负责编写，第四章由姚斐、李冬梅负责编写，第五章由龚利、吴云川、齐凤军、彭亮、李洁、郭现辉、郑娟娟、肖彬、罗永宝负责编写，第六章王广东、林志刚、王晓东、周斌、程艳彬、程勇负责编写，第七章由姚斐、卢新刚负责编写，学术秘书由董文君担任。全书统稿工作由姚斐负责，审稿工作由钱裕麟、房敏负责。

在本教材的编写过程中，得到了众多业内专家的支持，尤其是钱裕麟老师的大力支持和帮助，也得到了中国中医药出版社和编写人员所在单位的大力支持。上海中医药大学田健材、邢华承担了图片拍摄和大量文字处理和校对工作。在此一并感谢！也向一指禅推拿前辈致敬！

本教材适用于高等中医药院校针灸推拿学、康复治疗学等专业的教学使用，同时根据各院校专业课程设置的差异，也可供中医学、中西医结合专业的教学使用。

由于编写水平有限，又是首次尝试编写一指禅推拿教材，难免出现不足和疏漏之处，恳请各院校师生在使用过程中提出宝贵意见，以便今后修订完善。

《一指禅推拿》编委会

2018 年 5 月

目　录

绪　论 ▷▷▷▷
·····················

第一节　一指禅推拿释义

一、禅

《说文解字》：禅，从示，单声。"祭天也。"造字本义：祭天地求神佛，免于争端与战乱，赐予和平安宁。《古汉语常用字字典》中解释道："禅"乃佛教用语，指静思，又泛指一切有关佛教的事物。

禅之梵文为"禅那"，汉文译为"静虑""思维修"，即"静中思虑"。"禅"与佛教修炼有关，常与"定"字连用，谓坐禅时心于一境，冥想妙理。"禅"虽来源于古印度语，但是印度禅的中国化，是以"不立文字，教外别传，直指人心，见性成佛"为宗旨，以心契入"正法眼藏，涅槃妙心，实相无相"的顿悟法门。

修禅也称禅修，提倡将生活简单化，恬淡虚无，不追逐名利，以平常心对待日常生活。

二、一指禅

"一指禅"在中国武术中是用一个手指攻击对手的功夫，被列为少林七十二绝技之一。《少林拳术秘诀》中有一指禅功夫的练习方法。据《辞源》所载，"一指禅"是佛教禅宗派的用语，以一手指示意万法归一。据宋代《景德传灯录》载，唐代禅宗名僧俱胝和尚向天龙和尚询问关于佛教教义时，天龙竖起一个手指头，俱胝和尚大悟。此后凡有人来求教，俱胝和尚也常竖起一个手指头，他临终前说："吾得天龙一指头禅，一生用不尽。"

宋代陆游诗曰："一指头禅用不穷，一刀匕药去凌空。汗牛充栋成何事，堪笑迂儒错用功。"宋代诗人黄裳感慨："有身且睡三竿日，无物应看一指禅。"金代元好问诗曰："南风稳送北归船，留得虚名一指禅。崧少诗僧几人在？因君回望一凄然！"由于文人的引用和传颂，一指禅更加广为人知。

三、一指禅推拿

一指禅推拿是以一指禅推法作为临床操作主要手法的中医推拿流派。强调将意气集定于拇指，遵守"循经络、推穴道"的原则，以指代针、以柔为贵，因动作细腻巧妙、取穴准确、接触面小、着力感强而著称。

一指禅推拿就是医患双方共同心念集定于一处（在术者为拇指之端，在患者为术者拇指所点之穴），医者调匀气息，意念守一，凝全身的功力内劲于拇指之端，潜心探究患者的疾病所在，然后循经按穴，扶正祛邪，是推拿操作"意到气到，气到病除"的一种境界。

一指禅推拿并不仅仅限于一指推法，而是包括按、摩、推、拿、搓、抄、滚、捻、缠、揉、搓、抖等多种手法的外治法。民国时期的黄汉如在《一指禅推拿说明书》中指出："推拿一科，发明于黄帝时之岐伯，著书十卷。其手术有四：一曰按，二曰摩，三曰推，四曰拿。及梁武帝时，达摩氏以为旧法过简，不敷应症，复从而光大之。增搓、抄、滚、捻、缠、揉六法，合岐伯所创之按、摩、推、拿四法，成为十种，分十大门。复依人身之穴道，及脏腑筋络，用一指之力，循穴道以去病，名为一指禅。后人莫明真相者，漫称为按摩，或推拿，殊不知推拿一科，唯一指禅为能得其全，非此不足以明体达用也。"

推拿名家严隽陶教授认为："禅"为印度梵语 dhyanna（禅定）的简称，"定"即为禅，使心定住不乱。"调息"为印度禅的方法之一，意为用一定的方式使身体处于舒适的位置，调整呼吸。一指禅推拿中，要求术者注意力集中、调匀呼吸，与佛教中"禅"之意相符。"禅"汉语意译为静虑或思维修，也就是指"专注一境"，思想集中于某一对象、目标或意象，使心不为物所动，不为欲所牵。"禅"强调了一种精神的修炼，这也是一指禅推拿流派注重练习内功的原因。

为了达到手法的柔和和深透，使患者避免治疗痛苦，一指禅推拿极为注重施术者的手法、指力的训练和易筋经等强身功的锻炼。

《辞海》记载一指禅推拿为："按摩术亦称一指禅。按摩创于岐伯，至达摩大备，于按、摩、推、拿四法之外，复增搓、抄、滚、捻、缠、揉六法，名曰一指禅。岐伯之术，施术者无须习内外功；而达摩之一指禅，则须先练外功，使两臂及十指骨节能柔屈如棉，更练内功，调匀气息，贯全身之气力于一指之尖，使直达病源之所在，其功效有过于药石。"

一指禅推拿是众多推拿流派中独具特色的流派，享誉江浙沪一带。由于其是以一指禅推法作为临床操作的主要手法，手法独特，形态多样，已经成为中医推拿学重要的组成部分。

一指禅推拿历经数代传承发展，已成杏林奇葩。禅于一指，必本于神，气至病所，阴阳乃和。一指禅推拿蕴涵的"禅"学精深文化将成为其传承发展的内在动力之一。识"禅"之理，是掌握一指禅推拿登堂入室之径。

第二节　一指禅推拿的学术特点

一指禅推拿有独特理论和治疗方法，重视易筋经锻炼，术者禅定放松，手法细腻柔和，临床以内妇杂病见长，治疗有一定的程序，善于循经络、推穴道，有鲜明的学术特点。一指禅推拿的主要学术特点可概括为以下几个方面：

一、思想"禅定"

一指禅推拿是推拿前辈借用一指禅的平身调息凝神之意而形成的推拿方法。禅定思想贯穿一指禅推拿治疗的始终。禅定要求术者思想集中于某一对象、目标或意象，使心不为物所动、不为欲所牵。操作时，要求推拿医生身体正直、呼吸自然、意念守一。取名"一指禅"更加彰显其"禅境"。通过禅定能调节精神，治疗疾病，补益体力。由于一指禅推拿诊疗操作时间长，术者要安定，以减少体力和精力消耗，把思想集中在拇指之端，专注于患者的疾病部位和自己手下的得气感，凝全身的功力内劲于拇指之端，循经按穴。在一指禅推法操作时，术者必须思想集中，自然着力于指端。做到《医宗金鉴》中对手法运用所说的"一旦临证，机触于外，巧生于内，手随心转，法从手出"。

一指禅推拿不仅要求术者禅定，也要求患者安定，配合医生将散乱不安的心念专注于被操作的穴位或部位，及时体会并反馈手法治疗过程中的感受，医患协力，共同对抗疾病、调和阴阳、扶正祛邪，使得患者尽快康复。

二、形体放松

放松是一指禅推拿练习过程中的关键点。由于一指禅推拿诊疗操作时间较长，推拿医生诊疗时要身体正直，形体放松，呼吸自然，减少体力和精力消耗，才能保证手法的持久性。即按照手法的技术要求持续足够的操作时间，并且动作不走样，力量不减小，保证手法对人体的足够刺激量。从而达到调和阴阳、扶正祛邪的目的，使患者尽快康复。

一指禅推拿学术流派最基本的手法是一指禅推法，其动作要领可归纳为 10 个字：沉肩、垂肘、悬腕、掌虚、指实。其核心就着眼于一个"松"字，要求肩部、肘部、腕部、指掌放松，拇指吸定一点。手掌越放松，拇指越着实，越能蓄力于指端。

三、注重练功

一指禅推拿主要是以手治病、以指代针，接触面小而深透力强。为了达到手法的柔和和深透，一指禅推拿极为注重施术者的手法、指力的训练和易筋经的锻炼，从而锻炼术者的体魄和耐力，以使锻炼者能够"缓节柔筋"。手法训练过程中坚持锻炼手指功，即在米袋上的练习，可以使指力强健，无坚不入，聚精、气、神于手指尖，以柔克刚。

民国黄汉如在《一指禅推拿说明书》中指出了练功在一指禅推拿中的地位。"推拿学术，创始于岐伯，光大于达摩。其道虽出一途，应用实有区别。岐伯之推拿术，施术者无须练习内外功，而达摩之一指禅，须先练外功，使两臂及十指骨节，能柔屈如棉。更须练内功，调匀气息，使周身气力，贯注于指顶，务使术者之指，着于病者之身，其柔如棉。然极柔之中，又须济以至刚，含有一种弹力，虽隔重裘，皆能按穴，贯膜理而直达藏结。故冬日就诊之人，决无受寒之虞。即初生小儿，为之推拿，亦无伤及肌肤筋骨之虑。实较岐伯之术大有进步。惟达摩所传之一指禅，与达摩所传之点穴法，虽同为指顶工夫，然其功用，则完全相反。盖点穴在闭气血，致失感觉，为拳术中之神功。一指禅在流通气血，去病神速，为医术中之神功也。"

四、手法柔和

一指禅推拿强调手法以柔为贵，柔中寓刚，刚柔相济。一指禅推拿需要持续一定时间，手法所产生的力必须是柔和的力，不能过于生硬。在一指禅推拿的治疗范围内，柔和的力逐渐积累，足以达到深层，起到治疗作用；若手法过于僵硬或压力太大，反而会让患者感觉紧张不适，不易接受，对操作者来说也容易疲惫，难以持久和深透。

一指禅推拿早期主要在宫廷流行，治疗对象以达官显贵为主，对手法要求柔和舒适，主要手法和辅助手法施行时讲究法度，要求意守丹田，气凝指尖，将一指禅功透入肌肤，沿着经络直达病所，达到"法之所施，使患者不知其苦"的境界。

目前多数传统推拿的基本手法均要求均匀、柔和、持久、有力，但手法以柔为贵，对于一指禅推拿尤为重要。擅长一指禅者，必手法轻松灵活，协调流畅，轻而不浮，重而不滞，从而达到深透。当然，手法必须经过长期的训练和实践积累，方可达到柔和深透，以柔克刚。

五、善于循经络，推穴道

经络理论是一指禅推拿的核心指导理论，"循经络，推穴道"也是一指禅推拿的重要治疗原则。经络理论在推拿临床上可以应用于解释病理变化、协助疾病诊断，以及指导手法治疗等方面。

一指禅推拿的主要手法是推法，即术者用拇指指端置于特定部位，前臂有规律地快速摆动，施术于患者全身穴位和经络。一指禅推法以指代针，犹如针刺的捻、转、提、插，从而达到治疗目的。由于拇指指端接触面小，所以相对于其他推拿手法取穴更准，力度更集中。以"循经络，推穴道"为宗旨，要求取穴准确，移动时沿着经络循行路线，紧推慢移，由慢而快，由轻而重，由浅入深，由表及里，由皮部入经筋，达腠理，深百骸，透内脏。

一指禅推拿前辈总结了"重三聚五"的操作要领："重三"即重视经络、重视穴位、重视病情缓急；"聚五"即聚集精气神、聚集治病之要害的关键、聚集治病程序疾徐、聚集操作过程中稳妥得当、聚集施术过程中自始至终轻松飘逸的风格。

六、擅长治内妇病，注重辨证论治

一指禅推拿在中医理论指导下辨证论治，具有广泛的适应证，不仅适应于运动系统疾病，对内、外、妇、儿各科均有涉及，尤其善于治疗内、妇疾病。《推拿大成》收录了一指禅推拿治疗的88种疾病，其中内、妇疾病及杂病等约占60种。一指禅推拿前辈王松山、钱福卿等人及其弟子皆擅长治疗头痛、失眠、胃脘痛、久泻、便秘、劳倦内伤等内科疾病，以及痛经、月经不调等妇科疾病。这与当前以筋骨相关疾病为主要疾病谱的推拿临床并不相同。治疗内妇疾病时，注重辨证论治，选择针对性的治疗方法。如胃脘痛喜按，属于虚证者，以温补为主，从按揉中脘着手；胃脘胀满拒按属实者，以消导通气为主，从摩腹顺肠着手；胃脘拒按者，则以行气止痛为主，从一指禅推背俞、阿是穴着手。疾病千变万化，善于抓主症，找准病因病机，辨证论治是一指禅推拿的关键。

七、有一定的程序和规范

一指禅推拿讲究章法清晰、层次分明，按"处方"实施先后操作，一般操作过程可以归纳为三个阶段。第一阶段是实施治疗手法开始的阶段。术者于此阶段"试探"患者能够承受的手法强度和力度，进而使心理和躯体得到充分放松，接受进一步的治疗方法。常用手法有一指禅推法、揉法、摩法等，施术轻柔和缓、循序渐进。第二阶段是主要治疗阶段，是术者对病症实施手法治疗的主要过程。术者在诊断、辨证完成后，需要胸有成"法"，选取针对病症的相应手法。如对于筋伤、扭错、发热、惊风等急性病症宜采用攻伐手法，驱邪扶正或是祛瘀止痛；对于麻木、乏力、瘫痪等需要长期治疗的病症，应该拟定治疗法则和实施方案，常用一指禅推法、滚法、点按法、摇法等。第三阶段是整理阶段，所谓"整理"是对前面治疗过程的整理，着重于手法的连接和刺激的缓解，达到治疗的作用。给患者结束提示和轻松舒适的感觉，对疾病向痊愈转归具有积极意义。常用滚法、搓法、抹和、揉摩等。手法操作力求平稳柔和、力量轻而不浮、重而不滞。

一指禅推拿临证操作有一定的程序和规范，临床操作常遵循一定的跌宕起伏的治疗过程，在施术时可以结合不同的疾病和症状，选取特定穴位、压痛点或经络进行操作。一指禅推拿操作时有一定的顺序：首先，手法操作前要与患者沟通，然后再根据病情选择适当的手法操作，一般治疗程序自上而下，由前而后，虚证先轻后重，实证先重后轻。在施术过程中，根据手指触知的不同信息，审时度势，及时调整；其次，治疗部位应按照由远而近的原则，由远处逐渐过渡到病所，先外周、后重点、最后整体的顺序。整个过程如行云流水一气呵成。

第三节 一指禅手法技能训练

一指禅推拿重视手法训练，常用手法如推、拿、按、摩、滚、捻、搓、缠、揉、摇、抖等，均需要持续一定时间训练。尤其是一指禅推法要求严格，要求术者两臂完全放松，以气引力，由拇指将手臂摆动的力往下传，直达病所。强调手法柔和、深透，柔中寓刚，以柔制刚，刚柔相济。

本节以一指禅推法为例，介绍一指禅推拿的技能训练方法。

一、训练内容

1. 手法的规范性

手法的训练首先要求动作姿势正确和规范。对于练习者来说，只有准确掌握各种推拿手法的规范、正确的动作及技术原理，才能使力量和技巧巧妙地结合，减少体能消耗，不至于用错发力部位，从而造成肌肉关节损伤及力"滞而不灵"等现象。

很多人对一指禅推拿会不会损伤手指有一定的疑惑。其实，无论是一指禅推拿还是其他的推拿手法，如若手法不规范，均会对施术者身体造成一定的伤害。但是正确、规范的手法是符合人体运动生物学原理的，对肢体的损伤程度极其微小，所以在练习手法时要力求做到规范。如施行手法时，术者拇指指间关节与水平面垂直最小距离不低于3mm，垂肘最高点位置应小于或等于腕关节最高点位置。

一指禅推拿手法的要领是沉肩、垂肘、悬腕、掌虚、指实，其中，"沉肩、垂肘、掌虚"都是对放松状态的描述，可见，放松是一指禅推拿练习过程中的关键点。放松状态下的力应该是柔和、绝不生硬的力，在一指禅推拿的治疗范围内，放松状态下的力是足以做治疗之用的，若力量太大却不柔和的话，反而会让患者感觉不适，对施术者来说也容易疲惫。在长期练习、动作熟练之后，力度自然会适量增加，此时的力度是属于规范化的柔和之力，练习者不会由于加蛮力而出现肌肉僵硬、关节韧带损伤等现象。

2. 手法的灵活性

一指禅推拿注重手腕放松，手法灵活，在适当的时候及时变换手法，施最小的力，消耗最少的能量，达到最佳的治疗效果。练习者要学会双手操作、多种手法配合应用，有意识地锻炼双手的灵活性，避免单侧肢体因长时间操作而引起疲劳及劳损。

手法学习初期，可以先模拟手法的动作形态，体会该手法的动作要领和发力技巧，尽量做到外形相似。经过一段时间的反复训练和操作，掌握了手法动作要领，"熟"生"巧"后，再逐步从形似向"神似"过渡。训练过程不可操之过急。

一指禅推拿根据患者病情、部位以及病程长短等因素有轻重、快慢、大小之别，在患者适应的基础上，强调必须轻而不浮、重而不滞、快而不乱、慢而不断。

3. 手法的力度

手法所形成的力主要来自手部自身重力产生的垂直压力及摆动时产生的力。在熟练掌握基本动作要领并且手法定型后，需着重练习持久力和渗透力。同时练习轻、中、重三种力度，以便作用于身体部位的各个层次。

通过一定时间的练习，逐步实现能够按照手法的技术要求持续足够的时间，保证手法对人体产生足够的刺激量，要求动作不走样、力量不减小。

一指禅推法除了求"松"，还讲究手法渗透，必须根据病变的寒热虚实，分别用"平、浅、深、陷"四种劲。最轻的是"平"劲，力度仅作用于皮肤；"浅"力度作用于肌肉；"深"劲作用于筋骨；"陷"劲作用于骨骼、内脏。如拇指偏锋推，是少商劲，操作时手指基本放平，手腕不是下垂而是上升，带点悬劲，所以力量很轻，作用在皮肤，为"平"劲。这个手法如果推头面部，5～10分钟之内皮肤不会发红。而"浅"劲主要是用螺纹劲，最好指间关节软一些。螺纹劲推起来很柔和、舒适，作用于肌肉。"深"劲和"陷"劲则主要用指端。操作时指端竖直，即拇指纵轴与被操作部位垂直。针对穴位或者关节间隙持续地推拿，一个穴位要施术2～3分钟，时间叠加起来力量就会逐渐深透组织深部。可通过练习"易筋经""指卧撑"等加强练习强度，内修外炼，逐渐积累，切勿急于求成或滥用蛮力，以免对医患双方造成损害。

二、训练方法

一指禅推法为"一指禅"流派手法的代表性手法，属于摆动类手法，手型可分为拳式和掌式两种。根据操作时的拇指形态和操作频率，拳式推法可分为屈伸拇指推法、不屈伸拇指推法、缠法和跪推法；掌式推法主要是指一指禅偏锋推法及其演化而来的推摩法等。拳式推法是一指禅推拿技能训练的最主要内容其要领为：沉肩，垂肘，悬腕，指实，掌虚，紧推慢移，蓄力于掌，发力于指。为使腕指关节协调，肩、肘、腕等部位要全部放松，除了拇指需吸定在练功袋上，其余四指和手掌都要放松，以腕关节主动带动指关节及肩、肘等关节。

1. 单手练习

练习一指禅推法时，练习者要坐姿端正，骨盆两侧的压力相等，头望向前方，挺胸拔背，意沉丹田。以右手练习为例，将练功袋置于桌上胸前右侧方，沉肩、垂肘、悬腕、拇指自然垂直着力于练功袋上，以肘部为支点，前臂主动摆动（图绪－1）。如需用轻力，则在摆动时腕部稍上提，摆动幅度不变；如需用中等力，则腕部及拇指端力稍下沉点；如需用重力，则腕部及拇指端的力再下沉一点，并加大摆动幅度。

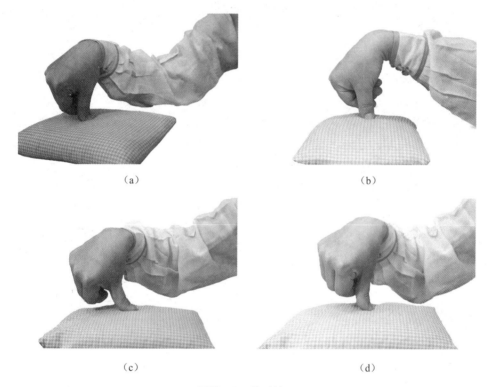

（a） （b）

（c） （d）

图绪－1 单手练习

初学者练习一指禅推法时需注意如下细节：

（1）腕关节摆动幅度应尽量大，且来回摆动的幅度要一致。

（2）摆动的整个过程中，力量要均匀，不应有冲击感。

（3）整个动作要流畅，外摆变为内摆时不应有停顿感。

（4）摆动的频率为每分钟 120～160 次。

（5）紧推慢移，摆动时，拇指始终吸定在练功袋表面的固定点上，用指端或指腹带动皮下组织移动，即肉动皮不动。

（6）内摆时，四指弯曲的程度以能形成"拳眼"为宜（图绪－2）。

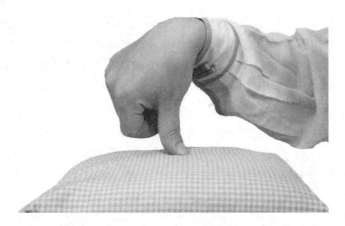

图绪 -2　内　摆

2. 双手练习

一指禅推拿不仅需要单手操作，有时还需要双手交替操作，因此练习时力求双手都能掌握一指禅推拿手法。右利手学习者可以在练好右手之后，用同样的方法练习左手，以右手带动左手练习，然后双手同时操作，再相互之间进行对比。

双手交替练习需要注意如下细节：

（1）双手练习时，距离以不产生碰撞为宜。

（2）双手要交替进行，即右手外摆时左手内摆。

（3）待手法练习准确熟练后，再做缓慢移动性练习。

一指禅推法练习过程中容易出现的错误主要为耸肩、肘外展、以拇指关节屈伸带动腕部、前臂摆动等。纠正方法为平心静气，从模拟手法之"形"开始练习，即在练功袋上反复临摹基本动作，用心体会动作要领，由手法熟练者在旁指导，以便出现错误时及时指正。

三、训练要求

1. 施行手法时的环境

内环境：术者精神内守，心平气和，手心贯通，调心守神于施术之处；受术者心无杂念，聚神于损伤之处。

外环境：受术者在做治疗时应处于一个安静的环境，因为只有在安静的环境下气血才能归于平和，所以在治疗期间术者切忌与受术者聊与病情无关的事情，且需时刻询问受术者的即时感受，并关注其表情以调整自己的手法，达到最佳的治疗效果。

2. 身法步法协调

术者在做一指禅推拿时身体应处于最佳体位，需保持"三正"，即头正、肩正、腰正。整体保持"含胸、拔背、哈腰、收臀、收少腹"，双腿呈"丁八式"站立。根据需要，可以将重心往前、后移动，即前实后虚、前虚后实，做到眼随手动，身随手动。正确的体位有利于手法操作、发挥力量，方便及时调整、变化手法，保持整个操作过程中身体各部分动作的协调一致。

3. 尊重手法的个体差异

每个人的生理条件不尽相同，尤其是手指的形状有较大的差异。推拿前辈曹仁发教授提到，在推拿学校学习推拿的时候，一指禅推拿的老师中有三位老先生是丁凤山的徒弟，包括王松山、钱福卿、沈希圣，应该是最正宗的一指禅推拿老师，在手法训练的时候还有王纪松、王百川等老师。这五位老师一直来上手法课，但因为每个人手指是不一样的，区别最大的是指间关节，所以在做推拿的时候有的是屈指间关节的，有的是不屈指间关节的。两种操作都是可以的，学习者可根据自己的体质、生理特点去钻研训练，形成适合自己的推拿风格。不必完全模仿某位授课教师的手法，教师也不能要求学习者的手法都整齐划一。

4. 牢记身心放松，科学合理地训练手法

推拿手法训练应该身心放松，科学合理。推拿不是单纯的体力劳动，学习和训练手法时要多动脑筋。要从人体解剖特点、生理学、生物力学、手法动力学等方面去认识理解手法运动，理解掌握推拿手法技巧的基本规律。需要明确某一个手法运动的主动肌群是什么，如何使应该用力的肌肉紧张，而不应该用力的肌肉尽量放松；要了解肌肉的紧张与放松如何交替进行，如何在保证完成手法动作的前提下，尽可能地放松肌肉以保证血液的持续供应；如何在所有手法操作时尽可能保持身心放松、自然呼吸，避免屏气现象。

5. 循序渐进，持之以恒

手法是一指禅推拿取效的关键因素。手法的基本功训练与武术、体操等技巧性运动项目的训练是一样的，要一步一步地按计划进行，不能急于求成。要扎扎实实地坚持每天训练，通过反复训练以形成动力定型。

一指禅推拿流派一般先锻炼功法，再训练手法。易筋经是一指禅推拿流派的代表性功法，可以从整体上提升学习者的专项耐力、灵敏性、柔韧性、协调性等身体素质。手法训练初期先用米袋练习，然后再进行人体操作；先训练动作姿势的准确性，再调整力量、耐力和频率；先训练功法、训练身形姿势的协调性和平衡能力，再训练手法；先学习简单手法，再训练复杂手法；先单手操作，再双手操作；先形似，后神似；先继承，后创新。有机会多临床实践，不断摸索适合医患双方的治疗方法和手法。整个学习和锻炼过程要循序渐进，持之以恒。

第一章　源　流 ▷▷▷▷

第一节　一指禅推拿起源

　　一指禅推拿虽然源远流长，应用甚广，但截至目前，对一指禅推拿流派的源头尚无定论，传说为达摩所创。

　　相传禅宗创始人菩提达摩在南北朝梁普通元年（520年），来华传法，由梁武帝迎至金陵，后渡江居魏，至嵩山少林寺面壁九年。将古印度婆罗门按摩术与中国推拿流派融为一体创立新按摩方法，后世将这种按摩方法演变为一指禅推拿。

　　黄汉如曾在《黄氏医话》谈到一指禅推法时云："推拿一科，发明于岐伯，著书十卷，一曰按，二曰摩，三曰推，四曰拿，及梁武帝时，达摩以为旧法过简，不敷应症，复取旧法广大之，增入搓、抄、滚、捻、缠、揉六法。"1936年版《辞海》中关于"一指禅"条目的解释为："按摩术亦称一指禅。按摩创于岐伯，至达摩大备，于按、摩、推、拿四法之外，复增搓、抄、滚、捻、缠、揉六法，名曰一指禅。"

　　有人对达摩"面壁九年"悟出"一指禅"功，并传《洗髓经》和《易筋经》等说法，提出质疑。唐代范生考证认为，《易筋经》是他人伪托之作，非达摩所作，《洗髓经》更是误传，并无此书。当今也有人著书，否认一指禅推拿由达摩创立之说。将"一指禅"前面加上"达摩"二字，使"禅"神话，合乎当时社会背景在思想意识、精神追随或寄托方面的"清理"。

　　"传说不能代替历史"，一指禅推拿命名的缘由还有待进一步考证，但可以推测与佛教有一定渊源。随着临床实践和社会的变迁，一指禅推拿也经历了起伏跌宕的过程，在相当长的一段时间内濒临绝迹。目前广泛流传的一指禅推拿源头可以追溯到清末的李鉴臣。据钱福卿口授，李鉴臣在北京恰遇丁凤山患病，为其施治而愈，丁凤山遂投拜李鉴臣为师，承袭一指禅中医推拿。丁凤山学成后回到扬州，开创了江浙等地的一指禅推拿局面。

第二节　一指禅推拿的流派传承

创始人

　　现在广泛流传的一指禅推拿，相传是清代同治年间（1862～1874），由擅长一指禅推拿的太医李鉴臣所传。

　　李鉴臣，生卒、生平均不详。河南洛阳人，精少林武术，尤精一指禅推拿。相传曾为清宫御医。1870年左右，李鉴臣恰遇丁凤山患病，为其施治而愈，丁凤山病愈后，遂拜李鉴臣为师，专于一指禅推拿，并将其发扬光大。因此，目前推拿学术界比较认同李鉴臣为一指禅推拿流派的开山鼻祖。

第二代传人

目前认为丁凤山（图1-1）是一指禅推拿流派的第二代传人。丁凤山（1847—1920），字永春，江苏邗江（今属江苏省扬州市）西门人。自幼随父丁富山习武，擅长骑马射箭，为咸丰时武秀才。

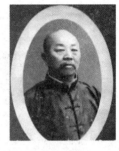

图1-1 丁凤山

同治年间（1862～1974），清兵屯兵辽东，丁凤山辗转往返京师与辽东之间传递公文。驻地部队遭遇大水被冲垮，丁凤山送公文误期，卧病北京。因病被李鉴臣用一指禅推拿治愈，遂拜师学习一指禅推拿。丁凤山勤学苦练，颇得李氏一指禅真谛，继承了一指禅推拿精髓，以一指禅推拿术行医江南。其绝招是用缠法治疗外科痈疽、喉痹、乳蛾，疗效颇佳，名噪江浙一带。1912年，门人钱福卿将其接往上海行医，医寓设在上海海宁路，道乃大行。此后几年，丁凤山在上海和江浙行医，并广收门徒，有迹可循的弟子有13人，包括入室弟子11人和换帖弟子2人，发展了一指禅推拿流派。1920年应浙江省督军杨善德之邀赴杭州出诊，不幸中风暴卒，王松山、钱福卿等学生到杭州奔丧，扶柩回沪，安葬在上海联义山庄。

传有《一指定禅》。该书是丁凤山据所藏之书为底本，王子余整理，并非丁凤山原创。所以只提"抄者"而从无"作者"之说。

第三代传人

丁凤山收有入室弟子11人，有王松山、钱福卿、丁树山、沈希圣、钱砚堂、黄海山、丁鹏山、丁宝山、周昆山、翁瑞午、吴"大嘴"等。另有"换帖弟子"2名，为王传焘和张子良（图1-2）。其中以王松山、钱福卿、沈希圣等为代表，继承和发展了一指禅推拿。

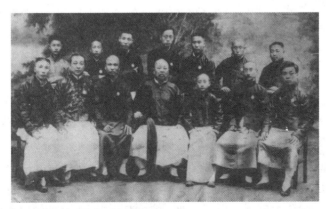

图1-2 丁凤山七十大寿师徒合影于上海海宁路丁凤山一指禅推拿诊所（1917年）

前排（左起）：钱福卿、钱砚堂、王松山、丁凤山、丁兆槐、黄海山、丁树山。

后排（左起）：丁宝山、吴大嘴、沈希圣、翁瑞午、周昆山、丁兆兴、丁鹏山。

1. 王松山（图1-3）

王松山（1873—1962），字涟，扬州西门人。18岁拜丁凤山为师，为丁凤山大弟子，23岁业成，先后行医于扬州、宁波、汉口、镇海等地。1913年迁居上海行医。1920年与钱福卿共创"推拿研究会"，每月组织一次医学讨论活动，至1949年，专业于一指禅的推拿医师达40余人，形成了江浙沪乃至全国均有影响力的推拿队伍。

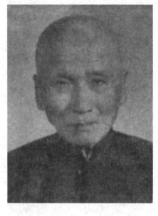

图1-3　王松山

王松山比较系统地继承了一指禅推拿学派的真传，并在实践中不断创新，理论上重视健脾和胃，调和气血；治疗上强调手法刚柔相济，以柔克刚，稳准深透，形成滴水穿石的"螺心劲"。擅于治疗头痛，高血压，胃脘痛，胃下垂，失眠，半身不遂，咳喘，月经不调，乳蛾，小儿急性、慢性惊风等诸多杂病。

王松山曾任上海神州国医学会常务理事、上海中医师公会会员、上海中医专门学校（上海中医学院前身）推拿教师，入选民国时期《上海名医录》。1956年，83岁时参加上海市第十一人民医院（曙光医院前身之一）推拿科建设工作，并受聘于上海中医学院附属推拿门诊部和推拿学校。1957年，被国家专家局任命为中医三级专家。任上海市中医学会推拿学会常务理事，上海市中医文献馆馆员。1958年执教上海推拿学校时，献出了丁凤山所传《一指定禅》抄本。

2. 钱福卿（图1-4）

钱福卿（1884—1967），又名钱焘，江苏扬州人。出身书香门第，早年随父习文，15岁起随丁凤山学医，常随师出诊，往返于江浙两省，有"小先生"之称。

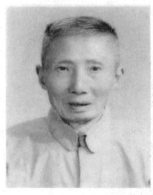

图1-4　钱福卿

1911年开业于上海，后接丁凤山来沪行医。1920年与王松山共创"推拿研究会"。1956年参与创办并任教于上海市卫生学校干部进修班的推拿训练班（1958年改为上海中医学院附属推拿学校），先后任上海市第六人民医院和中山医院医师，上海市高血压病研究所顾问。1958年被国家专家局任命为中医三级专家。1959年与王松山、王纪松、王百川、丁季峰等参与中央新闻纪录电影制片厂拍摄的推拿专题片，1960年携同弟子胡玉衡为第一届全国推拿高级师资班传授一指禅推拿。

钱福卿一指禅推法的特点：一是频率快，摆动频率可达每分钟255次，称为"小步子"推法，又有"心功劲"之称；二是承袭丁凤山真传，双手协同操作；三是长于缠、滚、抄、弹等手法的临床运用，发展了合法和分法，创造性地将弹法施于枕部、颈部、腹部、胸部等。钱福卿临诊善治高血压、胃脘痛、劳倦内伤、痛经、月经不调、小儿疳积、腹泻等，尤其擅长治疗外科痈疽疔疮诸症。

3. 沈希圣（图1-5）

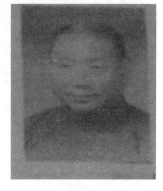

沈希圣（1892—1975），上海人。出身名门望族商贾大家。从师学习推拿6年，基本上"复制"了丁凤山的手法特点，擅长双拳一指禅滚法，手法形态优美，快疾如飞，深透莫测，犹如双狮舞绣球，出神入化，变化无穷。1917年开业于上海。他精通英语，信奉天主教。故求诊患者以宗教界和外籍人士居多。1920年参加"推拿研究会"，为上海神州国医学会会员，上海市中医师公会会员。1956年参与创建上海推拿学校并任教。1958年任上海广慈医院（今瑞金医院）推拿医师。任上海中医推拿学会常务理事。沈希圣在临床上对各种适应证诊断后再施治，随后循经取穴，加上对现代医学知识的广泛了解，能用现代医学知识认识和分析疾病，并运用到中医推拿治疗中。其子沈增康，承父业，任上海卢湾区中心医院骨伤科医师。

图1-5　沈希圣

4. 丁树山

丁树山（1886—1931），江苏邗江西门人。丁凤山堂侄，丁季峰父。19世纪20年代在上海老城厢九亩地开业。曾参加"推拿研究会"。1931年病故，享年45岁。学生有丁鹤山、朱春霆、丁季峰、丁伯钰、丁逸群等。

5. 黄海山

黄海山，生卒年不详。安徽人，出身官宦之家。从丁凤山学成后开业。曾参加"推拿研究会"。19世纪40年代中期病逝。弟子有黄汉如、喇丹甫等。

6. 钱砚堂

钱砚堂（1881—1933），浙江杭州人。出生于杭州官宦之家，为钱福卿同宗兄弟。1899年，在杭州拜武术名家郭云深学习形意拳。1912年，拜丁凤山为师学习一指禅。据1915年12月1日的《绍兴医药学报》记载，"扬州丁凤山君，凤精按摩术，光复后到沪行医，名噪一时，杭州钱砚堂君，见丁君迭次，活愈亲戚各病，精为仙技，遂委贽于丁君之门，迄今三年，已尽得丁君传授。"钱砚堂学成后在上海新闸路开业，曾参加"推拿研究会"。

7. 丁宝山

丁宝山（1900—1978），江苏邗江西门人。丁凤山侄孙，丁海山长子。1913年习医。丁凤山病故后，续钱福卿习成开业。1954年，曾拜针灸名家陆瘦燕习针灸术。1958年，任上海市第六人民医院推拿科医师。

8. 丁鹏山

丁鹏山（1895—1953），江苏邗江西门人。丁凤山侄孙，丁兆兴子，丁鹤山弟。曾参加"推拿研究会"。擅长滚法，治疗头痛、失眠颇见奇效。1953年病逝。

9. 翁瑞午

翁瑞午（1899—1960），江苏吴江人。名恩湛，字瑞午，以字行世。16岁时就读于香港皇家医学院，19岁肄业回上海，拜丁凤山为师习一指禅推拿，20余岁即自备汽车出诊。翁瑞午医术精湛，医德高尚，对贫苦病家不取分文，还赠医施药，口碑极佳。翁瑞午多才多艺，喜欢琴棋书画、戏曲、英语，与徐志摩、梅兰芳、俞振飞等结为好友。行医约 10 年，后弃医从文。

10. 周昆山

周昆山，生卒年不详，江苏泰州人。丁凤山内侄。从师学艺 4 年，1920 年丁凤山病逝后，在钱福卿医寓继续学习推拿并行医。10 余年后回泰州开业。参加"推拿研究会"。

11. 吴大嘴

吴大嘴（俗名），生卒年不详，广东人。1915 年入丁凤山门下，为丁氏最小的徒弟。丁师病故后随钱福卿习医，后开业。早卒。

第四代传人

随着时代的发展，一指禅推拿日趋多元化，到第四代已经有了几个分支，其中比较杰出的传人，当属丁季峰、朱春霆及黄汉如等。他们不仅临床水平高超，而且医学理论功底扎实，在个人临床经验的基础上，将中医学和现代医学相结合，凝练学术思想，撰写专业著作，继承和发展了一指禅推拿学术流派。现将部分代表性人物介绍如下。

（一）　王松山支系

王松山共收、带了 18 名弟子，有王子余、王纪松、王少松、王家齐、王百川、王亦松、刘景山、毛若周、王春山、王柏山、池芝山、李祖道、赵元鼎、葛荣海、叶椒升、郭英成、吴金榜、何宗麟。

王子余，生卒年不详，江苏邗江西门人。王松山大弟子，学成后在扬州一带行医。曾协助整理一指禅推拿专著《一指定禅》抄本，为推拿事业的发展做出了贡献。

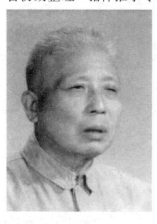

图 1-6　王纪松

王纪松（图 1-6）（1902—1990），原名荣宽。江苏邗江西门人。王松山长子。1921 年 1 月~1923 年 12 月从父王松山习推拿。1924 年起在上海独立开诊。1925 年加入上海神州国医学会。1956 年参与创办推拿医士训练班（后更名为上海中医学院附属推拿学校），从事教学工作。1962 年经上海中医学院（今上海中医药大学）党委批准，与严隽陶结对师生。1962 年起任岳阳医院推拿科医师，1978 年起任岳阳医院推拿科顾问。1985 年获上海市卫生局授予的"从事中医工作五十年"奖状。擅长抄、抹、梳、拘等手法，以柔和、深透、持久、有力为特色。重视整体观念、辨证施治，提出了"辨证取穴""辨证运法"的观点，认为推拿要"以柔克刚"。擅长治疗高血压、头痛、头晕、胃脘痛、失眠、肾虚、月经不调、半身不遂等病症。

王百川（图 1-7）（1901—1977），江苏邗江西门人，王松山堂弟。1916 年拜王松山为师学习一指禅推拿，1921 年在上海开业行医。1955~1956 年曾拜陆瘦燕习针灸，谙熟中医理论。1956 年 10 月起，先后任推拿医士训练班、上海中医学院附属推拿学校教师，并在上海市推拿门诊部任医师。1957 年担任上海中医学会推拿学术组代表和推拿学习组组织干事。1963 年任上海中医学会推拿核心组委员。1976 年起任岳阳医院推拿医师。其拇指背伸幅度大，拇指指间关节和桡腕关节柔软，故一指禅推法螺纹面摆动，如舢板船在摇动，而拇指指间关节和桡腕关节均无任何屈伸，为一指禅指腹推法的代表。还擅长颤、托、插、摩等诸法。善治胃下垂、胃炎、肠炎等病症。传朱金山、乐家哲、陈菊金等。

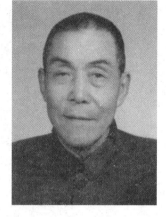

图 1-7 王百川

（二）钱福卿支系

钱福卿共收弟子 16 人，有钱纯卿、钱雪庚、钱志坚、钱健民、曹寿民、韩樵、王群、杨影、胡玉衡、俞大方、曹仁发、陈力成、张炳元、钱裕麟、赵善祥。

钱纯卿（1902—1956），江苏扬州人，钱福卿堂弟，跟师多年后在上海独立开诊。据 1943 年出版的《上海暨全国国医药界名录》记载，其开业于上海市小北门余庆里 9 号，1956 年病故。

钱雪庚（1902—1968），上海人。1927 年推拿开业。《上海暨全国国医药界名录》记载其以"外科推拿科"开业于上海贝勒路永裕里 70 号。1956 年 4 月进入上海华东医院工作，任推拿科副主任。1964 年任上海市第五门诊部推拿科主任。

钱志坚（1912—1986），钱福卿长子。17 岁随父学习一指禅推拿，20 岁学成后开业于上海市云南南路执中里 20 号。为上海市中医师公会会员。1956 年，参与创办上海市黄浦区推拿门诊部并任医师。1985 年获上海市卫生局颁发的"从事中医工作五十年"奖状。1986 年病逝。

钱志城（1914—1948），钱福卿次子。18 岁随父学习一指禅推拿，21 岁考取行医执照，挂牌行医。《上海暨全国国医药界名录》记载钱志城与杨影夫妻共同开业于上海市八里桥路执中里 20 号，1948 年病逝。

杨影（1913—？），又名杨文娟，江苏扬州人，1932 年与钱志城结婚，后随钱福卿学习一指禅推拿，1936 年开始行医，并考入上海医学院妇产科专业，1940 年毕业。1943 年离婚。后任江苏省扬州市医学专科学校教师，1949 年到内蒙古支边，任呼和浩特市人民医院妇产科主任。

钱健民（1911—1976），字啸平，号宛虹，自幼随父钱伟卿、叔父钱福卿学针灸、推拿，又得涟水胡氏"武技疗术"之传。1935 年 9 月，应中央国医馆馆长焦理堂之邀，赴南京中央国医馆主讲《推拿术起源与功效》和《推拿医术》，讲稿连载于《国医公报》。中央国医馆称其为"正宗推拿专家"。1958 年，受聘于南京推拿学校任教，旋即调至江苏省中医院推拿科工作，同时兼任中医学院推拿教授。参与的著作有《略说推拿医术》《推拿对疟疾的疗效》《推拿学讲义》《中国推拿学》和《推拿要旨》等。

韩樵（1907—2004），河北沧州人。形意拳名家韩云亭之子。早年学习武术，1929年师从钱砚堂学习一指禅推拿，后经钱砚堂推荐，随钱福卿和王芗斋学习一指禅推拿和形意拳。曾行医于上海和北京。1958年支援新疆，为新疆维吾尔自治区中医医院推拿科的创办人，并任教于新疆中医学校，退休后移居珠海。韩樵及妻子王群对一指禅推拿心法和功法有所发挥，倡导禅定、觉己、觉他、诊法、治法、功法、手法为一体的一指禅推拿体系。2004年去世。其子韩竞生将一指禅推拿成功申报为国家非物质文化遗产。

胡玉衡（1913—1979），江苏如皋人。业成后在汉口开业。1960年，在上海市推拿门诊部工作1年，与钱福卿同为第一期全国高等中医院校推拿师资班授课。胡玉衡为钱福卿门人中之佼佼者，尽得师传，独树一帜。继承了钱福卿的"缠法"。王纪松赞誉："胡玉衡的手法是钱福卿老先生的再版。"

俞大方（1938—1999），上海市人。上海中医学院附属推拿学校61届毕业生。1961年上海中医学院党委批准与钱福卿结对学习一指禅推拿，同年底，上海中医学院授予钱福卿、俞大方"模范师生"称号。后师从马万龙学内功推拿。1985年主编出版全国中医院校教材《推拿学》和《中医推拿学》。1985年后赴美国工作，长期在国外行医讲学。1999年3月病逝于上海。

曹仁发（1931年1月—　），浙江宁波市人。上海中医学院附属推拿学校59届毕业生。得钱福卿、王纪松亲传。1959年跟随钱福卿学习一指禅推拿，1961年上海中医学院党委批准与钱福卿为结对师生，得其一指禅真传。曾任中国中医药学会推拿学会第一任主任委员，上海市中医药学会推拿学会主任委员，岳阳医院主任医师，上海中医药大学推拿教研室主任。主编《推拿手法学》《中医推拿学（高等中医院校教学参考丛书）》《推拿功法与治病》和《中医推拿临床手册》等。

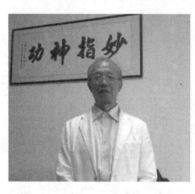

图1-8　钱裕麟

陈力成（1939—　），上海中医学院附属推拿学校59届毕业生。深得钱福卿真传，手法酷似钱福卿。上海中医学院附属岳阳医院推拿科副主任医师，曾任推拿科小儿推拿负责人，2000年退休。

钱裕麟（图1-8）（1942年1月17日—　），钱福卿孙。上海中医学院附属推拿学校61届毕业生。随祖父习医近10年。25岁时钱福卿逝世，遂从钱志坚、王纪松、胡玉衡等继续学习和研究一指禅推拿。长期在上海中医学院附属推拿门诊部、岳阳医院推拿科工作。1990年起转至厦门工作8年，1999年开诊所于上海市黄浦区陆家浜路制造局路。2004年10月赴日本行医讲学。擅长一指禅"小步子"推法，撰写多篇一指禅推拿流派传承体系文章，为一指禅流派整理和推广做出了重要贡献。

（三）　丁树山支系

丁树山弟子有丁鹤山、朱春霆、丁伯钰（玉）、丁逸群。丁树山一支，对中国近代推拿的发展贡献尤多。朱春霆20世纪50年代起任上海华东医院推拿科主任和上海推拿学校校长，对开创现代推拿正规教育，培养推拿事业接班人，做出了巨大的贡献。其子丁季峰，将中医推拿医术与现代医学知识相结合，在继承一指禅推拿学术精华的基础上，创立㨰法推拿学术流派，是我国现代推拿学术发展的先驱者。

丁鹤山（1891—1945），扬州人，丁树山堂侄。1931 丁树山病故后，指导丁季峰学习一指禅推拿术，为推拿学术传承做出重要贡献。其弟丁鹏山亦专于一指禅推拿术，师从丁凤山。

朱春霆（图 1 - 9）（1906—1990），字维震，上海嘉定人。出身于中医世家，为嘉定黄墙中医内外科第六代传人。15 岁随父学医，1922 年师从丁树山。1927 年业成，开业于西藏路平乐里。1956 年春受聘于上海华东医院，组建了上海市第一个中医推拿科。1956 年 10 月 15 日，在上海首创"中医推拿医士训练班"，并任班主任，其间编写了近十万字的《中医推拿讲义》。1957 年起为刘少奇、宋庆龄、董必武、陆定一等领导人治病，享誉京沪两地。1958 年，朱春霆创立中国第一所推拿学校，并任校长。对开创推拿正规教育，培养推拿事业接班人，做出了卓越贡献。历任华东医院推拿科主任、主任医师，中医四级专家。1990 年病逝于华东医院，享年 84 岁。朱春霆的一指禅推法以散掌偏锋为特色，擅长"蝴蝶双飞势"。

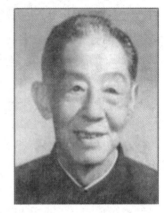

图 1 - 9　朱春霆

丁季峰（图 1 - 10）（1914—1998），丁树山之子。幼承家学，1931 年丁树山病故，从堂兄丁鹤山习一指禅推拿。1936 ~ 1952 年，在上海静安别墅 125 号开设推拿诊所。在继承一指禅推拿学派的基础上，将原有的滚法加以改进，独创了㨰法推拿，擅长治疗风瘫、筋络拘挛、脊髓痨、痛风、神经麻痹、关节炎等病症。并在 1945 年出版的《推拿医术原理简论》著作中首次提出㨰法，逐步形成了㨰法推拿流派。1982 年任岳阳医院主任医师，1985

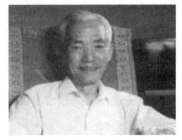

图 1 - 10　丁季峰

年任推拿硕士生导师。1987 年主编《中国医学百科全书·推拿学》分卷，1994 年主编《推拿大成》。

（四）　黄海山支系

黄汉如，生卒不详。清末从政，辛亥革命后弃官行医，先后与妻儿一起在南京、上海行医。著有一指禅推拿专著《一指禅推拿说明书》（1913 年）和《黄氏医话》（1933 年）。《黄氏医话》在当时一版再版，在国内推拿界有相当的影响。黄汉如介绍了一指禅推拿的源流及其与传统推拿的区别，倡导推拿练功，提出"现代医学都要研究生理病理，推拿也要研究生理病理"，记载了推拿戒烟等手法。曾开办"汉如一指禅推拿专门学校"，为一指禅推拿的传播做出了重要贡献。

喇丹普，回族人，生卒不详，曾参加"推拿研究会"，收弟子洪钜麟。

一指禅推拿的现代教育

在一代代推拿人的不懈努力下，推拿的教育事业获得了政府的支持，逐步开辟了推拿的现代学校教育，开创了推拿学历教育和人才培养模式，形成了推拿学现代教材。1956 年 10 月 10 日，上海创办了第一所"推拿医士训练班"，首批招收了 60 名学员，由朱春霆担任班主任。随后，训练班被改成"推拿医士学校"，并在 1958 年 11 月 25 日合入上海中医学院。至此，推拿专业开始步入高等教育的学堂。在 1960 ~ 1984 年间，上海中医学院附属推拿门诊部受中央卫生部的委托，承办了三期全国高等推拿师资进修班，为全国培养了高级推拿医学人才，构筑了现代推拿教育规划蓝图。

上海推拿学校 1959 年 1 月整理编写的《中医推拿学》等教材，已将一指禅推拿治疗经验列入其中。1975 年全国高等中医院校统编教材《推拿学》已将一指禅推拿技术广泛应用于运动系统、消化系统、呼吸系统、心脑血管系统疾病和妇科疾病等，一指禅推法也位居手法之首。1991 年的《推拿大成》总结了内科、妇科、伤科、儿科等 88 种疾病的一指禅推拿治疗方法。推拿学教材建设取得了新成果，不仅有针对不同学历的分级教材，而且逐步分化出《推拿手法》《推拿功法》等教材，教学内容随着推拿学科和推拿实践的发展逐步修改、补充，更加切合实用。

这一时期的讲稿、教材或讲义把推拿中众多的手法归纳分为六类，规范了推拿适应证的临床诊断，并涉及推拿作用原理，对推拿手法的生理、生化效应做出了初步探讨。中医推拿学临床、现代教育和推拿科研全面展开。

现代推拿教育改变了推拿师承教育以带教方式教学的单一模式，逐步打破了流派交流的壁垒，一指禅推拿、内功推拿、滚法推拿等各种推拿学术流派开始交流和融合，一指禅推拿逐步成为推拿学的重要内容，为现代推拿学教育做出了重要贡献。推拿学的专科教育、本科教育、硕士教育和博士教育逐步形成，为现代推拿的传承开辟了新的道路。曹仁发、何宗麟、金德康、俞大方、严隽陶等推拿教育者承上启下，推动了推拿现代教育的发展，培育了一批又一批的综合性推拿专业人才。

随着疾病谱、就医形式和医疗管理等方面的变化，一指禅推拿目前在国内的应用情况不尽如人意。为了加强一指禅推拿流派传承，一些省市开展了大量的研究和传承工作，如上海中医药大学多次举办以"一指禅"为主题的国家级继续教育班（图 1 - 11）。有利于梳理一指禅推拿的学术思想和流派传承，促进一指禅推拿的临床应用，提高一指禅推拿的学术地位。

第三节　一指禅推拿的早期著作

一指禅推拿流派的学习传承多是口口相传，缺乏系统文字记载和完整的教材，相关书籍或专著较少，并且掌握在少数人手中，所以关注的人极其有限。现存与一指禅推拿有关的文献有《一指定禅》《一指禅推拿说明书》《黄氏医话》等。

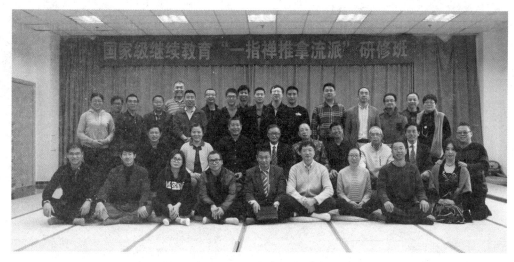

图 1 - 11　一指禅推拿培训班合影

《一指定禅》，原书为清光绪二十年（1894 年）的手抄本，作者不详，抄者为"邗江钓叟"，又名趾禅、趾道人。其核心思想为："病在肌肤，推法治之。病如在血肉之间，以揉法治之。恐入经络，定当以缠法治之。"朱春霆先生认为《一指定禅》是第一本详细论述一指禅推拿流派治疗范围的专书。原抄本由一指禅推拿前辈王松山先生收藏。1958 年王松山先生执教于上海中医学院附属推拿学校，破除了"挚亲好友，概不赠阅"的戒律，献出了"邗江钓叟"的袖珍之宝，交由学校油印成册，供广大师生参考，原抄本已流失，至今油印本也不多见。

《一指禅推拿说明书》，民国黄汉如撰，黄汉芸、黄一照校订。1913 年出版，上海一指禅推拿黄氏医寓印赠。至 1935 年已再版 14 次，以后再版时曾易名《推拿科说明书》。为黄氏普及推拿知识并介绍其推拿诊所的宣传资料。作者在书中简要介绍了一指禅推拿的源流及其与传统推拿法的区别，指出一指禅推拿除传统的按、摩、推、拿手法外，更以搓、抄、滚、捻、缠、揉为特色，一指禅推拿医师还须习练内外功。关于一指禅推拿的效能，黄氏归结为诊治切实、奏效神速、攻补得宜。黄氏还回答了推拿能否医治异性患者的疑问，并提出推拿可用于戒烟、戒毒。

《黄氏医话》，成书于 1933 年 12 月，南京东南印刷所印，一指禅推拿黄氏诊所赠。主要内容为黄汉如及黄汉芸、黄一照的推拿医案、医话，是从数以千万计的受诊者中择其记忆所及而又足资借鉴者，整理 35 则，取名《黄氏医话》。是一部一指禅推拿医话，文笔优美，每则医话犹如一则故事，娓娓道来，令人不忍释手。书名为 92 岁高龄的著名爱国老人马相伯题写，著名报人严独鹤也题写了"医话"二字。卷首有焦易堂、于右任、张之江、胡朴安、吴铁城、潘公展、戚饭牛等 20 多位社会名流题词，还有多位名家作序，对黄氏精湛医术和高尚医德称赞不已。

第二章 经络腧穴 ▷▷▷▷

第一节 经 络

一、常用经络循行与主治

1. 手太阴肺经

【经脉循行】

手太阴肺经起于中焦，属肺，络大肠，联系胃及肺系；外行线起于侧胸上部，循行于上肢内侧前缘，止于拇指桡侧端；分支从腕后分出，止于食指桡侧端（图2–1）。

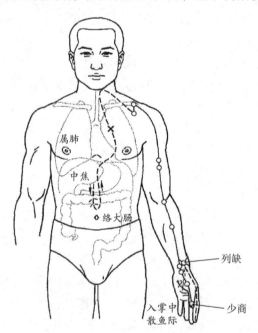

图2–1 手太阴肺经循行示意图

【主治概要】

本经腧穴主治咳喘、咯血、咽喉痛等与肺脏有关的疾患及经脉循行经过部位的其他病症。

2. 手阳明大肠经

【经脉循行】

手阳明大肠经起于食指桡侧端，循行于上肢外侧的前缘，上走肩，入缺盆，络肺，属大肠；从缺盆上走颈，经颈部入下齿，过人中沟，止于对侧鼻旁（图2-2）。

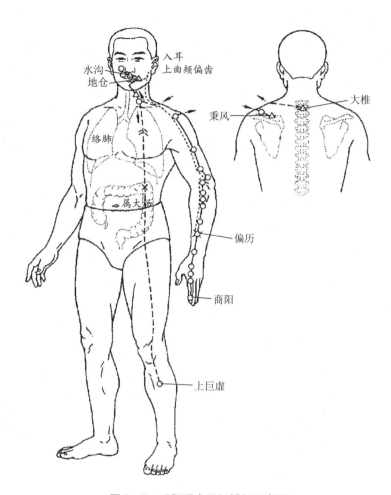

图2-2 手阳明大肠经循行示意图

【主治概要】

本经腧穴主治头面五官疾患、热病、皮肤病、肠胃病、神志病等以及经脉循行部位的其他病症。

3. 足阳明胃经

【经脉循行】

足阳明胃经起于鼻旁，上行鼻根，沿鼻外侧（承泣）下行，入上齿，环绕口唇，交会承浆，循行过下颌、耳前、止头角；主干线从颈下胸，内行部分入缺盆，属胃络脾；外行部分循行于胸腹第2侧线，抵腹股沟处，下循下肢外侧前缘，止于第2趾外侧端；分支从膝下3寸和足背分出，分别到中趾和足大趾（图2-3）。

【主治概要】

本经腧穴主治胃肠病、头面五官疾患、神志病、皮肤病、热病及经脉循行部位的其他病症。

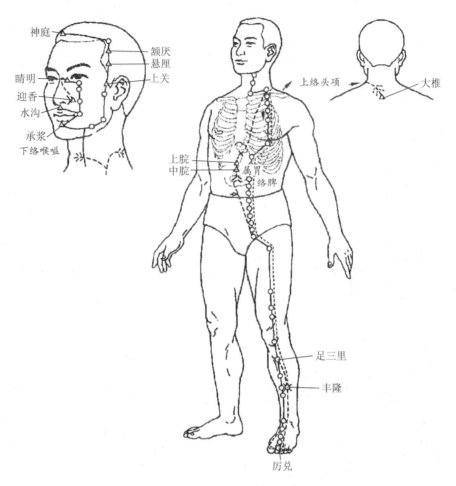

图 2 - 3　足阳明胃经循行示意图

神庭
额厌
悬厘
上关
睛明
迎香
水沟
承浆
下络喉嗌
上络头项
大椎
上脘
中脘
属胃
络脾
足三里
丰隆
厉兑

4. 足太阴脾经

【经脉循行】

　　足太阴脾经起于足大趾，循行于小腿内侧的中间，至内踝上 8 寸后循行于小腿内侧的前缘，经膝股部内侧前缘，入腹，属脾，络胃，上膈，经过咽，止于舌；分支从胃注心中；另有一条分布于胸腹部第三侧线，经锁骨下，止于腋下大包穴（图 2 -4）。

【主治概要】

　　本经腧穴主治脾胃病、妇科病、前阴病及经脉循行部位的其他病症。

5. 手少阴心经

【经脉循行】

　　手少阴心经起于心中，联系心、肺、咽及目系，属心，络小肠，浅出腋下，循行于上肢内侧后缘，止于小指桡侧端（图 2 -5）。

【主治概要】

　　本经腧穴主治心、胸、神志及经脉循行部位的病症。

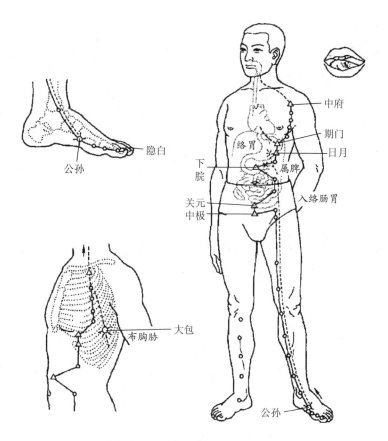

图 2-4 足太阴脾经循行示意图

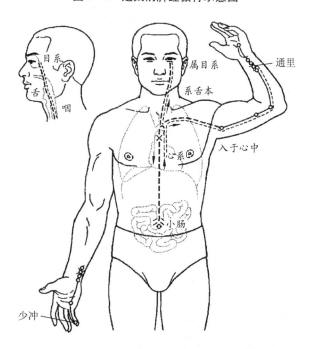

图 2-5 手少阴心经循行示意图

6. 手太阳小肠经

【经脉循行】

手太阳小肠经起于小指尺侧端，循行于上肢外侧的后缘，绕行肩胛部，内行从缺盆，络心，属小肠，联系胃、咽；上行从缺盆至目外眦、耳，分支从面颊抵鼻，止于目内眦（图2-6）。

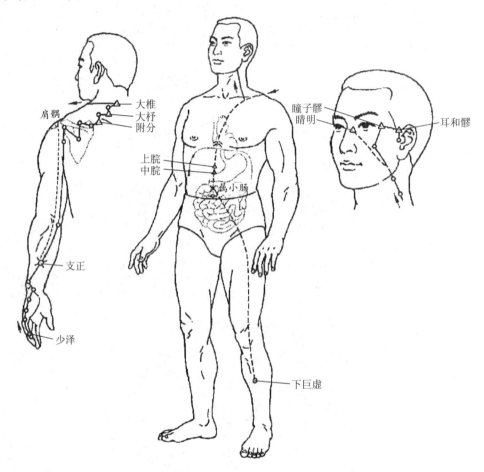

图2-6　手太阳小肠经循行示意图

【主治概要】

本经腧穴主治头面五官疾患、热病、神志病及经脉循行部位的其他病症。

7. 足太阳膀胱经

【经脉循行】

足太阳膀胱经起于目内眦，循行至头顶并入络脑；分支至耳上角，在枕部分出两支向下，分别循行于背、腰、臀部，入内，属膀胱，络肾，向下贯臀，在腘窝相合后循行于小腿后侧，止于小趾外侧端（图2-7）。

【主治概要】

本经腧穴主治头面五官疾患，项、背、腰、下肢病症及神志病；位于背部两条侧线的背俞穴及其他腧穴主治相应的脏腑病症和有关的组织器官病症。

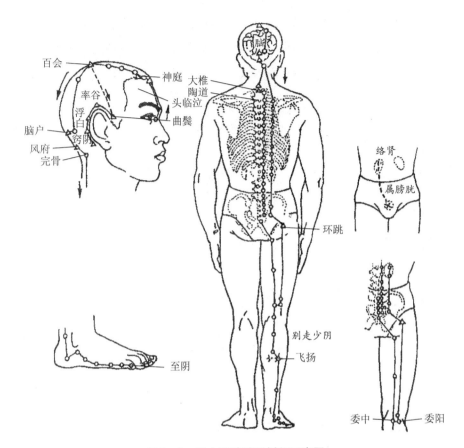

图 2-7　足太阳膀胱经循行示意图

8. 足少阴肾经

【经脉循行】

足少阴肾经起于足小趾之下，斜走足心，经舟骨粗隆下、内踝后侧，沿小腿、腘窝、大腿的内后侧上行，穿过脊柱，属肾（腧穴通路：还出于前，向上行于腹部前正中线旁开0.5寸，胸部前正中线旁开2寸，止于锁骨下缘），络膀胱。肾部直行脉向上穿过肝、膈，进入肺中，再沿喉咙上行，止于舌根两旁；肺部支脉，联络于心，流注于胸中（图2-8）。

【主治概要】

本经腧穴主治妇科病、前阴病、肾脏病，以及与肾有关的肺、心、肝、脑病，咽喉、舌等经脉循行经过部位的其他病症。

9. 手厥阴心包经

【经脉循行】

手厥阴心包经起于胸中，属心包，下膈，联络三焦；外行支出于侧胸上部，循行于上肢的中间部，入掌，止于中指端；掌中分支止于无名指末端（图2-9）。

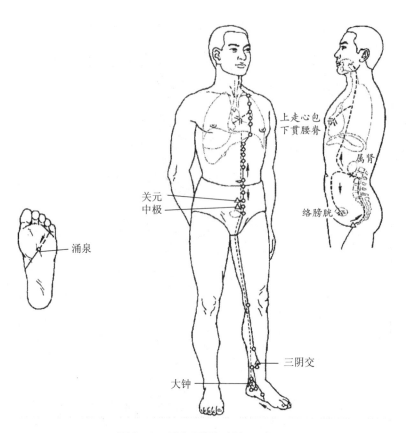

图 2 - 8　足少阴肾经循行示意图

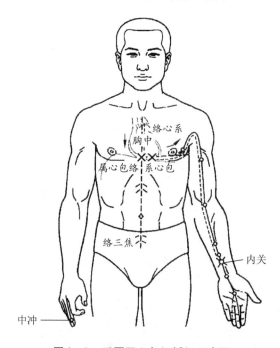

图 2 - 9　手厥阴心包经循行示意图

【主治概要】

本经腧穴主治心、心包、胸、胃、神志病，以及经脉循行经过部位的其他病症。

10. 手少阳三焦经

【经脉循行】

手少阳三焦经起于无名指末端，循行于上肢外侧中间部，上肩，经颈部上行联系耳内及耳前后、面颊、目锐眦等部；体腔支从缺盆进入，联系心包、膻中、三焦等（图2－10）。

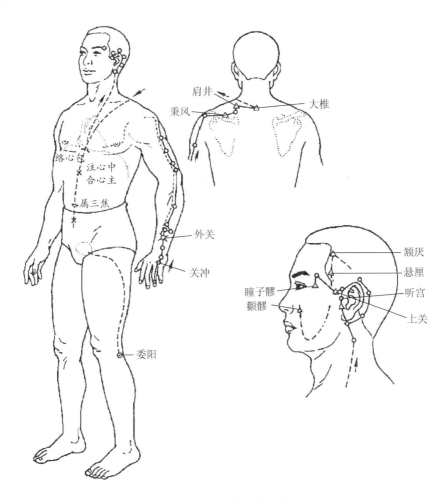

图2－10　手少阳三焦经循行示意图

【主治概要】

本经腧穴主治头、目、耳、颊、咽喉、胸胁病和热病，以及经脉循行经过部位的其他病症。

11. 足少阳胆经

【经脉循行】

足少阳胆经起于目外眦，向上到达额角，向后行至耳后（风池），经颈、肩部后下入缺盆；耳部支脉从耳后进入耳中，出走耳前，到目外眦后方；外眦部支脉从外眦部分出，下走大迎，上达目眶下，下行经颊车，由颈部向下会合前脉于缺盆；从缺盆部发出内行支进入胸中，通过横膈，联系肝胆，经胁肋内，下达腹股沟动脉部，再经过外阴毛际，横行入髋关节部（环跳）；从缺盆部发出的外行支，下经腋、侧胸、季胁部与前脉会合于髋关节部，再向下沿着大腿外侧、膝外侧、腓骨前、腓骨下段、外踝前至足背，沿足背下行止于第四趾外侧；足背分支止于足大趾（图2-11）。

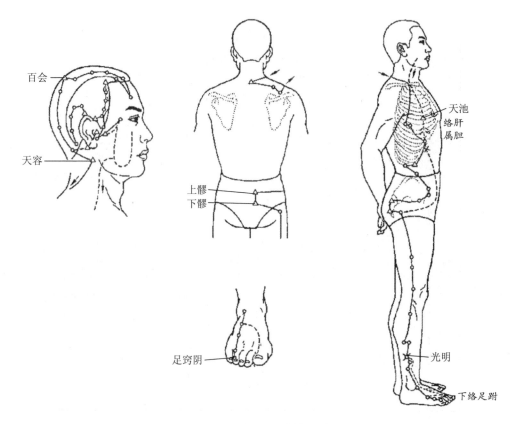

图2-11 足少阳胆经循行示意图

【主治概要】

本经腧穴主治肝胆病，侧头部、目、耳、咽喉、胸胁病，以及经脉循行经过部位的其他病症。

12. 足厥阴肝经

【经脉循行】

足厥阴肝经起于足大趾外侧，经足背、内踝前上行于大腿内侧，联系阴部，入体腔联系于胃、肝、胆、膈、胁肋，经咽喉上联目系，上行出于额部，与督脉交会于巅顶部；目系支脉下经颊里，环绕唇内；肝部支脉上膈，注于肺中（图2-12）。

【主治概要】

本经腧穴主治肝、胆、脾、胃病，妇科病，少腹、前阴病，以及经脉循行经过部位的其他病症。

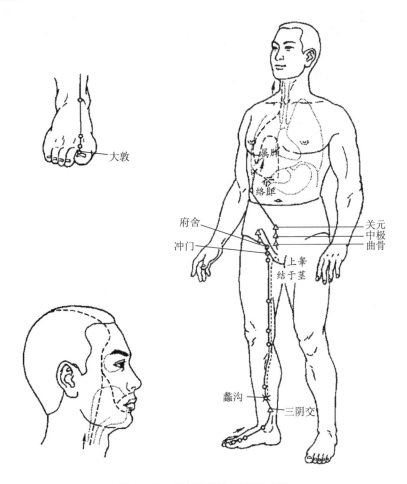

图 2 - 12　足厥阴肝经循行示意图

13. 督脉

【经脉循行】

起于小腹内，下出于会阴部，向后、向上行于脊柱内部，上达项后风府，进入脑内，上行巅顶，沿前额下行鼻柱，止于上唇内龈交穴（图 2 - 13）。

【主治概要】

本经腧穴主治神志病，热病，腰骶、背、头项等局部病症及相应的内脏病症。

14. 任脉

【经脉循行】

任脉起于小腹内，下出会阴部，向前上行于阴毛部，在腹内沿前正中线上行，经关元等穴至咽喉部，再上行环绕口唇，经过面部，进入目眶下，联系于目（图 2 - 14）。

【主治概要】

本经腧穴主治少腹、脐腹、胃脘、胸、颈、咽喉、头面等局部病症和相应的内脏病症，部分腧穴有强壮作用或可治疗神志病。

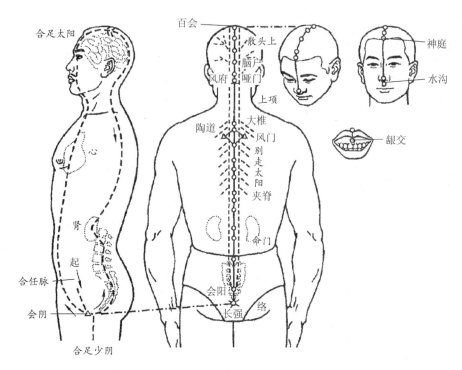

图 2 - 13　督脉循行示意图

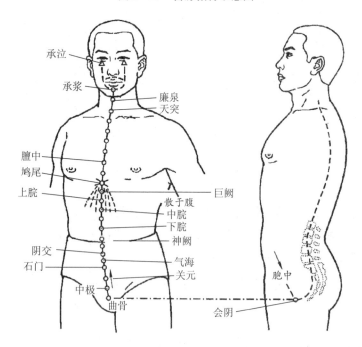

图 2 - 14　任脉循行示意图

15. 冲脉

【经脉循行】

冲脉起于小腹内，下出于会阴部，向上行于脊柱内；其外行者经气冲与足少阴经交会，沿腹部两侧，上行至胸中而散，并上达咽喉，环绕口唇；向下的一支，注入足少阴经，从气冲部分出，沿大腿内侧下行进入腘窝中，下行于小腿深部胫骨内侧，到足内踝后的跟骨上缘分出两支，与足少阴经并行；其中向前行的一支，从内踝后的深部跟骨上缘处分出，沿足背进入大趾间（图 2 - 15）。

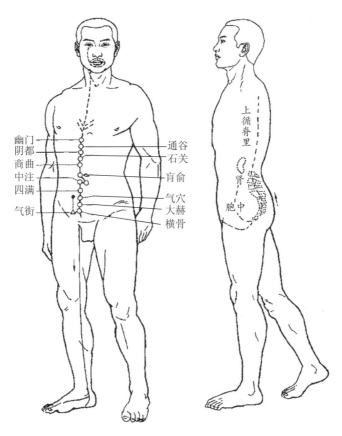

图 2 - 15　冲脉循行示意图

【主治概要】

本经腧穴主治因腹部气逆而拘急的病症。

16. 带脉

【经脉循行】

带脉起于季胁部的下面，斜向下行到带脉、五枢、维道穴，横行绕身一周（图 2 - 16）。

【主治概要】

本经腧穴主治腹满，腰部觉冷，如坐水中。

17. 阴维脉

【经脉循行】

阴维脉起于小腿内侧，沿大腿内侧上行到腹部，与足太阴经相合，过胸部，与任脉会于颈部（图 2 - 17）。

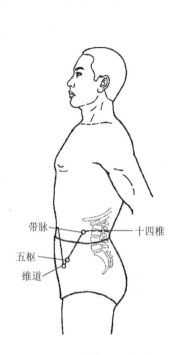

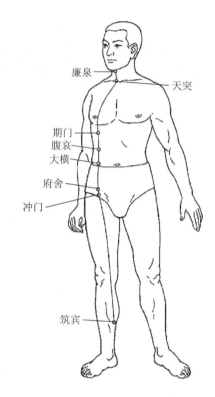

图 2 - 16　带脉循行示意图　　　　图 2 - 17　阴维脉循行示意图

【主治概要】

本经腧穴主治心痛、忧郁等病症。

18. 阳维脉

【经脉循行】

阳维脉起于足跟外侧，向上经过外踝，沿足少阳经上行至髋关节部，经胁肋后侧，从腋后上肩，至前额，再到项后，合于督脉（图 2 - 18）。

【主治概要】

本经腧穴主治恶寒发热、腰痛等病症。

19. 阴跷脉

【经脉循行】

阴跷脉起于足舟骨后方，上行内踝上面，沿小腿、大腿内侧直上，经过阴部，向上沿胸部内侧，进入锁骨上窝，上经人迎的上面，过颧部，至目内眦，与足太阳膀胱经和阳跷脉会合（图 2 - 19）。

【主治概要】

本经腧穴主治多眠、癃闭等病症。

20. 阳跷脉

【经脉循行】

阳跷脉起于足跟外侧，经外踝上行腓骨后缘，沿股部外侧和胁后上肩，过颈部上夹口角，进入目内眦，再沿足太阳膀胱经上额，与足少阳经合于风池（图 2 - 20）。

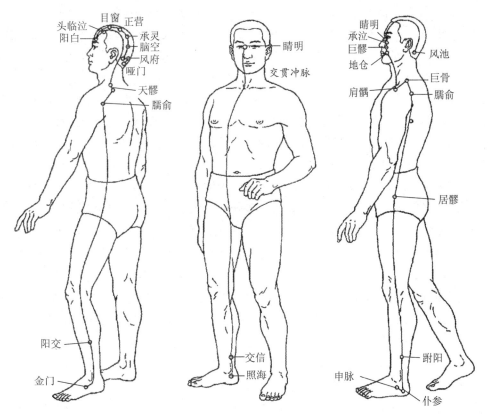

图 2 - 18　阳维脉循行示意图　图 2 - 19　阴跷脉循行示意图　图 2 - 20　阳跷脉循行示意图

【主治概要】

本经腧穴主治失眠、目痛等病症。

二、一指禅推拿与经络理论

1. 经络理论是一指禅推拿的核心指导理论

经络理论的形成经过了漫长的历史过程，结合当时的解剖知识和藏象学说，逐步上升为理论，其间受到了阴阳五行学说的深刻影响。《灵枢·邪气脏腑病形》谓："阴之与阳也，异名同类，上下相会，经络之相贯，如环无端。"《灵枢·脉经》谓："经脉者，所以能决死生，处百病，调虚实，不可不通。"《黄帝内经》中系统地论述了十二经脉的循行部位、属络脏腑，以及十二经脉发生病变时的证候；记载了十二经别、别络、经筋、皮部等内容；对奇经八脉也有各自的论述；并且记载了约 160 个穴位的名称。经络内属于脏腑，入络于肢节，沟通脏腑与体表，将人体脏腑、组织、器官联结成一个有机的整体，并借此行气血、营阴阳，使人体各部的功能活动得以保持协调和相对平衡。经络系统的生理功能主要表现在联络作用：沟通表里上下，联系脏腑器官；运输作用：人体各组织器官，均需气血的濡润滋养，气血之所以畅通无阻，必须依靠经络的运输；感应传导：经络系统对于手法（或其他刺激）感觉，有传导作用，也称为"经络感传现象"；调节作用：调节脏腑器官及人体各部功能活动的平衡与协调。经络理论在临床上可以用于解释病理变化、协助疾病诊断，以及指导临床治疗三个方面。

经络理论作为中医基础理论的重要组成部分，其形成和发展，与推拿疗法的应用有着密切关系，经络理论是一指禅推拿的核心指导理论。首先，推拿临床尤其重视十二皮部与十二经筋理论的应用。推拿治疗是通过手法力作用于一定的部位或穴位，激发体表—内脏反应或体表—体表反应来达到治疗疾病的目的。对于这种体表—内脏反应或体表—体表反应的规律认识，是经络理论的实质。十二皮部的开、关、合三种状态反映的是皮部的作用，皮部有赖于经络气血的渗灌和营养，皮部的生理、病理变化又影响气血的运行。对于筋的范围的认识，比现代医学筋膜的概念广泛得多，包括肌肉、肌腱、韧带、关节囊、筋膜及它们的附属组织，与软组织的概念相仿。十二皮部和十二经筋体现了经络的原始面貌，把经络看成是立体、条状的实体。皮部与经筋受到外界刺激，同样激发经络反应，平衡阴阳，补虚泻实，调节气血输注而改变疾病的病理状态，促进转归。对于推拿治疗，经络的条块概念比穴位的点状概念更符合实际，推拿手法的操作不限于一点一穴，而是沿经脉、经筋、皮部的走向进行操作。其次，推拿临证将经络理论与有关的生理、解剖和病理等基础结合。如肱二头肌长头肌腱炎，其病变部位归属手太阴及手阳明经筋，除局部手法治疗外，还要循经筋走向推拿操作，上至天鼎、扶突、云门、中府，下至尺泽、曲池、手三里等穴。而且，推拿的穴位分布与针灸的穴位分布并不完全一致。针灸取穴多选取骨骼、肌肉所围成的凹陷处，称"宛宛中""陷者中"；推拿取穴，宜选肌腹隆起处或肌腱骨骼附着处。这样能发挥最大的经络感应，取得最好的疗效。结合肌肉生理学基础，感受肌肉张力、抑制运动纤维兴奋的肌梭感受器主要位于肌肉两端骨骼附着处，与临床软组织损伤的压痛点分布规律相一致。手法作用于肌肉两端骨骼附着处具有更好地缓解肌痉挛的作用，为压痛点治疗提供了理论依据，也符合《灵枢·经筋》论述的"燔针劫刺，以痛为输，以知为数"的治疗原则。

2. "循经络、推穴位"为一指禅推拿的治疗原则

经络理论是一指禅推拿的核心指导理论，循经推穴为一指禅推拿的临床诊疗法则。一指禅推拿循经络、推穴位，发挥经络沟通内外、网络全身的作用而协调阴阳，调整虚实，防病治病。

经络内属脏腑、外络肢节，是人体内信息、物质和能量传递的通道，经气运行于经络之内，穴位是经气汇聚之所。在推拿手法的刺激下，人体会产生多种得气感，而得气与否，以及得气的强弱都是判断推拿手法的刺激量和推拿疗效的前提条件。得气感的产生有赖于经气的运行和活跃，得气感越强，说明经气运行越疏畅。所以，一指禅推拿手法直接作用于经穴，主要是通过激发经气的运行，从而起到疏通经络的作用。《素问·血气形志》曰："形数惊恐，经络不通，病生于不仁，治之以按摩醪药。"可见，在《黄帝内经》时代就已经认识到推拿手法具有疏通经络的作用，这一作用也是推拿手法其他作用的基础。"经脉所至，主治所及"，此之谓也。

气血运行于经脉之中，经络具有"行气血而营阴阳，濡筋骨，利关节"的功能。

推拿手法作用于体表，直接刺激经穴，一方面通过激发经气，调整局部气血运行；另一方面，通过调动与经络相连的脏腑的功能，尤其是心肺功能，推动全身的气血运行，从而实现其行气活血的作用。《素问·调经论》曰："……血气不和，百病乃变化而生……"明确指出，若气血运行不畅，可进一步引起多种病理变化。如气虚鼓动无力或气滞运行不畅，可进一步导致血瘀，瘀血闭阻经络则引起疼痛，即所谓"不荣则痛"或"不通则痛"，推拿手法通过行气活血，可起到祛瘀止痛的作用，正如《素问·举痛论》所说："寒气客于背俞之脉……按之则热气至，热气至则痛止矣。"由此可见，推拿所产生的热效应，是其行气活血作用的基础。

一指禅推拿调整脏腑的作用主要是通过以下三个途径来实现的：一是通过对经络的刺激，直接调整与之相连脏腑的功能；二是通过对背俞穴和腹募穴的刺激，调整对应脏腑的功能；三是通过对特定穴的作用，综合调整内在脏腑的功能。总之，一指禅推拿手法疏通经络、行气活血、调整脏腑三方面的作用是相互联系在一起的，经络疏通是基础，气血畅达是关键，脏腑功能协调是根本。这三方面的作用是推拿手法用于治疗疾病的理论基础。

一指禅推拿临床诊疗遵循"循经络，推穴位"原则。如治疗脾胃疾病，主张用轻推缓摩之法补中益气、健脾和胃，调和营卫气血。脾病以虚证居多，胃病多见实证，但寒热虚实两脏又是常兼有之。虚证多由脾胃阴津亏损，阳气不足等引起，常见脾胃气虚、脾阳虚、脾不统血和胃阴不足等证，一指禅推拿治疗多取足太阴、足阳明胃经腧穴为主，用轻刺激的柔和手法补之。实证多由外邪侵袭、内伤饮食等引起，常见寒湿困脾、脾胃湿热、食滞胃脘等证，一指禅推拿治疗多以足太阴、足阳明及小肠募穴为主，用刺激较强的手法泻之。若胃受纳失常，食滞胃脘，导致呕吐或泻下酸腐臭秽等症，一指禅推拿治疗选取足阳明、足太阴及募穴、背俞穴，手法采用刺激量较重的泻法。若寒邪偏盛，胃脘疼痛，遇寒加重等症，一指禅推拿治疗选取足阳明、足太阴、手厥阴经穴及下合穴为主，手法运用轻柔缓和的补法。若风寒湿邪侵袭经络或脾胃蕴热上逆，出现口舌生疮、喉痛、缺盆中痛、下肢经脉循行部位麻木疼痛或是痿痹不用等症，一指禅推拿治疗选用本经腧穴，用较强的泻法或轻快柔和的手法以攻补兼施。

一指禅推拿"循经络，推穴位"需要取穴准确，以指代针。为实现这样的治疗原则必须注重练功。练外壮功，可以锻炼术者，强壮体魄，功法是达摩易筋经，以期达到"缓节柔筋"、祛病健身的目的。练手指功，可使指力强健，聚精、气、神于手指尖，柔能克刚。一指禅推拿的主要手法是推法，即以术者拇指尖点按穴位，有规律地快速摆动腕、指关节，犹如针刺的捻、转、提、插，从而达到治疗目的。由于拇指尖接触面极小，所以相对于其他推拿手法取穴更准，力度更集中，并适用于全身所有的穴位。同时经络理论不仅对选穴有重要的指导作用，而且由于经络的功用和本身的特点不同，有时首取的穴位与经络往往是一指禅推拿治病取得较佳疗效的关键。例如外感病证，常首取膀胱经（项部），施以一指禅推法、抹法等，此为首开膀胱经发表之门户，门开，外邪方能祛除。应用一指禅推拿时，不仅取穴而且直取经络施以手法，这是一指禅推拿的又一个特点。常取的经络有：督脉（项部）、膀胱经（项、背、腰部）、胃经（大腿、小腿部)、肾经(小腿部)等。

第二节 腧 穴

一、常用腧穴

1. 手太阴肺经

中府

定位:在胸前壁外上方,前正中线旁开6寸,平第1肋间隙处。

主治:咳嗽、气喘、肩背痛等。

尺泽

定位:在肘横纹中,肱二头肌腱桡侧凹陷中。

主治:咳嗽、气喘、咽喉肿痛、肘臂挛痛等。

2. 手阳明大肠经

合谷

定位:在手背第1、2掌骨之间,略近第2掌骨中点处。

主治:头面五官病症、咽喉肿痛、面瘫、发热、各种疼痛。

手三里

定位:屈肘,在前臂背面桡侧,当阳溪与曲池连线上,肘横纹下2寸。

主治:中风偏瘫、网球肘、前臂酸痛、面瘫等。

曲池

定位:在肘横纹桡侧端与肱骨外上髁连线中点。

主治:咽喉肿痛,上肢疼痛、麻木,腹痛,腹泻,发热等。

臂臑

定位:在臂外侧,三角肌止点处,当曲池、肩髃连线上,曲池上7寸处。

主治:肩臂疼痛、颈项强痛、上肢不遂等。

肩髃

定位:在肩部,锁骨肩峰端与肱骨大结节之间。当臂外展时,肩峰前下方的凹陷处。

主治:肩周炎、肩关节功能障碍、上肢疼痛、上肢痿软无力。

迎香

定位:在面部,鼻唇沟上端,平鼻翼外缘中点处。

主治:鼻塞不通、面瘫等。

3. 足阳明胃经

承泣

定位:目正视,瞳孔直下,当眼球与眶下缘之间。

主治:目疾、口眼歪斜、面肌痉挛等。

四白

定位:目正视,瞳孔直下,当眶下孔凹陷处。

主治：目疾、口眼歪斜、面肌痉挛、头痛、眩晕等。

地仓

定位：在面部，口角外侧，上直对瞳孔。

主治：口歪、流涎等。

颊车

定位：在面颊部，下颌角前上方约一横指，当咀嚼时咬肌隆起、按之凹陷处。

主治：口歪、齿痛、颊肿等。

下关

定位：闭口，颧弓与下颌切迹之间的凹陷处。

主治：耳鸣、牙痛、口眼歪斜、牙关开合不利等。

天枢

定位：脐旁2寸。

主治：腹痛、腹胀、便秘、泄泻、月经不调、肥胖等。

梁丘

定位：屈膝，在髂前上棘与髌底外侧端的连线上，髌底外上缘上2寸。

主治：胃痛、膝肿痛、下肢不遂等。

足三里

定位：在小腿前外侧，当犊鼻下3寸，距胫骨前嵴一横指处。

主治：胃肠病、虚劳消瘦、头晕、失眠、膝关节痛、小腿痛、偏瘫、癫狂。

丰隆

定位：在小腿前外侧，当外踝尖上8寸，距胫骨前缘二横指处。

主治：头痛、眩晕、痰多咳嗽、下肢痿痹等。

4. 足太阴脾经

三阴交

定位：在小腿内侧面的下部，当内踝尖上3寸，胫骨内侧缘后方凹陷处。

主治：腹痛、腹胀、腹泻，痛经，遗尿，小便不利，水肿，眩晕，失眠，月经不调，遗精，阳痿。

阴陵泉

定位：在小腿内侧，当胫骨内侧髁后下方凹陷处。

主治：腹胀、泄泻、水肿、小便不利、膝痛等。

血海

定位：屈膝，在大腿内侧，髌底内侧端上2寸，当股四头肌内侧头的隆起处。

主治：月经不调、湿疹等。

5. 手少阴心经

极泉

定位：腋窝中央，腋动脉内侧。

主治：胁肋痛，上肢疼痛、麻木等。

少海

定位：屈肘，当肘横纹内侧端与肱骨内上髁连线的中点处。

主治：心痛、肘臂痛等。

神门

定位：腕横纹尺侧端，尺侧腕屈肌腱的桡侧凹陷处。

主治：心悸、失眠、高血压等。

6. 手太阳小肠经

后溪

定位：在手掌尺侧，微握拳，第5掌指关节后的远侧掌横纹头赤白肉际处。

主治：颈项强痛、手臂挛痛、目赤、咽喉肿痛等。

天宗

定位：在冈下窝中，当肩胛冈下缘中点至肩胛骨下角连线的上1/3与中1/3交界处。

主治：肩胛痛、上肢后侧痛、气喘等。

颧髎

定位：在面部，目外眦直下，颧骨下缘凹陷处。

主治：口眼歪斜、目疾、齿痛、颊肿、三叉神经痛等。

听宫

定位：耳屏前，下颌骨髁状突的后方，张口时呈凹陷处。

主治：耳疾、齿痛等。

7. 足太阳膀胱经

睛明

定位：在目内眦角上0.1寸处。

主治：目疾、失眠等。

攒竹

定位：眉头凹陷中。

主治：头痛、目赤肿痛等。

天柱

定位：在后发际正中直上0.5寸，当斜方肌外侧缘凹陷中。

主治：后头痛、颈项强痛、肩背腰痛、鼻塞等。

肺俞

定位：第3胸椎棘突下，旁开1.5寸。

主治：咳嗽痰多、气喘胸痛、盗汗等。

心俞

定位：第5胸椎棘突下，旁开1.5寸。

主治：胸闷心慌、心律不齐、心烦、健忘、老年性痴呆、咳嗽等。

膈俞

定位：第7胸椎棘突下，旁开1.5寸。

主治：呕吐、呃逆、咳嗽、盗汗、吐血、阴虚发热等。

肝俞

定位：第9胸椎棘突下，旁开1.5寸。

主治：胁痛、脊背痛、目疾、癫痫等。

脾俞

定位：第11胸椎棘突下，旁开1.5寸。

主治：中上腹不适、疼痛，腹胀，腹泻，四肢水肿，食欲减退，背痛，呕吐等。

胃俞

定位：第12胸椎棘突下，旁开1.5寸。

主治：上腹痛、腹胀、肠鸣、呕吐等。

肾俞

定位：第2腰椎棘突下，旁开1.5寸。

主治：遗精、阳痿、遗尿、月经不调、腰痛、耳鸣、水肿、气喘、全身乏力、腹泻。

大肠俞

定位：第4腰椎棘突下，旁开1.5寸。

主治：腰腿痛、腹胀、腹泻、便秘等。

八髎

定位：在第1骶后孔中，约当髂后上棘与督脉之间的中点（上髎）。

在第2骶后孔中，约当髂后下棘与督脉之间的中点（次髎）。

在第3骶后孔中，约当中膂俞与督脉之间（中髎）。

在第4骶后孔中，约当白环俞与督脉之间（下髎）。

主治：腰痛、腰骶痛、月经不调、痛经、遗精、阳痿、大小便不利、下肢痿软无力。

委中

定位：在膝关节后面，腘窝横纹中点处。

主治：背痛、腰痛、股后肌肉痉挛、下肢痿软无力。

承山

定位：腓肠肌肌腹下正中，约当委中穴与昆仑穴之间。

主治：腰痛、小腿痉挛、痔疮、便秘、下肢肌肉疲劳酸痛。

昆仑

定位：在足外踝的后侧凹陷中，当外踝与跟腱之中。

主治：头痛、目赤肿痛、颈项强痛、肩背腰腿痛、足跟痛、下肢肌肉疲劳酸痛等。

8. 足少阴肾经

涌泉

定位：在足底部，第2、3跖骨之间，当足底（去趾）前与中1/3的交界处。

主治：头痛、目赤肿痛、咽喉痛、失眠、便秘、小便不利、足心热。

太溪

定位：在足内踝后方，当内踝与跟腱连线之中点处。

主治：咽喉干痛、牙痛、耳鸣、月经不调、腰脊痛、失眠。

9. 手厥阴心包经

曲泽

定位：在肘横纹中，当肱二头肌腱的尺侧缘。

主治：心悸、胃痛、呕吐、肘臂痛。

内关

定位：在前臂掌侧，腕横纹上 2 寸，掌长肌腱与桡侧腕屈肌腱之间。

主治：胸闷心慌、胁痛、中上腹不适、呕吐、呃逆、失眠、上肢疼痛、手指麻木等。

劳宫

定位：在掌心，当第 2、3 掌骨之间，偏于第 3 掌骨。握拳时，中指尖所指处。

主治：胸闷心慌、呕吐、口臭等。

10. 手少阳三焦经

外关

定位：在前臂背侧，腕背横纹上 2 寸，尺骨与桡骨之间。

主治：发热、头痛、耳鸣、胁肋痛、上肢疼痛等。

肩髎

定位：在肩部，肩髃后方，当臂外展时，肩峰后下方凹陷处。

主治：肩周炎、肩关节功能障碍、上肢疼痛、上肢痿软无力等。

翳风

定位：在耳垂后方，当乳突与下颌角之间的凹陷处。

主治：耳鸣、面瘫、落枕等。

耳门

定位：在面部，当耳屏上切迹的前方，下颌骨髁状突后缘凹陷处。

主治：耳鸣、牙痛、面瘫等。

11. 足少阳胆经

瞳子髎

定位：目外眦旁，当眶外侧缘凹陷处。

主治：目疾、头痛、口眼歪斜等。

听会

定位：在面部，当耳屏间切迹的前方，下颌骨髁状突后缘凹陷处。

主治：耳鸣、牙痛、面瘫等。

风池

定位：在项部，后发际上 1 寸，当胸锁乳突肌与斜方肌上端之间的凹陷处。

主治：头痛、眩晕、颈项强痛、落枕、目疾、感冒、鼻塞等。

肩井

定位：在肩上，前直乳中，当大椎与肩峰端连线的中点上。

主治：颈项强痛、肩背痛、上肢无力等。

环跳

定位：在臀外侧部，当股骨大转子最凸点与骶管裂孔连线的外 1/3 与中 1/3 交点处。

主治：腰腿痛、下肢软弱无力、偏瘫等。

阳陵泉

定位：在小腿外侧，当腓骨小头前下方凹陷处。

主治：肌肉痉挛、偏瘫、膝关节肿痛、胁肋痛、口苦等。

12. 足太阴肝经

太冲

定位：在足背侧，当第 1 跖骨间隙的后方凹陷处。

主治：头痛、眩晕、失眠、目赤肿痛、面瘫、胁痛、崩漏、小便不利、癫痫等。

期门

定位：乳头直下，第 6 肋间隙，前正中线旁开 4 寸。

主治：胸胁胀痛、腹胀、呃逆、乳痈等。

13. 督脉

长强

定位：在尾骨端下，当尾骨端与肛门连线的中点处。

主治：痔疾、脱肛、泄泻、便秘、腰痛、尾骶骨痛。

腰阳关

定位：在腰部，当后正中线上，第 4 腰椎棘突下凹陷中。

主治：腰骶疼痛、下肢痿痹、月经不调、带下异常、遗精。

命门

定位：在腰部，当后正中线上，第 2 腰椎棘突下凹陷中。

主治：脊柱强痛、腰痛、阳痿、遗精、月经不调、腹泻、带下异常、全身乏力。

大椎

定位：在后正中线上，第 7 颈椎棘突下凹陷中。

主治：头项强痛、背痛、热病、咳嗽、气喘、感冒、疟疾、癫痫、阴虚发热。

百会

定位：在头部，前发际正中直上 5 寸，或两耳尖连线的中点处。

主治：头痛、眩晕、失眠、脱肛、子宫脱垂。

神庭

定位：在头部，当前发际正中直上 0.5 寸。

主治：头痛、眩晕、失眠、鼻塞不通。

水沟（又名人中）

定位：在面部，当人中沟的上 1/3 与中 1/3 交点处。

主治：昏厥、面瘫。

14. 任脉

关元

定位：在下腹部，当脐下 3 寸，前正中线上。

主治：遗尿、小便不利、遗精、阳痿、月经不调、消化不良、腹泻、脱肛、体虚乏力。

气海

定位：在下腹部，当脐下 1.5 寸，前正中线上。

主治：腹痛、遗尿、遗精、阳痿、腹泻、月经不调、体虚乏力。

神阙

定位：在脐中央。

主治：腹痛、腹泻、虚脱。

中脘

定位：在上腹部，当脐上 4 寸，前正中线上。

主治：中上腹不适、疼痛，腹胀，腹泻，消化不良，呕吐。

膻中

定位：在胸部，当前正中线上，平第 4 肋间，两乳头连线的中点。

主治：胸闷、胸痛，心慌，气喘，乳汁少。

天突

定位：在颈部，当前正中线上，胸骨上窝中央处。

主治：哮喘、咳嗽、咽喉肿痛、呃逆。

承浆

定位：在面部，当颏唇沟的正中凹陷处。

主治：面肿、流涎、面瘫。

15. 奇穴

太阳

定位：在颞部，当眉梢与目外眦之间，向后约 1 寸的凹陷处。

主治：头痛、目疾、失眠。

鱼腰

定位：在额部，眉毛中央。

主治：失眠、眉棱骨痛、眼睑跳动、眼睑下垂、目赤肿痛。

定喘

定位：第 7 颈椎棘突下，旁开 0.5 寸。

主治：哮喘、咳嗽、落枕、肩背痛。

夹脊

定位：在背腰部，当第 1 胸椎至第 5 腰椎两侧，后正中线旁开 0.5 寸。左右共 17 对穴。

主治：第 1 胸椎 ~ 第 3 胸椎：上肢不适；

第 1 胸椎 ~ 第 8 胸椎：胸部不适；

第 6 胸椎~第 5 腰椎：腹部不适；

第 1 腰椎~第 5 腰椎：下肢不适。

腰痛点

定位：在手背，第 2~3 掌骨及第 4~5 掌骨之间，当腕横纹与掌指关节中点处，一手 2 穴，左右共 4 穴。

主治：急性腰扭伤。

四缝

定位：在第 2~5 指掌侧，近端指关节的中央，一手 4 穴，左右共 8 穴。

主治：小儿疳积。

膝眼

定位：在髌韧带两侧凹陷处，内侧的称内膝眼，外侧的称外膝眼。

主治：膝关节痛。

二、小儿推拿特色腧穴

小儿推拿除了运用十四经穴及经外奇穴外，本身还有许多特定的穴位。这些穴位不仅有"点"状，而且还有"线"状及"面"状。有相当多的穴位都聚结在两手，正所谓"小儿百脉汇于两掌"。

下面着重介绍小儿推拿穴位位置、操作方法、次数（时间）、主治及临床应用。其中"次数"仅为临床治疗 6 个月~1 周岁患儿时参考，临诊时尚要根据患儿年龄大小、身体强弱、疾病轻重等情况而有所增减。选用上肢部穴位治疗时，一般不分男女，仅操作一只手即可，临床习惯于推拿左手（亦可推拿右手）。小儿推拿操作的顺序，一般是先头面，后上肢，再胸腹、腰背，最后下肢。亦可根据病情或患儿体位而定顺序。但是对于疼痛较敏感的穴位，或较重刺激力的手法一般都放在最后操作，以利于得到患儿的配合。

1. 头面部

攒竹

定位：两眉中间至前发际呈一直线。

操作：两拇指自下而上交替推，称推攒竹，又称开天门。次数：30~50 次。

主治：感冒、发热、头痛、精神萎靡、惊惕不安等。

临床应用：

①小儿推拿四大常规手法（推攒竹、推坎宫、揉太阳、揉耳后高骨）之一，可用于治疗外感表证及内伤杂病。

②若惊惕、烦躁，可与清肝经、按揉百会等合用。

坎宫

定位：自眉头沿眉向眉梢的一条横线。

操作：术者两拇指自患儿眉心向眉梢做分推，称推坎宫，又称分额阴阳。次数：30~50 次。

主治：外感发热、头痛目赤。

临床应用：

①可用于外感表证及内伤杂病。

②目赤痛可与清肝经、掐小天心、清天河水等合用。

太阳

定位：眉后凹陷处。

操作：从患儿两拇指桡侧自前向后直推，称推太阳；术者用中指指端揉或运太阳，称揉太阳或运太阳。次数：30~50次。

主治：头痛发热、目赤痛。

临床应用：

①可治外感、内伤。

②目赤痛除推法、揉法外，可加点刺放血，以增强疗效。

耳后高骨

定位：耳后入发际高骨下凹陷中。

操作：术者用拇指或中指揉患儿耳后高骨，称揉耳后高骨。次数：30~50次。

主治：头痛、惊风、烦躁不安。

临床应用：

①治疗外感头痛，可与常用手法——清肺经等合用。

②治疗惊风、烦躁，可与按百会、清心经等合用。

天柱骨

定位：颈后发际正中至大椎的一条直线，为线状穴。

操作：术者用拇指或食指自上而下直推患儿天柱骨，称推天柱。次数：推100~500次。

主治：发热、呕吐、项强、惊风等。

临床应用：

①治疗外感发热、项强，可与拿风池等合用。

②治疗呕吐，可与揉板门、揉中脘等合用。可用汤匙蘸水，自上而下刮天柱骨，刮至皮下轻度瘀血即可。作用同推天柱。

2. 上肢部

脾经

定位：位于拇指末节螺纹面或拇指桡侧。

操作：

①将患儿拇指屈曲，循拇指桡侧边缘由远端向掌根方向直推为补，称补脾经。

②将患儿拇指伸直，由指根向指尖方向直推为清，称清脾经。补脾经、清脾经，统称推脾经。

③在患儿拇指末节螺纹面做旋推法，亦称为补脾经。次数：100~500次。

主治：腹泻、便秘、食欲不振、消化不良等。

临床应用：

①补脾经能健脾胃、补气血。治疗食欲不振、消化不良，可与揉中脘、指揉脾俞、按揉足三里等合用。

②清脾经能清热利湿，可与清天河水、清大肠等合用。

小儿脾胃薄弱，不宜攻伐太甚，在一般情况下，脾经穴多用补法；仅体壮邪实者方能用清法，或清后加补。此穴为线状、面状相结合的穴位。

肝经

定位：食指末节螺纹面。

操作：将患儿食指伸直，由指根向指尖方向直推为清，称清肝经；旋推为补，称补肝经。清肝经、补肝经统称为推肝经。次数：100～500次。

主治：烦躁不安、惊风、五心烦热、目赤、口苦咽干等。

临床应用：

①肝经能平肝泻火、息风镇惊、解郁除烦，可与清天河水、推涌泉等合用。

②肝经宜清不宜补，若肝虚应补时，则需补后加清，或以补肾经代之，称为滋肾养肝法。

心经

定位：中指末节螺纹面。

操作：将患儿食指伸直，由指根向指尖方向直推为清，称清心经；旋推为补，称补心经。清心经、补心经统称为推心经。次数：100～500次。

主治：高热神昏、五心烦热、口舌生疮、小便赤涩、心血不足、惊惕不安等。

临床应用：

①清心经能清热退心火，可与清天河水、清小肠等合用。

②本穴宜清不宜补，对心烦不安、睡卧露睛等症，需用补法时，可补后加清，或以补肾经代之。

肺经

定位：无名指末节螺纹面。

操作：旋推为补，称补肺经；由指根向指尖方向直推为清，称清肺经。补肺经和清肺经统称推肺经。次数：100～500次。

主治：感冒、发热、咳嗽、胸闷、气喘、虚汗、脱肛等。

临床应用：

①肺经能补益肺气，可与揉肺俞等合用。

②肺经能宣肺清热、疏风解表、化痰止咳，可与推膻中、揉风门等合用。

肾经

定位：小指末节螺纹面。

操作：由指尖向指根方向直推或旋推为补，称补肾经；由指根向指尖方向直推为清，称清肾经。补肾经和清肾经统称为推肾经。次数：100～500次。

主治：先天不足、久病体虚、虚喘、肾虚腹泻、遗尿、膀胱蕴热、小便淋沥刺痛等。

临床应用：

①肾经能补肾益髓、温养下元，可与揉肾俞、揉丹田等合用。

②清肾经能清利下焦湿热，可以清小肠代之。

大肠

定位：食指桡侧缘，自食指端至虎口的一条直线。

操作：由食指端直推向虎口为补，称补大肠；反之为清，称清大肠。补大肠和清大肠统称为推大肠。次数：100～300 次。

主治：腹泻、脱肛、便秘。

临床应用：

①大肠能涩肠固脱、温中止泻，可与揉丹田、揉外劳宫、推三关等合用。

②大肠能清利肠腑、除湿热、消积滞，可与推六腑、摩腹等合用。

③本穴又称指三关，亦可用于诊断即望指纹。

小肠

定位：小指尺侧边缘，自指端到指根的一条直线。

操作：由指根向指端方向直推为清，称清小肠；反之为补小肠。清小肠和补小肠统称为推小肠。次数：100～300 次。

主治：小便赤涩、尿闭、遗尿等。

临床应用：

①清小肠能清利下焦湿热，泌别清浊，可与清天河水合用。

②补小肠可用于遗尿、多尿，与揉丹田、揉肾俞等合用。

四横纹

定位：掌侧食指、中指、无名指、小指近节指间关节横纹处。

操作：四指并拢从食指横纹推向小指横纹，称推四横纹；用拇指甲分别掐食、中、无名、小指近节指间横纹，称掐四横纹。次数：推 100～300 次；掐 5 次。

主治：腹胀、疳积、消化不良等。

临床应用：

①推四横纹多用于治疗消化不良、疳积，可与补脾经、揉中脘等合用。

②掐四横纹也有同样的效果。

③可选用毫针或三棱针点刺四横纹出血，治疗疳积效果尤佳。

板门

定位：掌侧鱼际平面。

操作：用拇指或中指的指腹按揉板门，称揉板门；用推法自指根推向腕横纹，或从板门穴推向横纹处，称推板门。次数：100～300 次。

主治：食积、腹胀、食欲不振、呕吐、腹泻、嗳气等。

临床应用：

①揉板门能健脾和胃，可与补脾经、揉中脘、揉脾俞等合用。

②板门穴推向腕横纹能止泻，腕横纹推向板门能止呕吐。

内劳宫

定位：掌心中，屈指时中指、无名指之间的凹陷。

操作：用拇指或中指的指腹按揉内劳宫，称揉内劳宫。次数：100～300 次。

主治：发热、烦渴、目疮、齿龈糜烂、虚烦内热等。

临床应用：揉内劳宫能清热除烦，可与清心经、清天河水等合用。

内八卦

定位：手掌面，以掌心为圆心，从圆心至中指根横纹约 2/3 处为半径所做的圆。

操作：在内八卦做弧形或环形轻轻推动称为运法，称运内八卦。次数：100～300 次。

主治：咳嗽痰喘、胸闷纳呆、腹胀呕吐等。

临床应用：运内八卦能宽胸利膈、理气化痰、行滞消食，可与推脾经、推肺经、揉中脘、按揉足三里等合用。

小天心

定位：掌根、鱼际、小鱼际交接处凹陷中。

操作：用中指揉，称揉小天心；用指甲掐，称掐小天心；用中指捣，称捣小天心。次数：揉 100～300 次；掐、捣 5～20 次。

主治：惊风、抽搐、烦躁不安、夜啼、小便赤涩、目赤痛、疹痘欲出不透。

临床应用：

①揉小天心能清热、利尿、明目，可与清心经、清小肠、清天河水等合用。

②掐、捣小天心能镇惊安神，可与清肝经、按揉百会、掐人中、掐老龙等合用。

运水入土、运土入水

定位：掌侧，大指根至小指根，沿手掌边缘的一条弧线状。

操作：自拇指根沿手掌边缘，经小天心推运至小指根，称运土入水；反方向自小指根沿手掌边缘，经小天心推运至拇指根，称运水入土。次数：100～300 次。

主治：小便赤涩、腹胀、腹泻、食欲不振、便秘等。

临床应用：

①运土入水能清脾胃湿热、利尿止泻，可与退下六腑穴合用。

②运水入土能健脾助运、润燥通便，可与推上三关穴合用。

总筋

定位：掌侧腕横纹中点。

操作：以指按揉，称揉总筋；以指甲掐，称掐总筋。次数：揉 100～300 次；掐 3～5 次。

主治：惊风抽搐、口舌生疮、夜啼、潮热等。

临床应用：

①揉总筋能清心经热、散结止痛、通调周身气机，可与清心经、清天河水等合用。

②治疗惊风抽搐多用掐法，可与捣小天心穴合用。

大横纹

定位：掌侧腕横纹。桡侧纹头尽端称阳池，尺侧纹头尽端称阴池。

操作：两拇指自掌侧腕横纹中央（总筋穴）向两旁分推，称分推大横纹，又称为分手阴阳；自两旁（阳池、阴池）向中央（总筋）合推，称合阴阳。次数：30～50次。

主治：寒热往来、腹胀、腹泻、呕吐、食积、烦躁不安。

临床应用：

①分手阴阳能平衡阴阳、调和气血、行滞消食，可与摩腹、推脾经等合用；如实热证阴池宜重分，虚寒证阳池宜重分。

②合阴阳能化痰散结，可与清天河水等合用。

③揉总筋、分手阴阳是小儿推拿手部操作的常规手法。

十宣

定位：十指指尖，指甲与白肉际处。

操作：用掐法，称掐十宣。次数：各掐5次，或醒后即止。

主治：高热昏厥。

临床应用：掐十宣主要用于急救，有清热、开窍的作用，可与掐老龙、掐人中、推脊等合用。

老龙

定位：中指甲后1分许。

操作：用掐法，称掐老龙。次数：掐5次，或醒后即止。

主治：急惊风。

临床应用：掐老龙主要用于急救，有醒神开窍的作用。掐之知痛有声者，较易治；不知痛而无声者，一般难治。

二扇门

定位：手背部中指掌指关节两侧凹陷处。

操作：用食、中二指按揉，称揉二扇门；用拇指指甲掐，称掐二扇门。次数：揉100～300次；掐3～5次。

主治：身热无汗。

临床应用：揉、掐二扇门能发汗透表、退热平喘，是发汗特效穴。若遇患儿高热无汗，按揉1～2分钟，即可见汗出。对平素体虚外感的患儿可先固表（用补脾经、补肾经等穴）而后再揉、掐二扇门，使之发汗。

上马

定位：手背部无名指与小指掌指关节之间。

操作：用拇指端揉，称揉上马；用拇指甲掐，称掐上马。次数：揉100～500次；掐3～5次。

主治：虚热喘咳、小便赤涩淋漓。

临床应用：本法为滋阴补肾的要法，可与揉肺俞、补肾经等合用。

此外，对肺部感染有干性啰音久不消失者配推小横纹（掌侧，食、中、无名、小指掌指关节横纹处，由拇指侧直推至小指侧）。

外劳宫

定位：手背部，与内劳宫穴相对。

操作：用指揉法，称揉外劳；用指甲掐，称掐外劳宫。次数：揉 100～300 次；掐 3～5 次。

主治：风寒感冒、腹痛腹泻、脱肛、遗尿等。

临床应用：本穴性温，为温阳散寒、升阳举陷的佳穴，兼能发汗解表。可与补脾经、补肾经、推三关、揉丹田等合用治疗脱肛、遗尿等症。

三关

定位：前臂桡侧，阳池至曲池的一条直线。

操作：用拇指桡侧面或食、中指面自腕推向肘，称推三关，或称推上三关；屈患儿拇指，自拇指桡侧推向肘，称大推三关。次数：100～300 次。

主治：气血虚弱、病后体弱、阳虚肢冷、腹痛、腹泻、疹出不透及感冒风寒等一切虚寒病证。

临床应用：

①三关性温热，能益气行血、温阳散寒、发汗解表，主治一切虚寒病证，可与补脾经、补肾经、揉丹田、摩腹、捏脊等合用。

②治疗感冒风寒，怕冷无汗或疹出不透等症，可与清肺经、掐揉二扇门等合用。

六腑

定位：前臂尺侧，阴池至少海的一条直线。

操作：用拇指或食、中指面自患儿肘部推向腕部，称推（退）六腑，或退下六腑。次数：100～300 次。

主治：高热、烦渴、惊风、咽痛、木舌、腮腺炎和大便秘结等。

临床应用：退六腑，性寒凉，可用于一切实热病证。可与清肺经、清心经、清肝经、推脊等合用。

清天河水

定位：前臂正中，总筋至洪池（曲泽）的一条直线。

操作：用食、中二指指腹自患儿腕部推向肘部，称推天河水，或称清天河水；用食、中二指沾水，自患儿总筋处一起一落弹打如弹琴状，直至洪池，同时用口吹气随之，称打马过天河。次数：100～300 次。

主治：外感发热、潮热、内热等一切热证。

临床应用：

①清天河水性微凉，较平和，能清热解表、泻火除烦，可用于一切热证；对外感发热，可与清肺经、推攒竹、推坎宫、揉太阳等合用，对于内热，可与清心经、清肝经、揉涌泉等合用。

②打马过天河清热之力大于清天河水，多用于实热、高热等证。

3. 下肢部

箕门

定位：大腿内侧，髌骨内上角至腹股沟中点的一条直线。

操作：以食、中二指自患儿髌骨内上角向腹股沟部做直推，称推箕门。次数：

100~300 次。

主治：小便赤涩不利、尿闭、水泻等。

临床应用：箕门穴性平和，有较好的利尿作用。

①用于尿潴留，可与揉丹田、按揉三阴交等合用。

②用于小便赤涩不利，可与清小肠穴合用。

百虫

定位：膝上内侧肌肉丰厚处。

操作：按或拿，称按百虫或拿百虫。次数：5~10 次。

主治：四肢抽搐、下肢瘫痪。

临床应用：按、拿百虫能通经络、止抽搐，多用于下肢痹痛和瘫痪等症，可与拿委中、按揉足三里、揉解溪等合用。若用于惊风、抽搐，手法应加强刺激。

足三里

定位：外膝眼下 3 寸，胫骨前嵴外一横指。

操作：以指端做按揉，称按揉足三里。次数：50~100 次。

主治：腹胀、腹痛，泄泻呕吐，下肢痿证、痹证等。

临床应用：本穴为足阳明胃经合穴，能健脾和胃、调中理气、导滞通络，是治疗消化系统疾病的主穴。

①治疗腹胀、腹痛，可与摩腹、揉脾俞等合用。

②治疗呕吐，可与推天柱骨、分腹阴阳等合用。

③治疗脾虚腹泻，可与推上七节、补大肠等合用。

④用于小儿保健，与捏脊、摩腹等合用。

⑤治疗下肢痿证、痹证，可配合局部按揉。

前承山

定位：小腿前部、胫骨外侧与后承山穴相对处。

操作：掐、揉本穴，称掐前承山或揉前承山。次数：掐 5 次；揉 30 次。

主治：下肢抽搐。

临床应用：治疗角弓反张，下肢抽搐，常与拿委中、按百虫、掐解溪等合用。

后承山

定位：腓肠肌肌腹下陷中。

操作：用拿法，称拿后承山。次数：3~5 次。

主治：腿痛转筋，下肢痿软。

临床应用：拿承山能止抽搐、通经络，常与拿委中、按揉足三里、拿腓肠肌配合，治疗腓肠肌痉挛、下肢痿软等病症。

4. 胸腹部穴

乳旁、乳根

定位：乳头向外旁开 2 分为乳旁，乳头向下 2 分为乳根。

操作：食、中两指分别置患儿乳旁、乳根穴，用揉法，称揉乳旁、揉乳根。次数：

20~50 次，

主治：咳喘、胸闷。

临床应用：治疗咳喘、胸闷，可与揉膻中、揉肺俞等合用。

胁肋

定位：从腋下两胁至天枢处。

操作：两手掌从两胁腋下搓摩至天枢穴，称搓摩胁肋。次数：50~100 次。

主治：胁痛胸闷、痰喘气急、疳积等。

临床应用：

①治疗胁痛、胸闷、痰喘气急，可与揉膻中、推膻中等合用。

②疳积者可多搓摩胁肋，加捏脊法。

腹

定位：腹部（以中腹为主）。

操作：两手沿患儿肋弓角边缘向两旁分推，称分推腹阴阳；以掌或四指端摩腹，称摩腹。次数：分推 100~200 次；摩 5 分钟。

主治：消化不良、腹痛腹胀、恶心呕吐等。

临床应用：

①对于消化道疾病，可与揉中脘、推脾经等合用。

②常与捏脊法、按揉足三里合用，作为小儿保健手法。

③与揉脐、揉龟尾、推上七节合用，是医治小儿腹泻有效的组合穴位。

脐

定位：肚脐。

操作：用中指端或掌根揉，称揉脐。次数：100~300 次。

主治：腹泻、便秘、腹胀腹痛、疳积等。

临床应用：

①治疗腹泻、便秘，可与摩腹、揉龟尾、推七节骨等合用。

②治疗疳积，可与捏脊、揉中脘、揉足三里等合用。

丹田

定位：小腹部，脐下 2 寸与 3 寸之间。

操作：可揉、可摩，称揉丹田或摩丹田。次数：揉 50~100 次；摩 5 分钟。

主治：腹痛、遗尿、脱肛、疝气、尿潴留等。

临床应用：

①治疗疝气、遗尿、脱肛，可与补肾经、推三关、揉外劳宫等合用。

②治疗尿潴留，可与按丹田、推箕门等合用。

肚角

定位：脐下 2 寸，旁开 2 寸。

操作：用拇、食、中三指做拿法，称拿肚角；用中指按，称按肚角。次数：3~5 次。

主治：腹痛、腹泻。

临床应用：对虚寒性腹痛、腹泻效果较好，可与揉脾经、摩腹、揉丹田等合用。

5. 腰背部

脊柱

定位：大椎至长强的一条直线。

操作：用食、中二指螺纹面自上而下做直推，称推脊。若加天柱骨一起自上而下直推，就称为大推脊，其清热作用更强。用捏法自下而上，称捏脊法。次数：推 300 ~ 500 次或更多；捏 3 ~ 5 遍。

主治：发热、惊风、疳积、腹泻、便秘等。

临床应用：

①能清热，在推脊时可蘸少量温水，是一种有效的物理降温方法，多与退下六腑、清天河水、推涌泉等合用。

②捏脊能调阴阳、理气血、和脏腑、通经络、培元气，具有强健身体的功能，是小儿保健常用主要手法之一。多与补脾经、补肾经、推上三关、摩腹、按揉足三里等合用，治疗先天或后天不足的一些慢性病症，均有一定的效果。

七节骨

定位：第 4 腰椎棘突向下至尾椎骨端（长强）的一条直线。

操作：用拇指桡侧面或食、中二指螺纹面自下而上或自上而下做直线推动，分别称为推上七节和推下七节。次数：100 ~ 300 次。

主治：泄泻、便秘、脱肛。

临床应用：

①推上七节能止泻，可与揉龟尾、摩腹、揉脐等合用。推上七节还可治疗气虚下陷的脱肛、遗尿，可与按揉百会、揉丹田等合用。

②推下七节能通便，可与揉阳池合用。

龟尾

定位：尾椎骨端（督脉长强穴）。

操作：以拇指端或中指端揉，称揉龟尾。次数：100 ~ 300 次。

主治：泄泻、便秘、脱肛、遗尿。

临床应用：

①治疗泄泻、便秘，可与推七节、摩腹、揉脐等合用。

②治疗脱肛、遗尿，可与揉丹田、按揉百会等合用。

三、一指禅推拿穴位选取原则

1. 根据穴位的局部作用取穴

腧穴具有治疗其所在部位局部及邻近组织、器官病证的作用，这也是多数腧穴的共同特点。如眼周围的睛明、承泣、攒竹、瞳子髎等经穴均能治疗眼疾；胃脘部的中脘、建里、梁门等经穴均能治疗胃病；膝关节周围的鹤顶、膝眼等奇穴均能治疗膝关节疼痛等。一指禅推拿一般称之为"局部取穴"，这是最常用、最直接的推拿取穴法。

2. 根据经络作用取穴

腧穴具有治疗其远隔部位的脏腑、组织器官病证的作用。尤其是十二经脉中位于四肢肘膝关节以下的经穴，远治作用尤为突出，如合谷穴不仅能治疗手部的局部病证，还能治疗本经脉所过处的颈部和头面部病证。奇穴也具有一定的远治作用，如二白治疗痔疾、胆囊穴治疗胆疾等。而且穴位是通过所属的经络发挥作用的。经络所过，主治所及。临床可以根据病症的归经或经络循行部位的不同，先确定选用某一经络，然后在该经上选用作用较强的穴位推拿治疗。

3. 对称点取穴

对称点取穴是指将人体左侧和右侧的部位或腧穴配合应用的方法。此法是基于人体十二经脉左右对称分布和部分经脉左右交叉的特点。在临床上常选择左右同一部位或腧穴配合运用，是为了加强双侧部位或腧穴的协同作用，如胃痛可选双侧足三里、梁丘等。当然，对称点取穴并不局限于选双侧同一腧穴，如左侧偏头痛，可选同侧的太阳、头维和对侧的外关、足临泣；左侧面瘫可选同侧的太阳、颊车、地仓和对侧的合谷等。

4. 以痛为腧

以痛为腧，指根据手法触诊所探知的体表异常反应点来选取治疗点。这种异常反应点一般称为阿是穴，用手指按压该处常有酸、痛等主观反应，且可触及肌张力增高、结节、条索等软组织异常。一指禅推拿处理相关病症时，直接选用这些点，往往可以快速取效。

5. 根据穴位的特殊作用取穴

特殊作用是指有些腧穴具有相对的特异治疗作用或良性的双向调整作用。腧穴的治疗作用还具有相对的特异性，如大椎穴退热、至阴穴矫正胎位、阑尾穴治疗阑尾炎等。双向良性调整作用，是指同一腧穴对机体不同的病理状态，可以起到两种相反而有效的治疗作用。如腹泻时按揉天枢穴可止泻，便秘时按揉天枢穴可以通便；内关既可治疗心动过缓，又可治疗心动过速等。

6. 根据神经节段作用取穴

脊神经的分布有节段性支配的特点。人体胚胎早期，身体由排列均等的体节组成，每个体节分 3 部分，即躯体部（形成皮肤、肌肉、骨骼）、内脏部（形成内脏）、神经节段（形成神经系统）。随着胚胎的发育，躯体部向远端发展为四肢，内脏部变成管状或实质性器官，神经节段逐渐变成保持节段状的脊髓和留有节段痕迹的脑干以及超分节的高位神经中枢。在躯体和内脏的神经分布仍保持着原始节段的分配，在相应放入节段里仍发生着直接或间接的联系。内脏有病，能反映到相应的体表，而体表的功能变化，也能影响到相同节段的内脏。根据这种理论，某脏器发生病变，就可推拿相应神经节段的神经根部。如上肢桡侧疼痛，可选取颈 5~8 夹脊穴推拿；上肢尺侧疼痛可选取胸 1~2 夹脊穴推拿等。

7. 经验取穴

根据前人的经验，有不少流传在民间的实用取穴方法，可能符合循经取穴规律，也可能符合现代医学原理，一般称之为"经验取穴"。如肚腹三里留，腰背委中求，头项寻列缺，面口合谷收等。

第三章 手法 ▷▷▷▷

一指禅推拿是以一指禅推法作为临床操作主要手法的中医推拿流派。但其手法并不仅仅限于一指禅推法，而是包括按、摩、推、拿、搓、抄、滚、捻、缠、揉、搓、抖等多种手法。随着一指禅推拿的发展，推拿治病的范围日益扩大，手法亦随之增多。

民国黄汉如在《一指禅推拿说明书》指出，一指禅推拿最早有四种手法，"一曰按，二曰摩，三曰推，四曰拿，及梁武帝时，达摩氏以为旧法过简，不敷应症，复从而光大之，增搓、抄、滚、捻、缠、揉六法，合岐伯所创之按、摩、推、拿四法，成为十种，分十大门"。

20世纪50年代，上海创办了全国第一所推拿学校。为了便于教学，将一指禅推拿较常用的手法，归纳为推、拿、按、摩、搓、滚、捻、缠、揉、摇、抖、点12种，就是现在常说的一指禅推拿十二种手法。

一指禅推拿名家钱福卿之孙钱裕麟先生提出一指禅推拿十八法，即一指禅推法、拿法、按法、摩法、搓法、滚法、捻法、缠法、揉法、摇法、抖法、点法、颤法、抹法、抄法、弹法、分法、合法。一指禅推拿名家王纪松擅长"抄、勾、抹、梳"等手法。1991年出版的《推拿大成》将一指禅推拿流派手法总结为一指禅推法、缠法、拿法、按法、摩法、搓法、滚法、捻法、揉法、摇法、抖法、抹法、抄法、弹法、勾法、震颤法、插法、推托法、梳法。

可见，一指禅推拿手法是开放和兼容并蓄，尊古而不泥古的，经过不断发展和完善，形成了一系列有特色的手法。根据"万法归一"的原则，一指禅推法为其精华，即以拇指每分钟摆动120~160次的频率持续作用于所施治的穴位处，取穴精，易得气，力透溪谷，临床疗效好，适应证广泛。

一指禅推拿强调手法、身法和步法有机结合，手法以柔为贵，柔中寓刚，刚柔相济。在施术时可以结合不同的疾病和症状，选取特定穴位、压痛点或经络而操作。临证操作遵循一定的程序和规范，治疗过程跌宕起伏，具有一定的艺术性和观赏性。

一、一指禅推法

用大拇指的指端、螺纹面着力，运用前臂的摆动带动拇指做屈伸运动，使所产生的功力持续不断地作用于施术部位或腧穴上，称为一指禅推法。广义的一指禅推法包括拳式推法和掌式推法。一指禅推法是一指禅推拿流派的代表性手法。

【操作要领】

用大拇指指端、指腹施术于一定的穴位、部位，必须沉肩、垂肘、悬腕，腕端平，指吸定，指实掌虚，掌握空拳，蓄力于掌，发力于指，轻而不浮，重而不滞，肘一定要低于腕。操作时，拇指指间关节、掌指关节的屈伸、运动与腕关节、前臂尺桡（近端、远端）关节、肘关节组合摆动，摆动均匀，速度达每分钟 120～160 次，动作灵活，以柔为贵，以柔克刚，刚柔相兼，达到柔和深透的境界（图 3－1）。

临床操作运用一指禅推法时，有屈伸拇指指间关节和不屈伸拇指指间关节两种。

屈伸拇指推法适用于苦指，即拇指指间关节背伸幅度小的指型。操作时拇指指间关节须跟随腕关节的动作而做协调的伸屈活动。操作时摆幅大，动作稳健，节律均匀，指力圆浑、柔和、深透，称为"螺心劲"。由于多了一个关节参与运动，而使其刺激显得更为柔和。如以王松山为代表的一指禅推法。

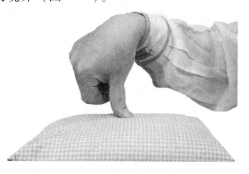

图 3－1 一指禅推法

不屈伸拇指推法适用于甘指，即拇指指间关节背伸幅度大的指型。操作时，拇指自然伸直，指间关节不做屈伸活动。操作时接触面积相对较大，深透有力，患者感到贴切、平稳、刺激强。如以王百川为代表的一指禅推法。

临床上应根据自身的拇指生理条件及治疗要求而选择相宜的操作法。如拇指指间关节较柔软，或治疗时需要刺激强些，则宜选用不屈伸拇指指间关节的一指禅推法。若拇指间关节较硬，或治疗时需要较柔和的刺激，则宜选择屈伸拇指指间关节的一指禅推法。作为推拿专业工作者，两种操作方法都应掌握，以便临床选择应用。

【注意事项】

（1）沉肩，即肩部放松，不要耸起。

（2）垂肘，即肘关节自然下垂，坐位操作时肘部略低于腕部。

（3）悬腕，即腕关节自然悬屈。应在保持腕关节较松弛的状态下，尽量使腕关节屈曲接近 90°，但不可将腕关节过于勾紧，从而影响腕关节的灵活度。

（4）掌虚，即除拇指着力外，其余手指都要放松，自然弯曲，手握空拳。

（5）指实，即拇指的指端或指腹吸定于一点，不可跳跃或与体表产生摩擦。

（6）紧推慢移，拇指摆动频率较快，但拇指端或指纹面在施术部位上的移动不能太快。

【临床应用】

一指禅推法具有舒筋通络，调和营卫，行气活血，健脾和胃，调节脏腑阴阳平衡等功效。由于本法刺激量中等，属于平补平泻、补泻兼施的手法。用于治疗劳倦内伤、头痛、失眠、面瘫、胃脘痛、慢性肠炎、关节炎、小儿麻痹症、哮喘、月经不调、痛经、盆腔炎、颈椎病、落枕等病症。

二、一指禅偏锋推法

用拇指偏锋作为着力点的一指禅推法称为一指禅偏锋推法。术者双手偏锋在患者头面部操作则称为"蝴蝶双飞"。

【操作要领】

术者掌指部自然伸直，拇指微内收，以拇指桡侧偏锋着力于治疗部位，腕关节放松，呈微屈或自然伸直状态。然后沉肩、垂肘，以肘关节为支点，前臂做主动摆动，带动腕部往返摆动和拇指掌指关节或拇指指间关节的屈伸活动，使所产生的功力作用于治疗部位（图 3－2）。若操作时摆动幅度大、频率高则渗透力更强。

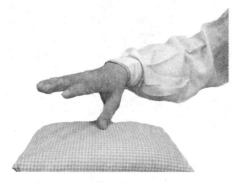

图 3－2　一指禅偏锋推法

【注意事项】

（1）腕关节要放松，既不可有向下压的动作，也不可做主动外展摆动。

（2）动作要轻快、平稳而有节奏感。

（3）着力点要吸定，不可有摩擦。

【临床应用】

一指禅偏锋推法动作轻快、柔和、舒适，具有镇静安神、活血通络等功效。用于头面部、胸腹部和胁肋部，尤以头面部最为常用。用于治疗头晕、头痛、牙痛、失眠、近视、面瘫及胸胁不适等病症。

三、屈指推法

用拇指指间关节背部桡侧着力，进行一指禅推法的手法，称屈指推法，又称跪推法。

【操作要领】

术者拇指和其余四指自然弯曲，呈半握拳状。以屈曲的拇指指间关节背部桡侧面为着力点，附着于治疗部位或穴位，沉肩、垂肘、悬腕，以肘部为支点，前臂做主动摆动，带动腕关节做往返摆动，使产生的功力，轻重交替、持续不断地作用于治疗部位（图 3－3）。

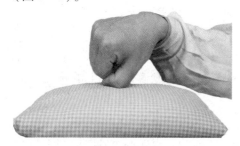

图 3－3　屈指推法

【注意事项】

（1）腕指诸关节均要放松，不可用力下压。

（2）腕关节摆动幅度宜小而灵活。

（3）着力点要吸定，不可有摩擦运动。

（4）频率为每分钟 120～160 次。

【临床应用】

屈指推法具有疏经通络、活血止痛的功效。因其力矩较短，重心较低，具有着力较稳、刚劲有力的优势，多应用在颈项部、骨缝小关节间以及肌肤松弛的部位，治疗关节或软组织深层病症。

四、推摩法

推摩法是由一指禅偏锋推法和指摩法相结合而成的一种复合手法。

【动作要领】

拇指桡侧面偏锋着力于治疗部位，其余四指并拢，将食、中、无名、小指四指指面着力于相应的治疗部位，以肘关节为支点，前臂做主动摆动，带动腕关节做环旋摆动与拇指掌指关节、指间关节伸屈运动，并使其余四指指面在治疗部位做环形的摩擦运动（图3-4）。

【注意事项】

（1）腕关节放松，微屈（约呈160°），沉肩、垂肘，掌指部自然伸直，拇指桡侧面着力吸定，不可移动。

（2）腕关节放松，不可僵硬。

（3）偏锋推法与四指摩法两者配合协调。

【临床应用】

推摩法具有宽胸理气、宣肺平喘、补益脾胃、和中理气、疏肝理气、解郁通络、活血调

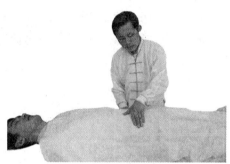

图3-4 推摩法

经、通利小便等功效。多用于胸腹部和胁肋部，治疗胸闷、咳嗽、气喘、脾胃虚弱、消化不良、食欲不振、脘腹胀满、恶心呕吐、肝气郁结、痛经、月经不调、血滞经闭、小便不利及胸胁屏伤、胁肋部疼痛等病症。

五、缠法

将一指禅推法（指端或偏锋着力）的频率加快到每分钟220次以上即为缠法。

【操作要领】

用拇指指端或偏锋着力于一定部位以减小接触面积，同时减小摆动福度，降低对体表的压力，以提高一指禅推法的频率，使频率达到每分钟规定的次数。

以拇指指端为着力点，吸定在穴位、部位上，指间关节、掌指关节、腕关节均能协调自然屈伸摆动，握空拳，掌虚指实。

缠法的摆动幅度小，所以又称小步子一指推禅法（以钱福卿、钱裕麟为代表）。

【注意事项】

（1）频率要快，每分钟220次以上。

（2）接触面积小，缠法操作时仅以拇指指端着力。

（3）摆动幅度要小，缠法操作时腕关节往返摆动的幅度和拇指指间关节的屈伸运动幅度均较小。

【临床应用】

缠法的特点是操作频率快，摆动幅度小，接触面积小，功力集中而深透。操作时波波相续，节律明快，指力捷速峻达，心意贯注，相贯不断，缠绕相绵，又称"心功劲"。具有活血祛瘀、生肌托毒的功效和较强的消散作用，常用于急性咽喉炎、扁桃体炎、瘰疬、痈疖初起、乳痈等外科病证和面神经麻痹、感冒、实热眼疾等病症。

六、拿法

捏而提起谓之拿。拿法是一指禅推拿流派中的常用手法之一，分为三指拿法、四指拿法、五指拿法。

【操作要领】

用拇指和食、中两指，或用拇指和其余四指相对用力，在一定的部位和穴位上进行节律性地提捏操作时，用劲要由轻而重，不可突然用力，动作要缓和而有连贯性（图3-5）。

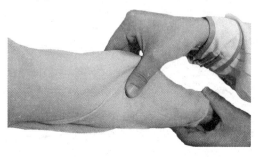

图3-5 拿 法

【注意事项】

（1）腕关节要放松，动作灵活而轻巧。

（2）指间关节宜伸直，以加大接触面积，不可屈指用指端、指甲抠掐。

（3）提起后要有回送动作，以使动作连贯而柔和。

（4）捏拿和回送的操作要由轻到重，再由重到轻，平稳过渡，不可突然用力或突然放松。

（5）提拿动作一般重复多次，形成节奏性操作。

（6）要避开骨突部位。

（7）可单手操作也可双手操作。

【临床应用】

拿法具有通经络、解表发汗、镇静止痛、开窍提神等作用。刺激性强，适于治疗头痛、项强、四肢关节炎、肌肉酸痛。临床上，用拿法后，再在部位或穴位上进行揉摩，以缓和刺激。拿风池、风府，使毛孔竖起，发汗解表，治疗外感头痛；拿肩井，可以通调气血，提神醒脑；拿合谷，治喉痹、止牙痛；拿肚角、腹斜肌，治腹痛；拿腰大肌，治外伤腰痛；拿委中、承山，可以息痉风，止腰痛，治转筋。

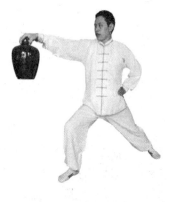

图3-6 拿酒坛

附

拿酒坛

拿酒坛是一指禅推拿流派中拿法的特定训练方法。用来增强术者指、腕、臂的力量，提高推拿用力的持久性、柔和性。

训练方法：准备几只能容纳5～15kg的大腹小口空酒坛。练功者呈弓箭步或马步，以一手五指抓扣坛口，另一手叉腰，立身中正，吸气提坛与胸高，气沉丹田，提肛收腹（图3-6）。呼气，气沉涌泉，全身放松，扣坛之手下降于地。初练以 6 次为一组，左右换手。练习一段时间后可以逐步往酒坛里加水增加重量。或改为三指训练法，即用拇指、食指和中指以一个钳形的方式拿住酒坛颈部，进行提拿练习。亦可双手同时进行拿酒坛训练。拿酒坛训练应当因人而异，选择合适的型号或重量的酒坛。训练需要循序渐进，持之以恒。

七、按法

按法是指用指腹、手掌等垂直按压体表的手法。

【操作要领】

以指面、掌根、前臂尺侧，或双手大指指面重叠、双手掌重叠，均在穴位、部位上，做逐渐用力下压，按而留之。紧贴皮肤，按压方向要垂直，用力由轻到重，稳而持续，使刺激充分透达组织深部。

用拇指端或指腹按压体表，称指按法。用单掌或双掌，也可用双掌重叠按压体表，称掌按法。用手肘部按压，称肘按法。

指按法：以手指指腹（指纹面）着力于受术部位，由轻而重垂直向下按压，其余四指握拳或张开支撑，以协同助力；待受术者产生酸、麻、重、胀等感觉时持续数秒，然后逐渐减压放松，如此反复操作。指按法可单指操作或多指操作，也可双手操作或双手叠指操作。一般在腧穴上施术（图 3 - 7）。

掌按法：

（1）单掌按法：术者手腕背伸，用掌根或全掌着力于体表，上臂发力，由轻而重垂直向下按压，再逐渐减压。

（2）叠掌按法：将一手掌重叠于另一手手背，以躯干发力，使力沿上肢纵轴传导到受术部位，垂直向下按压，再逐渐减压（图 3 - 8）。

肘按法：以前臂尺侧上端近肘关节部着力于受术体表，由轻而重向下垂直按压（图 3 - 9）。

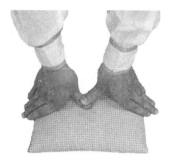

图 3 - 7 指按法

【注意事项】

（1）按压的方向应与受术体表垂直。

（2）用力要由轻到重平稳加压，再由重而轻逐渐减压，不可冲击式用力。

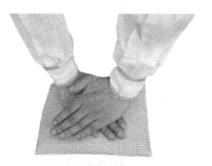

图 3 - 8 叠掌按法

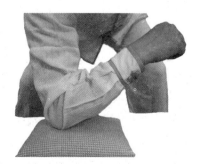

图 3 - 9 肘按法

（3）可通过叠指、叠掌、伸肘、上身前倾等姿势调整来增加按压的压力。

（4）肘按法不要用尺骨鹰嘴操作。

【临床应用】

按法具有放松肌肉、开通闭塞、温经散寒、活血止痛的功效。指按法适用于全身各部穴位，掌按法常用于腰背和腹部。按法在临床上常与揉法结合应用，组成"按揉"复合手法。胃脘痛、头痛、肢体疼痛麻木等病症常用本法治疗。

八、摩法

摩是抚摩之意，是用手指的指面或手掌面附着于穴位、部位上，以腕部连同前臂做环形而有节奏的抚摸活动，顺时针、逆时针均可。

【动作要领】

（1）掌摩法是用掌面附着于一定的治疗部位上，以腕关节为中心，连同前臂做节律性的环旋运动（图3－10）。

（2）指摩法是用食、中、无名指指面附着于一定的治疗部位，以腕关节为中心，连同掌、指做节律性的环旋运动（图3－11）。

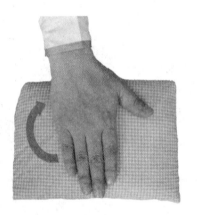 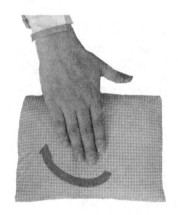

图3－10　掌摩法　　　　　　　　　　图3－11　指摩法

本法操作时，肘关节要自然屈曲，腕部放松，指掌自然伸直，动作缓和而协调。频率在每分钟120次左右。

【注意事项】

（1）摩法操作时，肘关节的屈伸在120°～150°。

（2）摩法如直接接触皮肤，可在患者体表涂以润滑介质。

【临床应用】

摩法适应于胸腹、胁肋，还可以与揉、推、按诸法合用。对胁肋胀满、腹脘疼痛、泄泻、便秘、消化不良等胃肠疾病，有和中理气、消积导滞的作用，还能调节胃肠蠕动。对外伤性疾病，有活血散瘀的作用。结合膏药的摩法称为膏摩，具有补法的应用效果。治疗月经不调、痛经，可摩关元、气海，以暖宫调经。

九、滚法

手握空拳，用第二指至第四指近侧指间关节部着力于体表，前臂做主动摆动，带动腕关节的伸屈运动，使指间关节背面在受术部位上做连续、均匀地来回滚动（图3-12）。滚法是一指禅推拿流派的辅助手法，丁季峰在此基础上创立了㨰法。

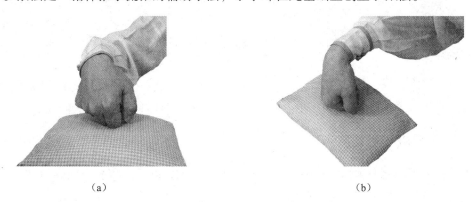

（a）　　　　　　　　　　　　　　　　（b）

图3-12 滚 法

【操作要领】

（1）肩、臂自然放松，肘关节微屈，呈120°左右。

（2）手握空拳，整个手型是中空外实，操作时呈圆球样滚动，避免关节突出撞击或跳动。

（3）手腕端平，腕关节活动幅度约90°，即前后滚动各45°左右。

【注意事项】

（1）躯体要正直，不要弯腰屈背，不得晃动身体。

（2）肩关节自然下垂，腕关节要放松，操作时以肘为悬立支点，不可过于晃动。

（3）滚动要灵活协调，压力要均匀，频率在每分钟120次~160次。

（4）忌手背拖来拖去摩擦移动、跳动、顶压，以及用手背撞击体表治疗部位。

【临床应用】

滚法压力大、接触面也较大，适用于肩背、臀部及四肢等肌肉较丰厚的部位。具有舒筋活血，滑利关节，缓解肌肉、韧带痉挛，增强肌肉、韧带活动能力，促进血液循环及消除肌肉疲劳等作用。多用于治疗风湿痹痛、肢体麻木不仁、肢体瘫痪、运动功能障碍等病症。

十、捻法

用拇指与食指夹住受术者的手指或脚趾来回搓动的手法，称为捻法。

【操作要领】

用拇、食指螺纹面捏住一定治疗部位，两指相对做搓揉动作。操作时动作要灵活、快速，用劲不可呆滞（图3-13）。

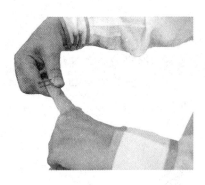

图 3-13　捻　法

【注意事项】

（1）捻法操作时，要带动皮下组织，不要与皮肤有明显的摩擦。

（2）动作要轻巧灵活。

（3）捻手指时，可沿手指的纵轴向远端缓慢移动。

（4）捻手指时，常与拔伸手指法配合运用。

【临床应用】

捻法一般适用于四肢小关节，具有理筋通络、滑利关节的作用，常配合其他手法治疗指（趾）间关节的疼痛、肿胀或屈伸不利等症。

十一、揉法

用手指或手掌部分着力于体表一定的部位或穴位上，做轻柔和缓的环旋运动，并带动该处的皮下组织的手法，称为揉法。该手法是一指禅推拿流派的辅助手法之一。

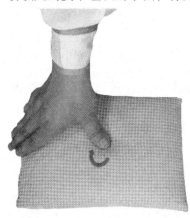

图 3-14　指揉法

【操作要领】

（1）指揉法：用指腹着力于受术部位做轻柔缓和的环旋揉动，并带动皮下组织一起揉动（图 3-14）。

（2）掌揉法：用鱼际、掌根或全掌着力于受术部位，以肘关节为支点，做轻柔缓和的环旋揉动，并带动皮下组织一起揉动（图 3-15，图 3-16）。

（3）指揉法的频率为每分钟 120 次左右，掌揉法的频率控制在每分钟 100 次左右。

【注意事项】

（1）揉法要求带动皮下组织，不可在受术者表皮摩擦，动作轻快柔和，力量均匀深透。

（2）进行掌揉时，可以借助身体力量稍用力下压，以加大掌揉的深透力。

（3）操作部位要吸定，不可滑动和摩擦。如需要移动时，移动要慢，做到紧揉慢移。

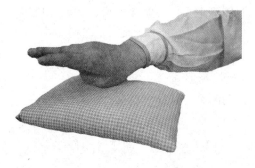

图 3-15　鱼际揉法

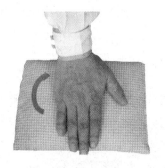

图 3-16　掌揉法

【临床应用】

揉法具有宽胸理气、消积导滞、活血祛瘀、消肿止痛等作用。常用于脘腹痛、胸闷胁痛、便秘、泄泻等肠胃疾患，以及因外伤引起的肿胀疼痛等。

揉法轻柔缓和、刺激量小，适用于全身各部位。其中，拇指揉法适用于面、颈、肩等部位；中指揉法适用于天突、胸、腹等部位；三指揉法适用于脘腹、颈项等部位；小鱼际揉法适用于胃脘、少腹等部位；鱼际揉法适用于面额、胃脘、胸胁等部位；掌根或叠掌揉法适用于胸背、腰骶、臀等部位；全掌揉法适用于腹、背等部位。

十二、搓法

用双手掌夹住肢体来回搓动的手法，称为搓法。

【操作要领】

用双手掌面夹住一定的部位，相对用力做快速搓揉，同时做上下往返移动，称搓法。操作时，双手用力要对称，搓动要快，移动要慢（图3-17）。

【注意事项】

（1）操作搓法时，要求带动皮下组织，不要与皮肤有明显的摩擦。

（2）动作要轻巧灵活，肢体不可夹得太紧。

（3）搓背部、四肢时，双手可沿肢体的纵轴做上下移动。

（4）搓上肢时，搓动要快，移动要慢，移动到肘关节时用力要轻。

（5）如带有旋转动作，即搓法与揉法结合，称为搓揉法，如搓揉肩部。

（6）不要屏气。

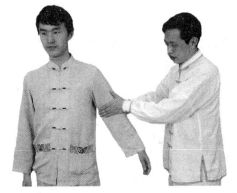

图3-17 搓 法

【临床应用】

搓法具有调和气血、舒筋通络的功效。适用于腰背、胁肋及四肢部，以上肢部最为常用，一般作为推拿治疗的结束手法。

十三、抄法

双手手指自然分开，手指微屈，插入并抄起患者腰部的方法，称为抄法。

【操作要领】

患者取仰卧位，术者用两手掌面分别放在患者两侧肋下缘，逐渐插入其腰部，并用力将腰部托抱起，使其稍离床面。然后术者以双手食、中、无名、小指四指指面为着力点，远端指间关节微屈，分别按揉患者背部两侧足太阳膀胱经第一侧线，手法自上而下，由轻而重，由慢而快，往返操作数遍。操作时还可结合轻轻左右晃动患者腰部（图3-18）。

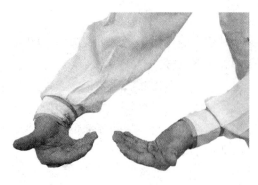

图3-18 抄法

【注意事项】

（1）术者腰稍前倾，两臂下垂，可借助耸肩、踏足、倾身等步法和身法增加抄力。

（2）腕关节和掌指关节不可屈伸过度，以免影响抄力，指腹吸定患者皮肤，不可与皮肤摩擦。

（3）双手同时进行，用力适当。

【临床应用】

抄法具有消食理气、舒筋通络的作用。临床主要用于治疗肠胃功能紊乱、腹痛、小儿消化不良、妇科盆腔炎等病症。也可作为治疗腰痛的辅助手法。

十四、摇法

用一手握住或按住患者某一关节近端的肢体，另一手握住关节远端的肢体，做缓和回旋转动的手法，称为摇法。

【操作要领】

（1）颈项部摇法：用一手扶住患者头顶后部，另一手托住其下颏，做左右环转摇动的手法，称为颈项部摇法（图3-19）。

（2）肩关节摇法：用一手扶住患者肩部，另一手握住患者腕部或托住其肘部，做环转摇动的手法，称为肩关节摇法（图3-20）。

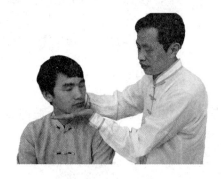

图3-19 颈项部摇法

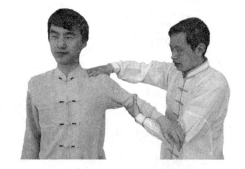

图3-20 肩关节摇法

（3）髋关节摇法：患者取仰卧位，髋膝屈曲，术者一手托住患者足跟，另一手扶住其膝部，做髋关节环转摇动的手法，称为髋关节摇法（图3-21）。

（4）踝关节摇法：术者一手托住患者足跟，另一手握住其大趾，做踝关节环转摇动的手法，称为踝关节摇法（图3-22）。

【注意事项】

（1）摇转的幅度宜由小到大。

（2）根据病情恰如其分地掌握摇转幅度的大小，做到因势利导，适可而止。

（3）摇转的幅度必须限制在正常关节的生理许可范围之内，或在患者能忍受的范围内进行。

（4）基本操作时，动作要缓和，用力要平稳，摇动速度宜缓慢。

（5）椎动脉型颈椎病、有颈外伤史、骨折者，均不可用摇法。

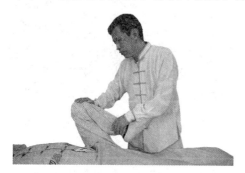

图 3 - 21　髋关节摇法

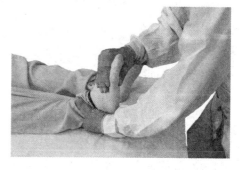

图 3 - 22　踝关节摇法

【临床应用】

摇法具有舒筋活血、滑利关节、松解粘连和增强关节活动等功效。适用于颈项部、腰部以及四肢关节。治疗软组织损伤、运动功能障碍等疾患，预防和解除粘连，改善关节活动、关节僵硬等，常与整骨复位手法、拔伸法、滚法、拿法配合。

十五、抖法

握住受术者的四肢做小幅度的径向抖动的手法，称为抖法。

【操作要领】

用双手握住受术者的上肢或下肢远端，用力做连续的小幅度的上下颤动，操作时幅度要小、频率要快。

（1）抖上肢：受术者取坐位或仰卧位。术者用双手或单手握住受术者的手腕部或手掌部，将其上肢慢慢地向前外侧抬起 60°左右，然后稍用力做连续的、小幅度的、频率较高的上下抖动，将抖动波逐渐传递到肩部（图 3 - 23）。频率为每分钟 200 ~ 250 次。也可单手握手做横向抖动。

（2）抖下肢：受术者取仰卧位，下肢放松伸直。术者站于其脚后方，用双手握住受术者的踝部，并提起离开床面，然后做连续的、小幅度的上下抖动，使抖动波传递到受术者股四头肌和髋部（图 3 - 24）。频率为每分钟 100 次左右。

【注意事项】

（1）受术者的肢体要自然伸直、放松，处于松弛状态。

（2）抖上肢的幅度应控制在 2 ~ 3cm，抖下肢则幅度稍大。

（3）频率要由慢到快。

（4）操作时动作要连续。

（5）术者操作时呼吸自然，不可屏气。

（6）抖法操作前，多配合拔伸法、搓法等手法。

（7）对有习惯性肩关节脱位的患者慎用上肢抖法。

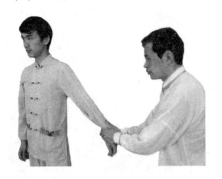
图 3-23　抖上肢

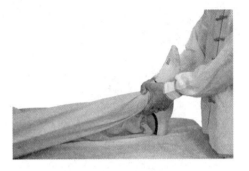
图 3-24　抖下肢

【临床应用】

抖法有舒筋解痉、滑利关节、松解粘连、消除疲劳的功效。主要适用于四肢，以上肢为常用，通常作为一个部位的结束手法。对肩部、肱三头肌、腕部、股四头肌等处肌肉的放松效果较好，可辅助治疗肩周炎、肩部伤筋、髋部伤筋、腕部伤筋，以及四肢运动性疲劳酸痛等病症。

十六、点法

以拇指指端、拇指指间关节或食指、中指的第一指间关节（均为屈指式）、掌根部、肘三角部（鹰嘴突处），着力于施术的穴位、部位上进行点压的手法，称为点法（图 3-25）。

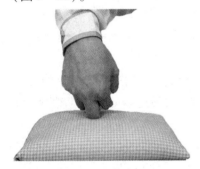
图 3-25　点　法

【操作要领】

点法的用力方向要垂直于受术部位，力度由轻至重，平稳持续，力量逐渐增加。运用指点法时，腕关节保持紧张，避免产生关节运动。用拇指指端点按时，食指桡侧缘必须紧贴拇指螺纹面，以免拇指受伤。

【注意事项】

（1）要根据受术部位、病情、受术者体质等情况酌情使用，使用点法后常继以揉法。

（2）用力要平稳，由轻到重，力量逐渐增加。

（3）肘点法压力大、刺激强，得气为宜，以患者能忍受为度，不可使用暴力。

【临床应用】

点法具有行气通络、开通闭塞、消肿止痛、调节脏腑的功效。指点法着力点小，压力集中，刺激较强，适用于全身各部位腧穴或压痛点。可以作用于局部以舒筋止痛，也可根据腧穴的主治特点治疗相应病症。常用的操作有：胃脘痛——点胃俞、脾俞、内关。腹痛——点足三里。牙痛——点合谷、下关、颊车。头痛——点头维、百会、风池、风府、太阳。颈痛——点天宗、曲垣、肩井。腰腿痛——点肾俞、环跳、居髎、箕门等。肘点法一般用于环跳等肌肉丰厚处，主治顽固性腰腿痛。

十七、合法

合法，又名和法，为调理、调和之意。是指用双手在腹部有节奏地梳理和抚摸的手法。

【操作要领】

受术者取仰卧式，术者双手手掌、五指相对呈弧形，放在受术者腹部神阙穴的四周，先做顺时针方向抚摩转动，然后再进行逆时针方向的转动，连续抚摩或来回盘旋操作。结束时，可配合抓拿神阙（图3-26）。

【注意事项】

（1）治疗时，患者屈膝屈髋，使腹部肌张力降低。

（2）受术者上腹部胀痛时应该先在其下腹部操作手法，待上腹部症状缓解后，再施治上腹部。反之亦然。

（3）操作时动作要连续、顺畅，用力要适度，以受术者舒适为度。

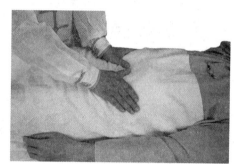

图3-26 合 法

【临床应用】

合法具有补中益气、健脾和胃、调节胃肠功能的功效。用于治疗腹胀、腹泻、便秘、消化不良等胃肠功能性疾病，以及妇科痛经、月经不调等。

十八、分法

用双手指或手掌由中心点部位向两旁做相对分离或推动的手法，称为分法。常用于胸腹部和四肢部（图3-27）。

【操作要领】

（1）胸腹部：受术者取仰卧位。术者双手手掌根或鱼际沿受术者上腹浮肋做自上而下，由内向外，左右交替的抚摩，注意要缓缓而动。

（2）四肢部：主要用于上肢屈肌和小腿后侧肌群，术者虎口张开，四指并拢微屈，环抱于受术部位，双手四指相对用力，向两侧分推。

（3）四指末节：术者一手固定扶住受术者腕部或足背部，另一手中指、无名指的近端指间关节

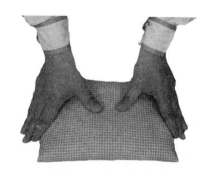

图3-27 分 法

与掌指关节之间，固定夹住患者的手指或足趾的近端关节的根部，向远端做快速的分拉动作，并有"咯咯"之声，但不以声响为标准，要配合手指、脚趾关节做摇、抹、抖、搓、捻诸种手法。

【注意事项】

（1）分推法操作时，两手用力要均匀，动作要柔和、协调。

（2）胸腹部操作时，腕部放松，左右摆动，操作时形如金鱼摆尾状。动作要缓慢柔和。

（3）频率为每分钟 120 次左右。

【临床应用】

胸腹部分法常用于合法之后，作为结束手法。具有宽胸理气、解郁疏肝、消积导滞的功效，用于治疗胸腹胀满、肝气郁结及腹胀、腹痛等病症。

四肢部分法具有滑利关节、舒筋通络、活血理气的功效，常用于治疗四肢及末梢关节疼痛、麻木、活动障碍等病症。

十九、振颤法

手掌置于治疗部位上，上臂紧张发出振颤，振颤波随手掌和手指的颤动，冲击治疗部位，使治疗部位也发生颤动，通过持续的操作使震颤波逐渐深入，称振颤法（图 3 - 28）。

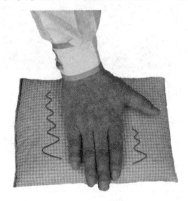

图 3 - 28　振颤法

【操作要领】

术者用单手或双手指端或手掌面着力于治疗部位，上臂、前臂及掌肌紧张，五指并拢，意念集中于指端和手掌心，前臂和手部的肌肉强烈地做静止性收缩，使手臂发出快速而强烈的振颤，并使之通过指端或手掌心传递到机体，在治疗部位内产生舒松和温热感。

【注意事项】

（1）施术时劲力和意念集中在指端和掌心，呼吸要自然放松，不可屏气。

（2）手指或手掌部着力，不离开施术部位，也不可过分用力向下揿压。

（3）振颤波小，频率要快，持续时间宜长。

（4）频率为每分钟 400 ~ 600 次。

【临床应用】

振颤法具有调畅气机、调理脾胃的功效。多用于脘腹部，治疗胃下垂、胃脘痛、肠胀气、腹泻、便秘、食积等病症。

二十、抹法

以拇指指腹紧贴体表皮肤，做上下左右或弧形、曲线往返的移动的手法，称为抹法。本手法单手或双手操作均可，是一指禅推拿流派的辅助手法（图 3 - 29）。

【操作要领】

拇指指腹紧贴皮肤，稍用力，做缓慢的直线或曲线移动，其余四指抵住相应的部位。所谓"抹而顺之"，单向或双向活动。抹法可以单手操作，也可用双手操作。

【注意事项】

（1）操作时，着力部位要紧贴体表的治疗部位，不要离开，防止破皮。

（2）用力要均匀，动作要缓和，做到轻而不浮，重而不滞。

（3）来回抹动的距离要长。

【临床应用】

适应于面、头、手、足、胸、背、腰等部位。

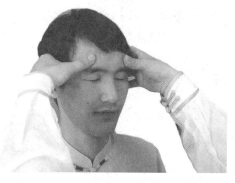

图 3 - 29 抹 法

抹法对感冒、头痛、面瘫、肢体酸痛等病症有效。抹前额、太阳能疏风散寒、安神止痛、疏经活血。

二十一、弹法

用一手拇指、食指、中指的指甲部位为着力点，依靠拇指、食指，或拇指、中指，或食指、中指的弹击力，弹击治疗部位或穴位的手法，称为弹法（图 3 - 30）。

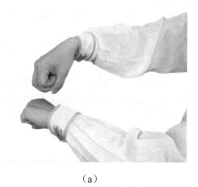
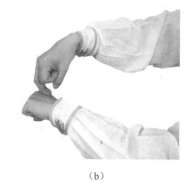

（a）　　　　　　　　　　　　　　　　（b）

图 3 - 30 弹 法

【操作要领】

（1）拇中指弹法：手指屈曲呈空拳状，用拇指指腹紧压住中指指甲，将中指突然用力迅速伸直弹出，以连续弹击治疗部位。

（2）拇食指弹法：拇、食二指屈曲，用拇指指腹紧压住食指指甲，而后做伸指运动，将食指迅速弹出，以连续弹击治疗部位。

（3）中食指弹法：用拇指指腹紧压住食指、中指指甲，而后将食指、中指迅速弹出，以连续弹击治疗部位。

【注意事项】

（1）操作时，弹力（弹击力）要均匀而连续。

（2）弹打的强度以不引起疼痛为度。

（3）动作要轻巧而灵活，悬弹而击之。

（4）连续弹击频率为每分钟 160 次左右。

【临床应用】

弹法具有舒筋通络、活血止痛、松解粘连、调和气血的功效，适用于全身各部位与穴位，常用于关节、头部。用于治疗头痛、关节酸痛、局部粘连、伸屈不利等病症，或用于精神诱导。

二十二、拘法

用双手食指弯曲呈拘形，在太阳穴部位做拘动的手法，然后拘向颞部沿足少阳胆经至玉枕穴。分两步操作：①由玉枕穴抹（双手食指面）至颈侧人迎穴；②由玉枕穴接右手拇、食二指，抹至风池，做拿法，再沿项部膀胱经抹至第 4 ~ 5 颈椎棘突水平，称拘法。此法专用于太阳穴，故又称拘太阳，为一指禅推拿流派的辅助手法之一（图3 - 31）。

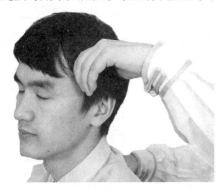

图 3 - 31 拘 法

【操作要领】

（1）两上臂抬起，肘关节略屈呈 120°左右，上臂略外展。

（2）双手拇指抵住头枕部。食指略弯曲呈拘形，指面按于患者太阳穴上，中指抵住食指指甲上，食指缓慢沿患者颞部足少阳胆经向拇指靠拢，完成拘太阳动作。

（3）完成拘太阳动作以后再做延续手法；用两手食指面或拇指面从患者玉枕穴抹至人迎穴或风池穴；再用单手拇、食指配合揉捏，自患者玉枕穴至风池穴，达第 5 颈椎棘突水平。

【注意事项】

（1）操作时着力部位要紧贴皮肤。

（2）动作要轻快柔和，压力适中，以患者感到局部酸胀为度。

【临床应用】

拘法的具体操作不同，故功用也不尽相同。由太阳至人迎，有平肝潜阳、息风宁神之功；由太阳至风池达第 5 颈椎棘突水平，有疏风解表、活血通络之功。拘法主要治疗高血压、眩晕、头痛、失眠、中暑、癫痫、惊厥等。

二十三、插法

用一手握住受术者被插侧腕关节，并使受术者上肢后伸内收，另一手四指伸直并拢，拇指分开，手背贴住受术者背部，四指由其肩胛骨内侧缘向外上方插入，这种手法称为插法（图3 - 32）。

【操作要领】

术者可用一手握住受术者被插侧腕关节，使其上肢后挽，四指伸直，手指斜向外上方，由受术者肩胛内下方插入。操作时，术者肘关节在下，四指、手背与前臂应呈一条直线。

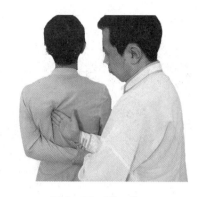

【注意事项】

（1）用力要适度，不可过大或过快。

（2）插入时由轻到重，保持缓慢移入。

（3）次数不宜过多，以受术者耐受为度。

【临床应用】

插法的主要功效为升举中气，还兼有理气和胃、助消食运化之功。主要治疗胃下垂，兼治胃脘痛、积食、胀气、嗳气等。

图 3 - 32　插　法

二十四、推托法

用右手食、中、无名、小指四指腹，着力于患者少腹，缓缓向上推托，当指尖触及肋部时，指尖微翘，续以手掌着力于患者腹部至肋部，压力随患者呼吸时腹部的起伏而调整，这种手法称为推托法（图 3 - 33）。

【操作要领】

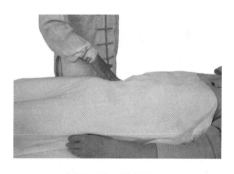

受术者取仰卧位，做腹式缓慢呼吸。术者坐于受术者右侧，先以四指指腹着力于受术者少腹部，缓缓下按，并向上推托，当指尖触及受术者肋缘时要微翘，继以手掌着力于受术者腹部，上移至其肋下。在推托过程中，受术者呼气时缓慢下劲，吸气时手微松劲，如此往返推托数次。

【注意事项】

（1）整个手掌均着力于治疗部位。

（2）压力适中，动作缓慢平稳。

图 3 - 33　推托法

【临床应用】

推托法具有补中益气、和胃理气、升举中气、调畅气机的功效。专用于脘腹部，主治胃下垂、胃脘痛、嗳气、吐酸、嘈杂、腹泻、便秘、腹胀等。

二十五、梳法

梳法，又称疏法，为梳理或疏通之意。本法有两种不同的操作方法：一种是用一手握住患者肢体远端，另一手四指自然展开，手微屈，拇指与四指夹住受术者肢体近端，以指面接触其体表治疗部位，做进虚退实的梳发之势，由上至下反复操作；另一种是五指微屈，自然展开，以手指螺纹面接触受术者体表治疗部位，做单向滑动梳理，称为梳法。前者专用于四肢，后者多用于腰、背部（图 3 - 34）。

【操作要领】

（1）做梳法时，术者肩关节要放松，肘关节屈曲呈 120°左右，另一手握住受术者肢体远端。

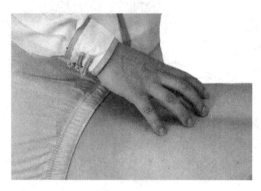

图 3 –34 梳 法

（2）四指自然展开，手指微屈，指面接触受术者体表治疗部位。如将梳法应用于腰、背部，应使手指螺纹面接触体表治疗部位。

（3）手掌贴附患者肢体，拇指与四指夹住受术者肢体，以拇指为支点，由肘关节做屈伸运动带动四指向外（垂直于肢体方向）滑动，拇指支点不断下移，带动四指下移。如梳法用于腰、背部，则仅以四指做单向滑动梳理。

【注意事项】

（1）梳法多单向操作。

（2）梳法用于腰、背部时，手法宜轻。

【临床应用】

梳法具有疏通经络、调和气血、消滞解郁的功效。用于治疗高血压、头痛、眩晕、目痛、耳鸣、乳痛、胸胁痛、腰酸背痛、风湿痹痛等。

第四章 练功法 ▷▷▷

推拿专业练功的训练是为进一步适应推拿专业人员的素质而进行的一定形式的推拿专业基本功的训练。从事推拿临床工作，需要具备良好的身体素质。通过一定形式的锻炼，增强肢体的力量、速度、耐力、灵敏性和柔韧性，使身体各个方面都得到协调发展，以适应推拿临床的要求。

一指禅推拿的功力训练包括功法训练和手法训练。一指禅推拿流派早期的功法训练主要是易筋经，手法训练主要是米袋功。

第一节 易 筋 经

易筋经是一门历史悠久、流传广泛的中国传统功法，也是一指禅推拿流派的重要组成部分。相传易筋经乃达摩所创，清代凌廷堪在《校礼堂文集·与程丽仲书》中认为易筋经是明代天启年由天台紫凝道人假托达摩之名而编创。易筋经十二式首见于明末来章氏辑本，咸丰八年（1858 年），潘蔚将"易筋经十二势"辑入其所撰的《卫生要术》。光绪七年（1881 年），王祖源对《卫生要术》一书重加摹刻，更名为《内功图说》，继而流传极广。一指禅推拿流派成名于清咸丰年间，该派选用易筋经十二式作为练功方式，之后一指禅推拿流派的传承中一直强调易筋经的锻炼与应用。经过历代推拿工作者的创新与改造，易筋经不仅成为推拿医师的专业练功方法，也成为了临床传统体疗的代表功法。

易筋经之"易"，可以解释为改变或变换，据易筋经之旨意，此处可引申为增强、修复之意。"易筋"就是把筋挛者易之以舒，筋弱者易之以强，筋弛者易之以和，筋缩者易之以长，筋靡者易之以壮，从而将痿弱的"筋"修复成强壮的"筋"，并且延缓"筋"的衰弱。易筋经就是通过特定的方法，进行自我调身、调息、调心的锻炼，修复、增强经筋功能，达到调整脏腑功能，培育正气的目的。久练易筋经能使人的筋脉由弱变强，由挛变长，由柔变刚，由衰变康。经过长期锻炼，两臂和十指的骨节已经柔屈如棉了，类似于"甘手"，能达到以柔克刚的效果。

易筋经注重动静结合，一方面在练功方式上强调动功与静功的密切结合。另一方面是指在练功时要"动中静"，即保持精神宁静的状态，全神贯注，呼吸自然；练静功时要"静中动"，即在形体外表安静的姿势状态下，保持气息运动的和谐。只有动静结合，意、气、体三者互相配合，才能炼精化气生神，内养脏腑气血，外壮筋骨皮肉。在保健、健身和养生应用方面，可显著地改善体质，祛病强身，是一种健身的好方法。使人的精神、形体和气息有机地结合起来，经过循序渐进，持之以恒地认真锻炼，使五脏六腑、十二经脉、奇经八脉及全身经脉得到充分的调理，进而达到保健强身、防病治病、抵御早衰、延年益寿的目的。

易筋经采用调气调息与静止性用力相结合锻炼，使气血通畅，筋骨强健。易筋之要必以练气为主，而气又听于意，意行则气行，意止则气止。故以意调息，领气帅血，周流全身，濡养筋、骨、肉。再配合静止性用力，促进气血的运行，如此循环往复，则气血通畅，筋骨强健，相互为用，相得益彰。目前易筋经已成为一指禅必修的基本功法。

一、韦驮献杵第一势

韦驮献杵第一势着重锻炼肩部、上臂部、腕部、掌指部的肌筋，提高一指禅推法、滚法、合法、振颤法等推拿手法的技能。该势可作为肩关节周围炎、高血压、慢性呼吸系统疾病、老年肌肉减少症等病症的传统体疗方法。

【练习方法】

预备式：两脚并拢，头如顶物，两目平视，口微开，舌抵上腭，下颌微里收，含胸舒背，蓄腹收臀直腰，两手臂自然下垂于身体两侧，五指并拢微屈，中指贴近裤缝，身体正直，心平气静。

动作要领：左脚向左平跨一步，两脚间距离与肩等宽，髋膝放松，足掌踏实。两手臂内旋，两上肢徐徐提起至肩高时，屈肘伸腕，十指自然分开，两掌心内凹，于胸前呈抱球势，凝神调息（图4-1）。然后两肩放松，两上肢自然落下，左脚收回，恢复预备式。

【注意事项】

（1）练习时，呼吸自然，精神集中。

（2）上肢抬起形成抱球姿势时，髋膝关节自然放松，两手掌相距约15cm，肘关节夹角约120°。

【原文】

"立身期正直，环拱手当胸；气定神皆敛，心澄貌亦恭。"（《内功图说》）

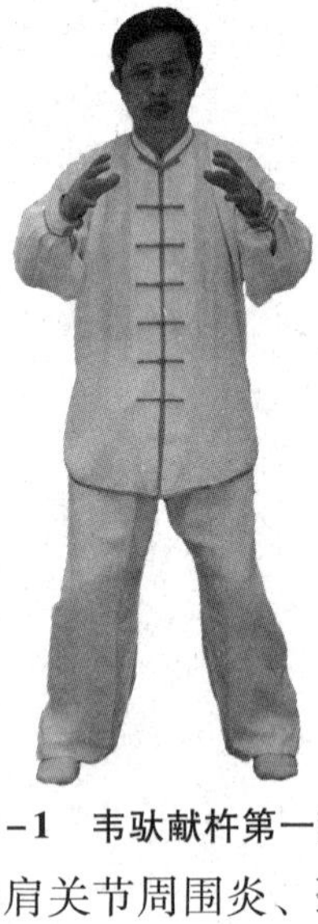

二、韦驮献杵第二势

韦驮献杵第二势是易筋经功法中锻炼两手臂悬劲和耐力的重要姿势，又称为"横胆降魔杵"。该势着重锻炼项部、胸部、肩部、腕部和掌指部的肌筋，提高掌推法、合掌击

图4-1　韦驮献杵第一势

法、掌按法、腰部斜扳法等推拿手法技能。韦驮献杵第二势可作为肩关节周围炎、颈椎病、呼吸系统慢性病、老年肌肉减少症等病症的传统体疗方法。

【练习方法】

预备式：同前。

动作要领：随吸气两掌徐徐各向左右平分至肩、肘、腕、掌相平，上肢呈"一"字平开，掌心向下，四指并拢，指间关节伸直（图4-2）。随呼气肩、髋、膝放松，凝神调息。边呼气两掌边从身体两侧慢慢落下，左脚收回，回复预备式。

【注意事项】

（1）练习时，呼吸自然，精神集中。

（2）练习时间：3～10分钟。

【原文】

"足指挂地，两手平开；心平气静，目瞪口呆。"（《内功图说》）

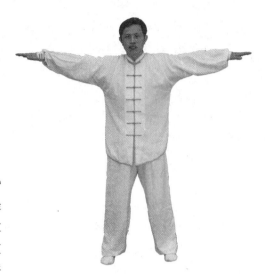

图4-2 韦驮献杵第二势

三、韦驮献杵第三势

韦驮献杵第三势又称为掌托天门。该势着重锻炼小腿、脚趾、肩、腕部的肌筋，提高机体平衡能力，提高踩跃法、拔伸法、大幅度摇肩法、肘压法、肘推法等推拿手法技能。该势可作为肩关节周围炎、颈椎病、呼吸系统慢性病、老年肌肉减少症等病症的传统体疗方法。

【练习方法】

预备式：同前。

动作要领：左脚向左平跨一步，两脚间距离与肩等宽，髋膝放松，足掌踏实。旋臂翻掌伸腕，掌心朝天，手指自然伸直，虎口自然分开。两掌上托，高过头顶，肘微曲，仰头，目观掌背。足跟随势提起，以足前掌着地支撑身体，凝神调息（图4-3）。

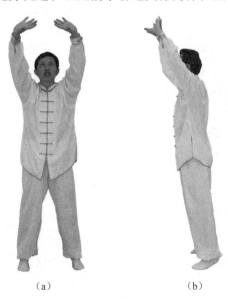

（a）　　　　　　（b）

图4-3 韦驮献杵第三势

两掌变拳，旋动前臂，缓缓将两拳自上往下收至腰部，拳心向上。在收拳的同时，足跟随势缓缓下落，两拳至腰时，两足跟恰落至地。两肩放松，两拳放松变掌自然落下，左脚收回，回复预备式。

【注意事项】

（1）足跟缓缓提起与手掌上抬协调，足跟尽量离地，上身微前倾，不可挺腹。

（2）握拳回收与足跟下落同时进行。

【原文】

"掌托天门目上观，足尖着地立身端；力周腿胁浑如植，咬紧牙关不放宽；舌可生津将腭抵，鼻能调息觉心安；两拳缓缓收回处，用力还将挟重看。"（《内功图说》）

四、摘星换斗势

摘星换斗势是易筋经功法中的虚步之势，喻指摘取和移换天上星斗之动作。可以着重锻炼肩、腕、掌指、大腿、小腿、脚趾部的肌筋，提高一指禅推法、拿法、点穴法、踩跷法等推拿手法技能。摘星换斗势可作为老年性膝关节炎、肩关节周围炎、肱骨外上髁炎、腕管综合征、老年肌肉减少症等病症的传统体疗方法。

【练习方法】

预备式：同前。

动作要领：左脚稍向左前方跨一步，与右脚呈斜丁八字步形。左脚跟与右脚掌弓的距离为本人的一拳宽。屈髋屈膝，左脚跟抬起，右腿坐实，呈左虚步；左手五指合拢呈拘手，置于裆前；右手空拳，拳面贴于腰后命门穴（图4－4a）。左拘手提起，置于头之左前上方，前臂自然垂直，拘手向前。外旋左前臂，两目注视左拘手掌心，凝神调息（图4－4b）。左拘手变掌，松肩屈肘俯掌，从身前缓缓下按。右侧动作练习方法同左侧。

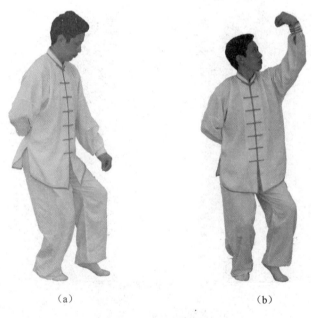

（a）　　　　　　　　　　　　　　（b）

图4－4　摘星换斗势

【注意事项】

（1）练习时，舌抵上腭，口微开，呼吸调匀，使气下沉丹田。

（2）前脚脚尖着地，脚跟自然提起；重心以3：7比例分配在前后，做到前虚后实。

（3）上举之前臂垂直地面，眼光关注手掌心。

【原文】

"只手擎天掌覆头，更从掌中注双眸；鼻端吸气频调息，用力收回左右侔。"（《内功图说》）

五、倒拽九牛尾势

倒拽九牛尾势是易筋经功法中马步、弓步交换锻炼之势，是模仿牵牛拉粮之动作。该势着重锻炼前臂、掌指部、髋部、大腿部的肌筋，提高拳压法、搓法、膊运法等推拿手法技能。倒拽九牛尾势可作为慢性腰肌劳损、老年性膝关节炎、老年肌肉减少症、肩周炎等病症的传统体疗方法。

【练习方法】

预备式：同前。

动作要领：左腿向左平跨一大步，两足尖内扣，屈膝屈髋下蹲呈马步势（图4 - 5a）；两手握拳由身体两侧划弧形向裆前，拳背相对，拳面近地，随势上身略前俯，松肩，直肘，昂头，目前视。两拳上提至胸前，由拳化掌呈抱球势。两臂外展，至身体两侧呈"一"字形，两掌背伸，五指自然分开。身体向左转侧呈左弓箭势，左上肢外旋屈肘约呈半圆状于胸前，拳心对面，左腕平，双目观拳，拳稍高于肩，左膝不超过左脚尖；右上肢内旋后伸，右肘关节自然伸直，拳背离臀，后伸达30°，右腕平（图4 - 5b）。右侧动作练习方法同左侧。

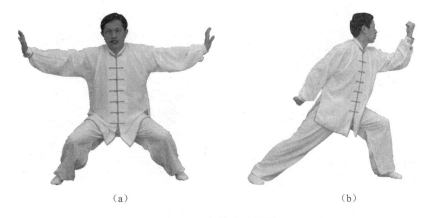

（a）　　　　　　　　　　　（b）

图4 - 5　倒拽九牛尾势

【注意事项】

（1）马步屈膝屈髋须在45°以下，气沉丹田，两拳下伸，意念关注。

（2）弓箭步前跪时，大腿与地面夹角小于45°，后腿膝关节伸直，两脚踏实，脚底勿离地。

（3）两臂内外旋转自然，两拳自然握紧。

【原文】

"两腿后伸前屈，小腹运气空松，用力在于两膀，观拳须注双瞳。"（《内功图说》）

六、三盘落地势

三盘落地势是易筋经功法中练上盘、中盘、下盘之势，着重锻炼前臂、手掌、大腿部的经筋。三盘谓两手之间、两膝之间、两足之间犹有三盘。该势着重锻炼胸部、大腿部、髋部、膝部、腕部、掌部的肌筋，提高掌按法、指按法、掌摩法、抄法、指按法等推拿手法技能。三盘落地势可作为老年性膝关节炎、老年肌肉减少症的传统体疗方法。

【练习方法】

预备式：同前。

动作要领：左脚向左平跨一步，两脚之距约为本人3倍脚长，两手叉腰，挺胸直腰，头端平，目前视，足尖内扣，屈膝下蹲呈马裆势。两手由后向前抄抱，十指相互交叉而握，掌背向前，虎口朝上，肘微曲，肩松，两上肢似一圆盘放于上胸。旋腕转掌，两掌心朝前，运动上肢，使两掌向左右（划弧线）而下，至下腹部呈仰掌沿腹胸之前徐徐运劲上托。内旋前臂，翻掌下按，掌心朝下，虎口朝内，沿胸腹之前，运劲下按，呈俯掌置于膝盖上部，两肩放松，肘微屈曲，两臂略向内旋，中指相对，前胸微挺，头如顶物，双目前视（图4-6a）。吸气，重心稍上移，两上肢外展，前臂外旋，分掌按于两膝旁（图4-6b）；呼气，屈膝屈髋下蹲，两掌下按。伸膝伸髋，两脚并拢，上肢放松，身体复原。

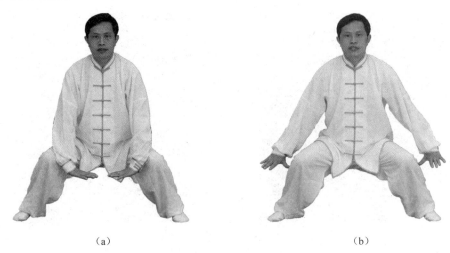

（a）　　　　　　　　　　　　　　（b）

图4-6　三盘落地势

【注意事项】

（1）沉肩、松肘、上肢运动要缓慢、柔和，变换动作要自然。

（2）下按两掌，意念集中，凝神调息，气沉丹田。

（3）上托两掌，高不过眉，两掌距离不大于肩宽，掌心摊平，拇指与四指分开。

【原文】

"上腭坚撑舌，张眸意注牙；足开蹲似踞，手按猛如拿；两掌翻齐起，千金重有加；瞪睛兼闭口，起立足无斜。"（《内功图说》）

七、青龙探爪势

青龙探爪势是模仿青龙伸爪的动作，是易筋经中着重锻炼胁肋、腰背、大腿经筋的方法。该势可以提高掌按法、背法等推拿手法技能，可作为慢性腰肌劳损、项背筋膜炎、颈椎病等病症的传统体疗方法。

【练习方法】

预备式：同前。

动作要领：左脚向左平跨一步，两脚平行，两脚间距与肩等宽，两手仰掌护腰，立身正直，头端平，目前视。左上肢仰掌向右前上方伸探，掌高过顶，随势身略向右转侧，面向右前方，右掌仍呈仰掌护腰势，目视手掌心，两足踏实勿移动（图4-7a）。左手拇指向掌心屈曲，双目视拇指。左臂内旋，掌心向下，从右侧俯身弯腰，至右脚外侧。身体向左侧转正，随势推掌至地，膝直，目光注视手背（图4-7b）。吸气，腰慢慢直起，手掌随势上抬；呼气，腰慢慢弯下，手掌随势按地。吸气，腰慢慢直起，手掌随势上抬。重复上述动作2次。腰向左侧转，至左脚外侧，吸气，握拳直腰，收拳到腰部，身体转正复原。右侧动作练习方法同左侧。

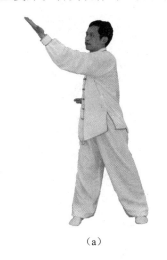

（a）

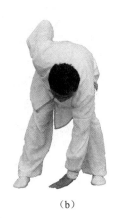

（b）

图4-7　青龙探爪势

【注意事项】

（1）两脚之间的距离与肩等宽。

（2）动作与呼吸协调一致。

（3）两脚踏平，膝直，腰胁放松。

【原文】

"青龙探爪，左从右出；修士效之，掌平气实；力周肩背，围收过膝；两目注平，

息调心谧。"（《内功图说》）

八、出爪亮翅势

出爪亮翅势是易筋经功法中锻炼臂力与指力之势，主要模仿飞鸟展翅。该势着重锻炼手掌、前臂、脚趾、小腿的肌筋，提高推法、按法、拿法、踩跷法等推拿手法技能。出爪亮翅势可作为肱骨外上髁炎、颈椎病、指腱鞘炎、老年肌肉减少症等病症的传统体疗方法。

【练习方法】

预备式：同前。

动作要领：两手仰掌放于腰部两侧，掌心朝天，四指伸直分开。十指用力分开，两手掌沿胸前徐徐上提过头，旋臂翻掌，掌心朝天，仰头目观天门（图4-8a）；足跟随势提起离地，以两足尖支持体重，肘微曲，直腰，膝不得屈。两掌缓缓分向左右而下，达肩平，上肢呈"一"字平举（掌心向下），手指分开，掌心向下；随势足跟落地。前臂外旋，十指用力分开，掌心朝天。两掌化拳，用力握拳，徐徐屈肘收回，置于腰间。两拳化为仰掌，前臂内旋，化仰掌为俯掌，掌心向下，置于腰部两侧。足跟提起离地，两手十指用力撑开，由胸前徐徐向前推至肘直（图4-8b）；随势两掌背屈，使掌心朝前。十指用力分开，屈腕至腕平，屈肘回收至腰部，掌心向下俯掌护腰，足跟随势落下。身体复原。

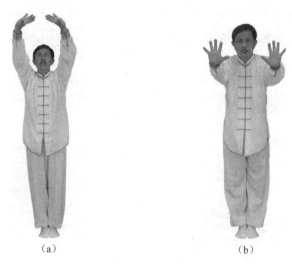

（a）　　　　　　　　　（b）

图4-8　出爪亮翅势

【原文】

"挺身兼怒目，推手向当前；用力收回处，功须七次全。"（《内功图说》）

九、九鬼拔马刀势

九鬼拔马刀势是易筋经功法中着重锻炼肩颈背肌筋的动作。该势可提高摇法、啄法等推拿手法技能，可作为项背筋膜炎、颈椎病、肩关节周围炎等病症的传统体疗方法。

【练习方法】

预备式：同前。

动作要领：足尖相衔，足跟分离，呈"八"字形，膝直足平，同时两臂向前呈交叉掌至于胸前（左前，右后），腕部相靠，掌背相对。运动两臂，左臂向上经右往胸前，肘略屈，掌心微向内凹，虎口朝上，掌根着实，蓄劲于指；右臂经上往后呈拘手，置于身后（图4-9a）。右臂上举过头，由头部右侧屈肘俯掌下覆，使手掌心贴于背部中央，同时身稍前倾，头略俯，左上肢松肩，屈肘，拘手化掌，使左掌心贴于背，两中指相接。右掌上移抱颈。呼气，右肘内收，手掌下按颈项，颈背左转，低头，眼视左脚跟，手项争力（图4-9b）；吸气，右肘外展开胸，抬头眼视右上方，手项争力。两上肢伸直平肩，放松下落，身体复原。右侧动作练习方法同左侧。

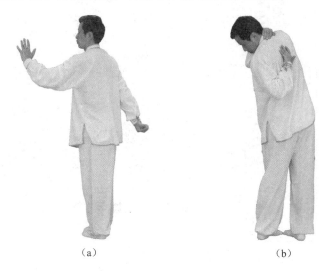

（a）　　　　　　　　　　（b）

图4-9　九鬼拔马刀势

【注意事项】

（1）手项相争，同时用力，动作协调，可反复练习多次。

（2）屈颈仰项，开阖胸胁，呼吸自然。

【原文】

"侧首弯肱，抱顶及颈；自头收回，弗嫌力猛；左右相轮，身直气静。"（《内功图说》）

十、卧虎扑食势

卧虎扑食势是易筋经功法中锻炼臂力、指力的重要之势，是模仿卧虎扑物的动作，着重锻炼颈、背、腰、髋部的肌筋，可提高指压法、掌按法、按揉法等推拿手法技能。卧虎扑食势可作为青少年脊柱侧弯、项背筋膜炎、腰肌劳损等病症的传统体疗方法。

【练习方法】

预备式：同前。

动作要领：左腿向左跨出一大步，两脚间距约本人4个脚长。屈右膝关节下蹲呈左仆步势；两俯掌相扶右膝上，挺胸直腰，两目视左前方。身体向左侧转，右腿挺直，屈左膝呈左弓右箭步；扶于膝上两掌从身体两侧屈肘上举置于耳之两旁，十指微曲，用力分开，徐徐运动向前推出至肘直，目视前方（图4－10a）。俯腰，两掌下按，掌或指着地，按于左脚两侧，右脚跟抬起，脚尖跷地。左脚背放于右足跟上。屈膝屈髋，弯腰，身体缓缓后收，胸腹部内收，臀部后坐左脚跟上，蓄劲待发。右足尖发劲，屈曲之膝缓缓伸直，屈肘，身体徐徐向前，上身俯身贴地前探，势如卧虎扑食；伸肘，昂头抬胸，身体呈反弓状，势如卧虎叼食状（图4－10b）；屈膝屈髋，弯腰，身体后收，臀部后坐左脚跟上，身体前后运动形同波浪状。左脚前踏地，身体起立复原。右侧动作练习方法同左侧。

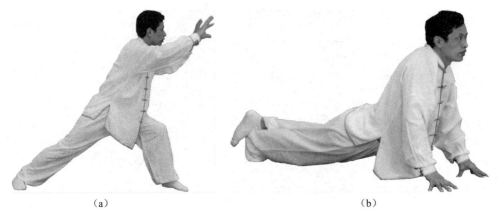

(a)　　　　　　　　　　　　　　　　(b)

图4－10　卧虎扑食势

【注意事项】

（1）呼吸自然，意念集中于掌指。

（2）放于足两侧之掌或指的距离约与肩宽，两手位置固定不动。

（3）后脚尖撑地，身体前俯探地时，上身脊柱尽量舒展。

（4）全身后收吸气，前探时呼气，往返动作，切勿屏气。

（5）初练时可手掌着地，后逐渐减至五指、三指（大拇指、食指、中指）、二指（大拇指与食指）、一指（大拇指）着地。次数、力量逐渐增加。

【原文】

"两足分蹲身似倾，屈伸左右腿相更；昂头胸作探前势，偃背腿还似砥平；鼻息调元均出入，指尖着地赖支撑；降龙伏虎神仙事，学得真形也卫生。"（《内功图说》）

十一、打躬势

打躬势是易筋经功法中锻炼腰腿功夫之势，着重锻炼腰背、肩部、胸部的肌筋，可提高背法、弹法等推拿手法技能。该势可作为青少年脊柱侧弯、项背筋膜炎、肾虚腰痛的传统体疗方法。

【练习方法】

预备式：同前。

动作要领：左腿向左平跨一步，两足之距比肩宽，足尖内扣，两手仰掌徐徐分向左右而上，成平举势，头如顶物，目前视。屈肘，两掌心掩耳，十指抱头，鸣天鼓21次

（图4-11a）。十指交叉相握，屈膝屈髋下蹲呈马步。直膝弯腰前俯，两肘内收抱头，呼气，头探胯下（4-11b）；吸气，屈膝屈髋直腰呈马步，两肘外展。两掌从身体两侧放下，身体起立复原。

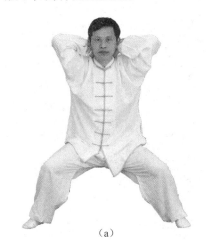（a）　　　　　　　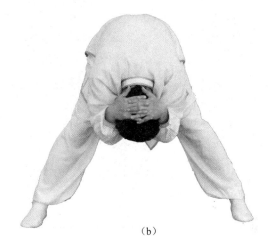（b）

图4-11　打躬势

【注意事项】

（1）手法与身法动作协调一致，呼吸自然。

（2）掩耳之手掌心紧贴耳门。

（3）弯腰身体前探时，脚跟不能离地，膝伸直。

（4）两肘开合动作自然。

【原文】

"两手齐持脑，垂腰至膝间；头惟探胯下，口更齿牙关；掩耳聪教塞，调元气自闲；舌尖还抵腭，力在肘双弯。"（《内功图说》）

十二、工尾势（掉尾势）

工尾势是易筋经功法中增势腰臀功夫锻炼之势，又称为掉尾摆头势，包括三组动作。着重锻炼颈、背、腰、臀的肌筋，提高肩部扳法、腰部扳法、踩跻法等推拿手法技能。该势可作为慢性疲劳综合征、肩关节周围炎以及腰背部等慢性病症的传统体疗方法。

【练习方法】

预备式：同前。

动作要领：

第一组

两手仰掌十指交叉，由胸前徐徐上举过头顶，旋腕翻掌上托，掌心朝天，两肘伸直，双目视掌，随掌上举而渐移；至头顶后，掌心向上，中指相对，身立正直（图4-12a）。腰背后伸，仰头，上肢随势后上举，目上视。俯身向前，推掌至地。昂首瞪目，肘直，足跟勿离地。吸气，腰背向左侧屈，头左扭，眼观左臀部（图4-12b）；呼气，双掌推至地，头身转正。吸气，腰背向右侧屈，头右扭，眼观右臀部；呼气，双掌推至地，头身转正。吸气，腰部慢慢直起，手掌慢慢抬起；呼气，腰部慢慢弯下，推掌至地。身体直立，两臂上举，十指交叉，两掌向上，髋膝屈松。

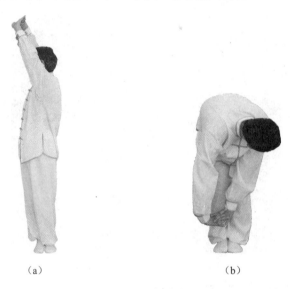

（a） （b）

图4-12 工尾势第一组

第二组

接第一组，吸气，髋膝伸直，身体向左扭转。呼气，髋膝屈松，身体转正（图4-12c）。吸气，髋膝伸直，身体向右扭转。重复2次该动作后，两手从身体两侧放下，身体复原（图4-12d）。

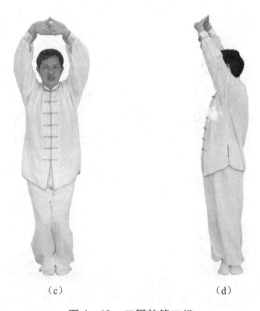

（c） （d）

图4-12 工尾势第二组

第三组

两脚并拢，身体直立，两手放于腰后，吸气，踮起脚跟。呼气，顿落足跟，翘起脚趾。吸气，踮起脚跟。重复2次后身体复原（图4-12e，图4-12f）。

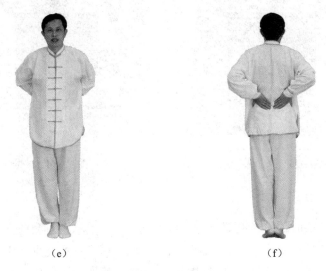

（e）　　　　　　　　　　　　（f）

图4-12　工尾势第三组

【注意事项】

（1）呼吸与动作协调自然，意念集中。

（2）身体前弯、后伸、侧屈，扭转动作舒展。

（3）脚跟顿落和脚趾翘起动作协调稳定。

【原文】

"膝直膀伸，推手及地，瞪目摇头，凝神一志，起而顿足二十一次，左右伸肱，以七为志。更作坐功，盘膝垂眦，口注于心，息调于鼻，定静乃起，厥功准备。"（《内功图说》）

第二节　米袋功

一指禅推拿手法灵活多样，只有经过长期的训练才能做到手法灵巧娴熟，具备熟练的技巧和持续的力量，操作协调流畅，运用自如。对某些比较复杂、难度较高的手法，如一指禅推法、一指禅偏锋推法等，更应进行长期反复的动作技巧和力的持久性锻炼。

米袋（或沙袋）是一指禅推拿手法锻炼的初级阶段，是初学者必须首先进行的基本功训练，有一定的基础后再转入人体实践操作。

一、米袋的制作

规格与应用：先缝制一个长约26cm、宽16cm的布袋，内装约1.5kg的大米（或等量黄沙，可掺入一部分碎海绵，使其具有弹性），将袋口缝合（图4-13）。外面再做一个耐磨的布质外套，便于清洁替换，布套的一端留有带线绳的扎口。开始练习时米袋可扎得紧一些，以后逐渐放松（图4-14）。

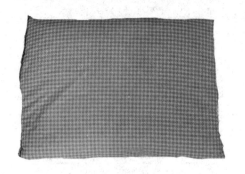 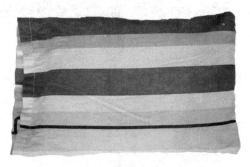

图4-13　米　袋　　　　　　　　　　**图4-14　米袋外套**

二、训练方法

练习一指禅推法时，术者取端坐位，将米袋置于桌上，正对胸前方。两脚分开，上身正直，全神贯注地沉肩、垂肘、悬腕，指掌半屈，拇指自然伸直，依附于食指中节呈90°直角，指端或其螺纹面吸定于米袋操作点上，腕部做有节奏的横向往返摆动。定点练习时，拇指能吸定于某一点上不滑动、腕部摆动灵活而富有节奏感。练习一段时间后，进一步进行移动训练。可先练习直线移动，再练习弧线或圆形运动。由一点逐渐练习到在米袋上做前后左右的往返运动。在练习移动手法时，必须做到移动时指力不空虚滑动。

一指禅推法在单手练习后，要注意左右手交替练习，使双手都能熟练掌握各种手法的操作技能，还要进行双手同步操作的训练。经过一段时间训练后，要注意对手法的持久操作能力与指力的训练。因此，米袋练习后期要逐渐延长每次手法练习的时间，并适当增加米袋操作的力度，提高训练强度。

米袋训练时必须按照每种手法的动作结构，从预备姿势到动作姿势，包括着力点的位置、各运动关节的角度、摆动幅度与频率，以及操作要领。在米袋训练初期，训练的重点应放在动作的正确性和规范性，不要急于加力。还应注意手法、身法，以及呼吸、意念等各个环节配合。

为了能掌握好手法的着力部位，培养学生在初学之时就树立"推穴道，走经络"的意识，在应用米袋练习时，可以在其表面注意建立点、线、圈等操作位置。通过一段时间的认真训练，逐步积累，使施术肌肉产生记忆，手法熟练，动作正确、规范。做到手法动作一旦启动，就会自动地达到最佳力学状态，力量也就会自然地产生。如果单纯地加重手法的压力，会引起肌肉的僵硬，甚至发生关节韧带损伤。

第五章 临床应用 ▷▷▷▷

第一节 总 论

一指禅推拿防治手段以手法治疗为主，尤其注重手法治疗时的辨证论治。一般要求功法锻炼和手法治疗有机结合。一指禅推拿临证操作有一定的程序和规范，临床操作常遵循一定的跌宕起伏的治疗过程，在施术时可以结合不同的疾病和症状，选取特定穴位、压痛点或经络再进行操作。临床治疗时根据具体情况，选择功法、手法、针灸、药物等方法和技术，操作时因时、因地、因人制宜，灵活掌握治疗方法和刺激强度。

推拿疗法以力为主要特征，兼具调气和调意的功效。推拿手法或功法之所以能发挥治疗作用，并不单纯依靠手法或功法本身扶正祛邪的功效，还应包括适当的刺激，激发机体自身调节功能，使人体生命活动恢复到平衡状态。因此，手法的作用有赖于机体自身正气的强弱。临床治疗时，应当根据中医学理论或现代医学知识辨证论治或辨病治疗，探索安全有效的推拿方法。

一指禅推拿的学术思想主要是以阴阳五行、脏腑经络和营卫气血等中医基本理论为指导，以四诊八纲为辨证手段，强调审证求因，辨证施治，因人而治，因证而治，因部位而治。

一、选穴原则

"辨证取穴，取穴五法"为一指禅推拿选穴原则。"辨证取穴，取穴五法"就是要根据疾病的发病机理、局部症状和病邪所犯经络，进行参合分析，辨明主次，选取手法施治的经络腧穴。五法包括主辅相伍取穴法、局部取穴法、循经取穴法、表里经相配取穴法以及要穴首取法。

1. 主辅相伍取穴法

主辅相伍取穴法是根据疾病的发病机理，针对病机特点，为消除主证，在治疗过程中始终以主穴为主导穴位，用辅穴以加强主穴作用的取穴方法。不同的病机，有时可以表现为同一症状，而不同的症状，有时又隶属于同一病机，这是中医学的基本观点之一。本法就是要求术者通过相同或不同的症状，找到疾病的根本病机，确定主要穴位，往往能事半功倍，疗效卓然。如治疗气滞血瘀型胃脘痛时取中脘、胃俞。中脘穴能活血化瘀，理气和胃，为主穴。胃俞穴则有理气止痛之功，为辅穴。两者相配，能加强行气祛瘀之功效。

2. 局部取穴法

局部取穴法被各推拿流派名家广泛采用。然而，大多以阿是穴为取穴部位。一指禅推拿则不囿于此。它是以发病部位为取穴部位，或直取阿是穴，或取病变内脏所在体表部位。内脏有病，有时不一定以疼痛形式反映在体表部位，它可以功能障碍、功能紊乱等形式反映出来。推拿治疗时，可直接施手法于病变内脏所对应的体表部位，以调节其功能。如泄泻，主要是肠功能紊乱所致。一指禅推拿常以小腹部为主要治疗部位，通过直接手法的刺激作用，调节肠功能，使泄泻痊愈。

3. 循经取穴法

循经取穴法为"经之所走，经气至也；经脉所过，主治所及"之意。经络理论是一指禅推拿理论体系的重要组成部分，它始终指导、推动着一指禅推拿理论的发展。人之五脏六腑、筋肉骨节，均有经络所布，这些组织依靠经气的温养和推动，才能履行正常的生理功能。如果由于其他组织发生病变，影响了经气的功能，或由于经气本身的病变，常可进一步导致其他组织发生病变。经络作为人体各部组织、器官的联络网和通路，不仅履行着正常的联络和疏通气血津液的生理功能，而且还是疾病相互传变及反映疾病的一条重要途径。此外，从推拿治疗学上看，经络还是传递治疗刺激（或信息），调节各组织、器官功能的主要途径。而穴位，就是这条途径上的刺激点或信息发射站。所以，有时所取穴位虽离病变部位较远，但仍能奏效，其道理就在于此。

4. 表里经相配取穴法

表里经相配取穴法是根据阴阳两经互为表里的学说，以及针灸学配穴的特点，把表里经相配的取穴方法运用到一指禅推拿治疗中，大大提高了治疗效果。如治疗肝阳头痛，除取肝经的章门、期门、太冲、行间外，还取胆经的颔厌、风池等穴。这样两经相配，表里为伍，上亢之阳便安舍而不过。

5. 要穴首取法

要穴首取法是在中医学辨证论治、治病必求于本等理论指导下萌生的取穴、用穴方法。即指在所取穴位中，以一个主要穴位（或经络，或部位）为首治穴位，这个穴位将对整个治疗起主导作用或对后面所取穴位有促进和加强功效的作用，或者首取穴位对祛除病邪有决定意义的取穴、用穴方法。比如，外感头痛，多因感受六淫外邪引起，其中以风邪者最为多见，而风邪往往同时夹有寒、热、湿之邪。所以，中医学把其分为风寒头痛、风热头痛和风湿头痛三种证型。外感头痛虽有三型，但推拿治疗时，主要以疏经通络、祛风为主。因为风去，则寒、热、湿邪无所依附，寒、热、湿之邪易除。治疗外感头痛，应该抓住风邪属表证的关键，施用抹法或一指禅推法于项部两侧膀胱经。"膀胱主一身之表"。治疗应首开膀胱经发表之门户，门开则外邪方能被祛除。此法被称为"首开脑门分散之路"。又如肝阳上亢之头痛、眩晕等，首取一指禅推印堂穴。印堂为督脉之穴，而督脉总督诸阳之经、诸阳之火，常聚灼印堂，首推印堂，以开门散火。

二、施术原则

"柔则为补，刚则为泻；刚柔相济，柔和为贵；力透溪谷，调和营卫"为一指禅推拿施术原则。

1. 柔则为补，刚则为泻

这是一指禅推拿手法施治的一个重要原则。在这个原则指导下，以四诊八纲为辨证手段，强调审证求因，辨证施治，因人而治，因证而治，因部位而治。如可根据疾病的性质、患者的体质等，以及所施手法的部位或穴位，来确定具体手法和手法的"刚"与"柔"，亦即"辨证施法（手法）"。

所谓"刚"，即手法重而不滞，沉实深透。要求频率稍快或很快，幅度较大，移动较快，压力较重，时间较短；所谓"柔"，即手法"轻而不浮，软中有实"，要求频率较慢，幅度较小，移动缓慢，压力较轻，时间较长。由此可知"柔"的手法较和缓，刺激量小，适应机体的承受能力，能调节和提高人体的经络和脏腑功能。故曰"柔则为补"。所以，机体调节功能差，且耐受力弱的虚证患者，选用柔和的手法最适宜。实证患者，往往机体耐受力较强，机体和脏腑功能常过亢，故一般柔和的手法较难达到调节和抑制功能的刺激水平。而"刚"的手法刺激量较强，能抑制机体和脏腑功能过亢，并调节其功能的刺激水平。故又曰"刚则为泻"。

对于一指禅推拿常用手法来说，摩、揉、抹等一指禅推拿手法常较柔和，可归属为补法；按、拿、缠等手法刺激量一般较强，可归属为泻法。但这些分类可根据临床灵活应用。如面部多用拇指偏锋推法，压力宜轻，不宜重。每穴推 1 分钟左右，或以皮肤微红为度。治疗面部疾患时，应注意吸定，防止产生摩擦动作，做到轻、巧、快、柔。《素问·六节藏象论》谓："心者，生之本，神之变，其华在面。"十二经脉、三百六十五络，其气血皆上注于面。故一指禅施于面部有调和营卫、行气活血的作用，主治头痛、眩晕、鼻塞不通、耳鸣，并可润面、美容。胸腹居于中，分有上、中、下三焦。《灵枢·胀论》曰："夫胸腹，脏腑之廓也。"《厘正按摩要术》曰："胸腹者，五脏六腑之宫城，阴阳气血之发源，若欲知其脏腑如何，则莫如诊胸腹。"胸部有心、肺二脏，位居上焦，有宣发肃降、通行气血、调节血液循环的作用。腹部有肝、脾、肾三脏和除心包络之外的五腑，即胆、胃、大肠、小肠、膀胱，有吸收、运化水谷精微和促进气血生成的作用。同时胸腹部又为十二经脉手、足三阴经的起始及终止之部位。对胸腹部施一指禅推法，多数以每穴半分钟至 1 分钟，按经络的循行路线相应的腧穴治疗，压力用轻重交替之手法，即刚柔相济之手法。还可配合其他手法，如按、揉、摩、擦等手法，做到沉实、有力、均匀、柔和。不但对局部病变有治疗作用，且有调整和促进全身各组织器官气血运行的作用，可调理脏腑、健脾和胃、疏肝理气，主治咳嗽、胸闷、气短、胃脘痛、腹胀、便秘、胁痛、呃逆、痛经等病症。

2. 刚柔相济，柔和为贵

在推拿学中，柔和对手法归纳分类、阐述手法技能的基本原则等有重要的指导意义。一指禅推拿要求主要手法和辅助手法施行时讲究法度，要求意守丹田，气凝指尖，将一指禅功透入肌肤，沿着经络直达病所，"法之所施，使患者不知其苦"。首先应区别对待柔和类手法与手法柔和。柔和类手法是指手法在操作时用力较轻，刺激量较弱。手法柔和是对手法的基本要求，强调无论刚、柔类手法都需操作恰到好处，刚柔相济，力量渗透至病灶。《易经·上》曰："柔刚相推，而生变化。"在推拿手法的具体操作中，同样也存在着柔刚的相互转变，而特别注重"柔和为贵""柔刚相济，柔中透刚""柔和当先，刚透其中"。近代一指禅推拿大家朱春霆先生提出："人虚证虚，用柔和手法处理不待言；人虚证实，也应以柔和的手法为主；即使人实证实，也不能多用刚强的手法取快一时。如果一味蛮用刚强的手法对付实证，反而会造成气动而成的病证，甚至无形中转为痼疾，实证变为虚证。"柔和即手法轻而不浮，重而不滞，刚中有柔，柔中有刚，直达病所，从而疗疾。这都是对手法力量调节的恰当概括，而"轻而不浮，重而不滞"更是阐明了单个手法具体操作时柔、刚的辨证运用。在使用柔和的手法时，并非用轻浮不实之力，即使施以刚强的手法，也绝非粗暴、死板之力。手法的运力应该轻柔而扎实，刚强而灵巧。所以通俗言之，手法的柔和与否并非想当然地归纳为手法的用力大小，力量小的手法并非全是轻柔的手法，而力量大的手法也并非全是刚强、粗暴的手法，关键在于手法应用时的柔刚变化，即"柔中透刚，刚法柔使"，但当以"柔和为贵"。如肝阳亢盛导致的高血压，常用柔和的抹法、一指禅推法、拘法等，使上亢之阳平降。但绝对不用"刚"的手法来泻。因为，过强的手法刺激，可导致人的精神紧张及人体小动脉的收缩，从而使血压更高。体现的恰恰是"以柔制刚"手法之玄妙之处。

相对来说，柔和是一种较高层次的手法要求。做到手法柔和需了解医理，明确知道病因所在及手法治疗施用目的，对手法可能造成的意外应有所准备，忌滥用手法。作为一个成熟的推拿医生，应熟悉掌握解剖知识和生物力学等相关知识。随着科学技术的发展，推拿的发展亦更加精准、更加科学化。应充分利用现代科学知识，明确病灶，围绕靶点进行重点推拿，以提高疗效。

3. 力透溪谷，调和营卫

《素问·气穴论》谓："岐伯曰，肉之大会为谷，肉之小会为溪，肉分之间，溪谷之会，以行荣卫，以会大气。"对于溪谷的概念，历代医家并未形成定论，皆是根据《黄帝内经》不同篇章的记载对"溪谷"做出了散在的、不同角度的阐释。如唐代的杨上善认为其是"筋骨肉间"（《太素·痛疽》）、"皆流水处也"（《太素·证候之一》），至于杨氏所表述的"故十二经脉名为大谷，三百六十五络名曰小溪"，或许与十二经脉在大谷关节处经过、三百六十五络皆在小溪处出入有关，与"络脉经过络穴并以络穴命名之"相似；清代的姚止庵认为溪谷是"骨相连处"（《素问经注节解·阴阳应象大论》）、"筋骨支节之会"（《素问经注节解·六元正纪大论》）。而仅以《素问·阴阳应象大论》的"气穴所发，各有处名；溪谷属骨，皆有所起"析之，似乎张介宾的《类经》注解易于接受，即"肉之会根据乎骨，骨之会在乎节，故大节小节之间，即大会小会之所，而溪谷出乎其中。凡分肉之间，溪谷之会，皆所以行荣卫之大气者也。"一指禅推拿大家朱春霆先生认为溪谷在人体为关节之间，大关节曰谷，小关节曰溪；大关节和肌肉交会之处为谷，小关节和肌肉交会之处为溪。溪谷的功能是行营卫、会大气。提出"力透溪谷，调和营卫"是一指禅推拿"循经络，推穴位"原则的补充。

朱春霆先生认为经络理论应用到推拿临床上，既有诊断作用，也有治疗作用。手法操作时应沿着经络循行路线缓慢移动，在选取的主要穴位上要持续施治，使指力透达肢节、骨。切忌不分主次，一带而过。并认为《黄帝内经》中"按摩勿释，着针勿斥，移气于不足，神气乃得复"一段中"按摩勿释"运用于推拿临床，就是要持续推拿，紧推慢移之意。并认为力透溪谷不但在理论上存在，而且在实践中也是可行的。因为积寒留舍的溪谷之会，均是关节骨缝之间，面积极其微小，必须剑走偏锋，用拇指偏锋于少商穴处着力，避免与骨骼硬碰，吸定在关节骨缝之中，推之则热气至，久之功力透达溪谷，常能收到事半功倍的效果。以骨痹为例，《黄帝内经》认为骨痹（即指以骨节证候为突出表现的痹证）是因为"积寒留舍，荣卫不居，卷肉缩筋，膝肘不得伸，内为骨痹，外为不仁"。对于"大寒留于溪谷"的骨痹，提出必须"按穴推关节，驱除留滞在关节、溪谷的寒邪，才能使患者逐渐康复"。

第二节 各 论

一、内科病症

感 冒

感冒俗称伤风，是由外邪侵袭人体所致，主要临床表现为鼻塞、流涕、喷嚏、咳嗽、头痛、恶寒、发热。现代医学指急性上呼吸道感染，其发病与年龄、性别、职业和地区无关，一年四季均可发病，一般病程较短、病情较轻，可自行痊愈。但有时可伴有严重并发症，流行性感冒具有一定传染性，应注意防护。

【病因病机】

六淫、时行疫毒，趁人体防御外邪能力不足之时，侵袭肺胃皮毛，致使肺失宣肃，卫表失和，导致本病的发生。

感冒多发于气候突变、寒暖失常之时。也有因起居不慎、冷热不调、淋雨、疲劳等使人体腠理疏懈，卫气不固，外邪乘虚侵袭而致病。肺合皮毛，开窍于鼻，上系咽喉。风邪犯肺，使肺气失宣，故出现一系列肺系症状。如果卫气失于宣达，则可见恶寒发热等症状。凡体质较强，仅仅侵袭于肺卫者多以表证为主，尚易解散。若体质较弱，或老人、小儿抗邪能力差者，则外邪由表入里，症状加重，或变生他病。

【诊断要点】

感冒临床初期以鼻塞、流涕、喷嚏、咳嗽、头痛、恶寒、发热、身痛、咽痛或咽痒为主，严重者可见高热、周身酸痛、疲乏等。

（1）气候骤变，冷暖失调，或与流感患者接触，有感受外邪病史。

（2）以发热、恶风、鼻塞流涕、喷嚏、微咳等为主症。

（3）发热，全身症状重，呈流行性者，为时行感冒。

（4）感冒伴兼夹证者，可见咳嗽加剧，喉间痰鸣；或脘腹胀满，不思饮食，呕吐酸腐，大便失调；或睡卧不宁，惊惕抽风。

【治疗】

（1）治则：疏经通络，祛风解表。

（2）手法：一指禅推法、擦法、抹法、拿法、按揉法等。

（3）取穴：印堂、太阳、百会、风池、哑门、眼眶部、前额部、合谷、肩井、迎香、膀胱经（项部）等。

（4）基本操作

头面部：患者取坐位或仰卧位。术者于患者前额行一指禅推法，反复分推 3~5 遍，以印堂、太阳为主。继之指按、指揉印堂、攒竹、迎香、太阳、百会，每穴 1 分钟；结合抹前额 3~5 遍；用分推法在前额、眼眶上下及两侧鼻翼，反复推 5~8 遍。

颈项部：患者取坐位，术者立其体侧，用拇、食两指指面在风池穴上做拿法，再缓慢向下移动拿颈项两侧直至颈项根部，如此，由上自下反复 8~10 遍；从前发际开始到后发际处用五指拿法 5~8 遍；拿肩井，稍用力以酸胀为度，反复 8~10 遍。

背部：用一指禅推法结合按揉，在双侧肺俞、定喘穴操作，每侧 1 分钟。擦大椎、擦背部膀胱经（重点擦大杼至膈俞部位），以透热为度。

四肢部：用一指禅推法沿上肢太阴经和阳明经往返操作，结合按揉或拿揉尺泽、曲池、合谷、外关、鱼际穴，每穴 0.5~1 分钟；掌推上肢伸侧手三阳经 2~3 分钟。

（5）辨证加减

夹湿者，加一指禅推心俞、肺俞，揉中脘，摩揉小腹部。

阳气不足者，加一指禅推大椎、肾俞、命门。

夹暑湿者，加一指禅推心俞、肺俞，拿三阴交。

【注意事项】

（1）多锻炼，强体质：平时多锻炼身体，增强体质。体质虚弱，卫表不固，稍有不慎，极易感受外邪，从而导致感冒。

（2）慎起居，适寒温：冬春注意防寒保暖，盛夏不可贪凉露宿。生活起居不当，衣着失宜，以致腠理不密，外邪侵袭，遂致感冒。

（3）避人群，通空气：流感盛行时期，尽量少去人口密集的地方，防止传染。室内经常通风，也可在室内熏蒸食醋。

头 痛

头痛是临床常见的自觉症状，可发生于一侧、两侧，或前额，或后枕，或巅顶，或整个头部，也可连及颈项。头痛可单独出现，也可伴随各种急性、慢性疾病而出现，是各科患者最常有的主诉之一。据有关资料统计，有 60%~70% 的健康人曾发生过头痛，不仅发生率高，而且病因也十分复杂。本病中医称"头风"或"脑风"。中医推拿除了对颅内疾病中的脑脓肿、脑血管疾病急性期、颅内占位性疾病、脑挫裂伤、外伤性颅内血肿等不宜使用外，对其他疾病引起的头痛，一般均能缓解症状。尤其对偏头痛、肌收缩性头痛、感冒头痛及高血压头痛的疗效更为显著。

【病因病机】

中医学认为头痛的病因主要分外感和内伤两种。头为"清阳之府""诸阳之会"，又为髓海所在，凡五脏六腑之精、气、血皆上注于头而为之濡养。故外为六淫之邪侵袭头部，邪气稽留，阻遏清阳；内为脏腑失调，气血不足，髓海失养，均可导致头痛。

（1）外感头痛：多因起居不慎，感受风、寒或湿、暑诸邪，头部邪气稽留而致头痛。以风邪为主，兼寒者，寒阻经络；兼湿者，清阳不展；兼热者，气血逆乱。

（2）内伤头痛："脑为髓海"，依靠肝肾精血及脾胃运化之水谷精微濡养，故内伤头痛主要责之于肝、脾、肾。因于肝者，或因情志不和，肝失疏泄，郁而化火；或因肝肾阴亏，水不涵木，肝阳上亢，上扰清窍而头痛。因于脾者，或因脾胃虚弱，生化不足，营血亏虚，不能上荣脑髓而头痛，或因脾不健运，痰湿内生，阻遏清阳而头痛。因于肾者，或因禀赋不足，肾精久亏，髓海空虚而头痛，或因肾阳衰微，清阳不展而头痛。

【诊断要点】

以头痛为主症，可发生于一侧或两侧，或前额，或后枕，或巅顶，或整个头部，也可连及颈项。性质为跳痛、刺痛、胀痛或隐痛等。有突然发作，也有反复发作，久治不愈，时痛时止，持续时间有长有短。通过检查血常规、血压、颅脑 CT 等排除器质性疾病。

头痛在临床诊断上主要须注意区分原发性头痛和继发性头痛。原发性头痛主要指不能把头痛归因于某种特定的病因，如偏头痛和紧张性头痛，临床上除了头痛之外没有其他表现。继发性头痛是由某些特定疾病继发引起的头痛，包括各种颅内感染、颅脑外伤、某些全身性疾病如发热、内环境紊乱等，以及滥用精神活性药物。

（1）外感头痛：起病较急，有明显感受外邪史，或头痛连及项背，或胀痛欲裂，或头痛如裹；可伴有发热、恶寒或恶风、身困、鼻塞、流涕、咽痛、咳嗽等症状。

（2）内伤头痛

肝阳头痛：头痛而眩，心烦易怒，夜眠不宁，或兼胁痛，面红口苦。舌苔薄黄，脉弦有力。

肾虚头痛：头痛且空，每兼眩晕，腰痛酸软，神疲乏力，遗精带下，耳鸣少寐。舌红少苔，脉细。

血虚头痛：头痛而晕，心悸不宁，神疲乏力，面色㿠白。舌质淡，苔薄白，脉细弱。

痰浊头痛：头痛昏蒙，胸脘满闷，呕恶痰涎。舌苔白腻，脉滑或弦滑。

瘀血头痛：头痛经久不愈，痛处固定不移，痛如锥刺，或有头部外伤史。舌质紫，苔薄白，脉细或细涩。

【治疗】

（1）治则：疏经通络，平肝潜阳，镇静止痛。

（2）手法：一指禅推法、按法、揉法、拿法、抹法、拘法、滚法、抄法、搓法。

（3）取穴：印堂、神庭、鱼腰、太阳、百会、风池、风府、头面部、颈项部。

（4）基本操作：患者取坐位，术者以一指禅法自上而下推膀胱经（项部），反复3～5分钟；而后拿风池、风府，拘太阳至风池，每穴各1分钟；按揉哑门、翳风各1分钟。

患者取仰卧位，术者以一指禅推法从印堂至神庭，再从神庭至太阳，反复3～5遍，而后抹前额部、眼眶部，再按揉印堂、鱼腰、太阳、百会等穴，各1分钟。

（5）辨证加减

外感头痛（包括风寒头痛、风热头痛、风湿头痛）者，加点按大椎、肺俞。

肝阳头痛者，加摩腹，揉腹，一指禅推大横、天枢、伏兔，按揉足三里。

痰浊头痛者，加揉膻中，一指禅推中脘、肝俞、胆俞、脾俞、胃俞。

瘀血头痛者，加点按太阳，抹胆经（颞部）、膀胱经（项部）、督脉（项部），按百会。

血虚头痛者，加揉中脘，按揉血海、三阴交，一指禅推脾俞、胃俞、心俞。

肾虚头痛者，加一指禅推肾俞、命门，按揉阴陵泉，双中指按揉翳风、耳门、听宫。

【注意事项】

（1）正确认识疾病，树立自信心：头痛以功能性疾病为多。须经有关检查，排除器质性疾患后，再选择推拿治疗。长期头痛的患者应树立起能够战胜疾病的信念，积极配合治疗，消除自我的不良暗示。

（2）生活和工作规律：保证睡眠充足，饮食结构合理，积极参加感兴趣的文体活动，戒除不良嗜好。

（3）不要长时间保持同一姿势，例如避免长时间弓着背坐在书桌前，应不时站起来伸展四肢，活动筋骨。

（4）慢性头痛可配合导引功法训练。

眩　晕

眩晕是临床常见的症状，发作时如坐车船，自觉旋转不定。轻者闭目即止，重者可伴有恶心、呕吐、汗出，甚则昏倒等症状。"眩"即目眩，"晕"即头晕，二者常同时并见，故统称眩晕。

本病在现代医学中，包括内耳性眩晕、脑动脉硬化、高血压、贫血、神经衰弱、脑震荡后遗症以及某些脑部疾患等。

【病因病机】

（1）肝阳上亢：平素阳盛之体，肝阳上亢，发为眩晕。或因情志不舒，长期忧郁恼怒，气郁化火，使肝阳暗耗，风阳升动，上扰清空，发为眩晕。或肾阴不足，不能养肝，水不涵木，阴不维阳，肝阳上亢，发为眩晕。

（2）痰浊中阻：恣食肥甘，伤于脾胃，健运失司，以致水谷不化精微，聚湿生痰，痰湿交阻，则清阳不升，浊阴不降，发为眩晕。

（3）肾精不足：先天不足，或劳伤过度，均能导致肾精亏耗，生髓不足，不能上充于脑。脑为髓之海，因髓海不足而发生眩晕。

（4）气血亏虚：久病不愈，耗损气血，或失血之后，虚而不复，或脾胃虚弱，不能健运水谷而化生气血，以致气血两虚，气虚则清阳不展，血虚则脑失所养，皆能发生眩晕。

（5）瘀血内阻：跌仆坠损，头脑部外伤，瘀血内留，阻于经脉，以致气血不能荣于头目；或瘀停胸中，迷闭心窍，心神飘摇不定，或妇人产时感寒，恶露不下，血瘀气逆，并走于上，迫乱心神，干扰清空，皆可发为眩晕。

【诊断要点】

（1）肝阳上亢：眩晕耳鸣，头痛且胀，每因烦劳或恼怒而头晕，头痛增剧，面时潮红，急躁易怒，少寐多梦，口苦。舌红，苔薄黄，脉弦。

（2）痰浊中阻：眩晕，头重，胸脘痞闷，泛泛欲呕，少食多寐。舌苔白腻，脉濡滑。

（3）肾精不足：神疲健忘，腰膝酸软，遗精耳鸣，失眠多梦，或四肢不温。舌质淡，脉沉细。或五心烦热，舌质红，脉弦细。

（4）气血亏虚：头晕眼花，动则加剧，面色苍白，唇甲不华，心悸失眠，神疲懒言，饮食减少。舌质淡，脉细弱。

（5）瘀血内阻：眩晕，头痛，或兼见健忘，失眠，心悸，精神不振，面色或唇色紫黯。舌有紫斑或瘀点，脉弦涩或细弦。

【治疗】

（1）治则：抑眩制晕，醒脑明目。

（2）手法：一指禅推法、抹法、拿法、拘法、按揉法。

（3）取穴：风池、风府、印堂、太阳、前额部、眼眶部、睛明、攒竹、鱼腰、督脉（项部）、四白。

（4）基本操作：患者取仰卧位，术者抹其督脉，以一指禅推法推患者印堂、太阳，抹额部、眼眶部，拘太阳至风池，一指禅推睛明、攒竹、鱼腰、四白。

患者取俯卧位或坐位，术者以抹法施术于督脉（项部），拿风池、风府。

（5）辨证加减

肝阳上亢者，加一指禅推心俞、肝俞、肾俞、命门，拿曲池，按揉三阴交。

痰浊中阻者，加一指禅推摩膻中、中府、云门，推揉中脘，按揉足三里，一指禅推脾俞、胃俞。

肾精不足者，加一指禅推大椎，按揉翳风，推肾俞、命门，按揉大肠俞、阳陵泉，拿承山。

气血亏虚者，加一指禅推中脘，摩腹，按揉血海、足三里，一指禅推心俞、脾俞、胃俞。

瘀血内阻者，加揉中脘、章门、期门，摩中脘、云门，患者膝关节屈曲，拿承山。

【注意事项】

（1）调节饮食：宜多吃清淡的食物，少食高脂、高盐、高糖食物。

（2）保证充足的睡眠和休息：尽量保证卧室安静，不要出现嘈杂的声音。

（3）调畅情志：在平时的工作与生活中不要过于忧虑，不要给自己过大的心理压力。

（4）积极参加体育锻炼：体质比较差的患者，可以通过适当的体育锻炼，提高自身体质，从而增强抵抗力，避免眩晕的发生。

（5）避免从事高风险的工作：患有眩晕症的患者，在工作的选择上要谨慎。避免从事开车、开重型机器、炼铁、开船、医生以及工程类等职业。

失　眠

失眠又称不寐，是指以经常不能获得正常睡眠为特征的一种病症，轻者难以入寐，或睡中易醒，醒后不能再寐，或时寐时醒；重者彻夜不能入寐。失眠是一种常见病，我国的发病率为30%，女性多见。失眠多见于现代医学的神经官能症、更年期综合征等。失眠往往会给患者带来极大的痛苦和心理负担，又会因为滥用治疗失眠的药物而给身体造成严重损伤。推拿治疗失眠具有独特的优势。

【病因病机】

中医认为，人的睡眠依靠人体"阴平阳秘"保持正常，阴阳之气自然而有规律地转化是睡眠的重要保证。失眠的主要病机在于外邪侵袭、饮食不节、情志所伤、体虚劳倦等因素，造成脏腑功能失调，产生火（实火、虚火）、湿、痰等病邪及气血、阴阳亏虚，互相联系，相互转化，最终形成邪气扰动心神，或心神失其濡养温煦，致使心神不安而发为失眠。

【诊断要点】

（1）以睡眠障碍为几乎唯一的症状，其他症状均继发于失眠，包括难以入睡、睡眠不深、易醒、多梦、早醒、醒后不易再睡、醒后感不适、疲乏或白天困倦。

（2）上述睡眠障碍每周至少3次，并维持1个月以上。

（3）失眠引起显著的苦恼，或精神活动效率下降，或妨碍社会功能。

（4）不是任何一种躯体疾病或精神障碍症状的一部分。

【治疗】

（1）治则：宁心安神，调和阴阳。

（2）手法：一指禅推法、揉法、抹法、按法、摩法、拿法、抖法。

（3）取穴：督脉（项部）、印堂、神庭、睛明、攒竹、太阳、角孙、风池、肩井、中脘、气海、关元等。

（4）基本操作：患者取坐位，术者采用抹督脉，拿风池，一指禅推大椎，并拘太阳至风池的手法。然后用一指禅推法或揉法，从印堂开始向上至神庭，往返5～6次。再从印堂向两侧沿眉弓至太阳穴往返5～6次，然后用一指禅推法沿眼眶周围治疗，往返3～4次。再从印堂沿鼻两侧向下经迎香沿颧骨，至两耳前，往返2～3次。治疗过程中，以印堂、神庭、睛明、攒竹、太阳为重点。沿上述治疗部位用双手抹法治疗，往返5～6次，同时配合按睛明、鱼腰。从头顶开始用五指拿法，到枕骨下部转用三指拿法，配合按、拿两侧肩井。

患者取仰卧位，术者以顺时针方向摩腹，同时配合按、揉中脘、气海、关元。

（5）辨证加减

心脾两虚者，指按、指揉神门、天枢、足三里、三阴交、脾俞、膈俞，增加一指禅推心俞、大椎的时间，拿三阴交。

心肾不交者，用两中指按揉翳风、听宫、听会，加一指禅推肾俞、大肠俞、命门，揉大肠俞、命门。

阴虚火旺者，擦两足底涌泉穴，以透热为度。

肝郁化火者，指按、指揉肝俞、胆俞、期门、章门、太冲，每穴 1~2 分钟；搓两胁，约 1 分钟。

痰热内扰者，指按、指揉神门、内关、丰隆、足三里，每穴 1~2 分钟。加摩中府、云门，揉中脘，揉前额部。

【注意事项】

（1）保持规律的作息时间：卧室环境应安静、舒适，光线及温度适宜。

（2）睡前不要大吃大喝或进食不易消化的食物。避免使用兴奋性物质，如咖啡、浓茶或烟酒等。

（3）进行规律的体育锻炼，但睡前应避免剧烈运动。

（4）睡前至少 1 小时内不做容易引起兴奋的脑力劳动或观看容易引起兴奋的书籍和影视节目。

心　悸

心悸是指以心中急剧跳动，惊慌不安，甚则不能自主为主要临床表现的一种心脏常见病证。常兼胸闷气短、神疲乏力、头晕喘促，不能平卧，以致晕厥。本病属中医"胸痹""心痛""真心痛""心悸""厥脱"等范畴。

【病因病机】

（1）体虚久病：禀赋不足，素体虚弱，或久病失养，劳欲过度，气血阴阳亏虚，以致心失所养，发为心悸。

（2）饮食劳倦：嗜食膏粱厚味，煎炸炙煿，蕴热化火生痰，或伤脾滋生痰浊，痰火扰心而致心悸。劳倦太过伤脾，或久卧伤气，引起生化之源不足，而致心血虚少，心失所养，神不潜藏，而发为心悸。

（3）七情所伤：平素心虚胆怯，突遇惊恐或情怀不适，悲哀过度，忧思不解等七情扰动，忤犯心神，心神动摇，不能自主而心悸。

（4）感受外邪：风、寒、湿三气杂至，合而为痹，痹证日久，复感外邪，内舍于心，痹阻心脉，心之气血运行受阻，发为心悸；或风寒湿热之邪，由血脉内侵于心，耗伤心之气血阴阳，亦可引起心悸。如温病、疫毒均可灼伤营阴，心失所养而发为心悸。或邪毒内扰心神，心神不安，也可发为心悸，如春温、风温、暑温、白喉、梅毒等病，往往伴见心悸。

【诊断要点】

心悸的主要表现为发作性心慌不安，心跳剧烈，不能自主，或一过性、阵发性，或持续时间较长，或一日数次发作，或数日一次发作。常兼见胸闷气短，神疲乏力，头晕喘促，甚至不能平卧，以致出现晕厥。其脉象或数或迟，或乍疏乍数，并以结脉、代脉、促脉、涩脉为常见。

【治疗】

（1）治则：活血通脉，宁心宽胸。

（2）手法：一指禅推法、按法、揉法、擦法、梳法。

（3）取穴：膻中、心俞、厥阴俞、内关，胸部任脉循行部位及背部督脉、太阳经循行部位。

（4）基本操作：患者取坐位或仰卧位，以一指禅推法结合指按、指揉法在膻中、内关穴操作；掐揉内关配合深呼吸；一指禅推膻中、中府、云门（左侧）。患者取坐位或俯卧位，以一指禅推法结合指按、指揉法在心俞、肺俞、厥阴俞操作；分拿左侧或右侧内关并梳上肢，各3分钟；侧擦背部，以透热为度。

（5）辨证加减

心神不宁者，加按揉神门，拿风池、玉枕。

心血不足者，加揉中脘，拿血海、足三里，一指禅推脾俞、胃俞。

阴虚火旺者，加一指禅推肾俞，拿太冲、行间，推太阳、听宫、听会、耳门，按揉翳风，拿风池，按哑门。

风湿入侵者，加按揉章门、期门，搓两胁，按揉心俞。

阳气衰弱者，加一指禅推心俞、肺俞，拿内关，摩小腹，按中极，一指禅推关元、气海、中极，揉八髎，拿三阴交。

【注意事项】

（1）养成良好的生活方式和行为习惯，坚持适量的体育锻炼，避免做剧烈运动。

（2）保持心情舒畅，乐观开朗，避免剧烈的情绪波动。

（3）合理膳食，低盐、低脂饮食，多食新鲜蔬菜和水果，饮食不宜过饱，提倡少食多餐。保持排便通畅，防止便秘。

（4）避免过度疲劳，注意定期体检。

哮　喘

哮喘是以呼吸急促，喘鸣有声，甚至张口抬肩，难以平卧为特征的一种疾患，常为某些急、慢性疾病的主要症状。现代医学中的哮喘又称支气管哮喘，多在夜间或凌晨发作，常伴有广泛而多变的气流阻塞。哮喘是一种具有复杂性状、多基因遗传倾向的疾病，发病率极高，若不及时治疗，可能危及生命。

【病因病机】

哮喘的病位主要在肺，主要发病机理为痰饮内伏，遇外来因素感触而发，反复不已。发作时，痰随气升，气因痰阻，相互搏结，阻塞气道，气机升降不利，以致呼气不畅，气息喘促，咽喉哮吼痰鸣。邪蕴肺络，肺气壅塞不畅，胸部窒闷。肺气不宣，致心血瘀阻，可致肢端、颜面出现紫绀。邪盛正衰，气阳外脱，可见额汗、肢冷、面色白、脉微等喘脱危候。

【诊断要点】

（1）哮喘发作前，多有鼻痒、喷嚏、喉痒、咳嗽、胸闷等先兆症状，迅即发作。

（2）典型发作常在夜间发生，患者突感胸闷窒息，迅速发生呼吸困难，呼气延长，伴哮鸣、张口抬肩、喉中痰鸣有声、咳嗽等。

（3）哮喘发作时，胸部多较饱满，叩诊有过清音；两肺听诊满布哮鸣音，呼气延长。

（4）X线检查可见两肺纹理增粗或透亮度增高。

【治疗】

（1）治则：宽胸理气。

（2）取穴：心俞、肺俞、膈俞、膻中、中府、云门、内关、天突，以及上肢。

（3）手法：一指禅推法、揉法、摩法、推法、梳法、抄法、搓法、拿法。

（4）基本操作：患者取坐位，术者以揉法作用于膻中穴，然后以摩法作用于中府、云门，再以指揉法作用于天突穴；以搓法搓两侧胁肋部，以透热为度，然后抄两腰3～5遍；再以一指禅推法作用于心俞、肺俞和膈俞，每穴2分钟；最后拿内关，搓上肢。

（5）辨证加减

风寒袭肺者，加抹督脉（项部），指推膀胱经（项部），拘太阳至风池，拿风府、风池、肩井。

风热犯肺者，加抹督脉（项部）、膀胱经（项部），拘太阳至风池，拿曲池、合谷。

痰浊阻肺者，加一指禅推脾俞、胃俞，拿尺泽，按揉足三里、丰隆。

肺虚者，加按揉心俞、肺俞、脾俞、肾俞。

肾虚者，加用一指禅推肾俞、命门，按揉肾俞、命门。

【注意事项】

（1）应仔细查找引起哮喘发作的过敏原，并避免或清除这些过敏原，从而有效地预防哮喘发作。

（2）建立合理的生活和饮食规律。保证良好的睡眠，不要过度疲劳，避免情绪紧张波动。

（3）进行适当的体育锻炼，增强体质。提高抗病能力，积极预防和减少感冒的发生，感冒既是重要的致病因素，又是其病情加重的重要诱因。

（4）哮喘发作较甚者，可先按揉定喘、风门、肺俞等穴或服用药物治疗，待哮喘缓解后，再做进一步推拿治疗。

胃 脘 痛

胃脘痛是指以上腹部经常发生疼痛为主症的一种消化道病症。其部位接近心窝处，故古人称"心下痛""心痛"。多由外感寒邪、饮食所伤、情志不畅和脾胃素虚等病因而引发。发病年龄以中青年居多，多见于胃炎、胃溃疡、胃痉挛及其他消化道疾患。

【病因病机】

胃痛的发生主要是由于情志不畅、饮食不节、感受寒邪、久病体虚等原因导致胃气失和，气机不畅，不通则痛。病位在胃，与肝、脾关系密切。

（1）郁怒伤肝，肝气犯胃：忧思恼怒，情志不畅，肝郁气滞，疏泄失职，横逆犯胃，气血壅而不行，不通则痛。由于气血相依，气滞日久，还可导致瘀血的产生，瘀阻脉络，其痛剧烈，并可见吐血、便血等症。肝气久郁，化而为火，且五脏之火又以肝火最为横暴，火性炎上，灼伤肝胃之阴，其病往往经久不愈。

（2）饮食不节，损伤脾胃：暴饮暴食，饥饱无常，最易损伤脾胃之气。或过食生冷，寒积胃脘，气血凝滞不通，而致胃寒作痛，或恣食肥甘辛辣，过饮烈酒，以致湿热中阻，胃热作痛。

（3）禀赋不足，脾胃虚弱：素体脾胃虚弱，或劳倦内伤，或久病不愈，延及脾胃，或用药不当，皆可损伤脾胃。脾胃虚寒，中阳不运，寒从内生者则多为虚寒胃痛，常因触冒风寒，饮食不慎而发病，阴虚火旺，或脾虚血少，木郁不达者，则多为阴虚郁火之胃痛，常因情志悖郁，或进食燥热食物发病。

【诊断要点】

胃脘痛的临床表现多为上腹胃脘部近心窝处发生疼痛，其疼痛有胀痛、刺痛、隐痛、剧痛等不同性质。常伴食欲不振、恶心呕吐、嘈杂泛酸、嗳气吐腐等上消化道症状。多有反复发作病史，发病前多有明显诱因，如天气变化、恼怒、劳累、暴饮暴食、饥饿、饮食生冷干硬、过食辛辣烟酒或服用有损脾胃的药物等。

（1）寒凝气滞：胃痛暴作，疼痛剧烈，胃寒喜暖，得热痛减，口不渴，喜热饮。舌苔白，脉弦紧或弦迟。

（2）饮食积滞：胃脘胀满疼痛拒按，嗳腐吞酸，或呕吐不消化之食物，吐后较舒，不思食，大便不爽。舌苔厚腻，脉滑。

（3）肝郁气滞：胃脘胀满，攻撑作痛，痛连两胁，胸闷嗳气，善太息，每因烦恼郁怒而痛作，苔多薄白，脉弦。甚则痛势急迫，心烦易怒，嘈杂吐酸，口干口苦，舌红苔黄，脉弦数。

（4）瘀血阻络：胃脘痛如针刺或刀割，痛处固定、拒按，或见吐血、黑便。舌质紫暗或有瘀斑，脉涩。

（5）脾胃虚寒：胃脘隐隐作痛，绵绵不断，喜暖喜按，食少，大便干。舌红少苔，脉细数或细弦。

【治疗】

（1）治则：疏经通络，理气止痛。

（2）手法：一指禅推法、摩法、揉法、按法、擦法、拿法、搓法、振颤法等。

（3）取穴：中脘、天枢、气海、关元、足三里、膈俞、肝俞、胆俞、脾俞、胃俞、三焦俞、肩井、曲池、手三里、内关、合谷。

（4）基本操作方法：患者取仰卧位，术者于患者右侧，先用一指禅推法结合四指摩法在胃脘部治疗，重点按揉中脘、气海、天枢等穴，振颤腹部；继之用一指禅推法结合按揉法在足三里穴操作。

患者取俯卧位，术者于患者左侧，用一指禅推法，沿背部膀胱经自膈俞至三焦俞，往返操作 5～10 次，然后用按揉法于膈俞、肝俞、脾俞、胃俞、三焦俞穴操作；随后沿膀胱经循行部位施以擦法，以透热为度。

患者取坐位，术者用一指禅推法结合拿法、揉法、按法，在患者肩井、手三里、内关、合谷等穴做较强刺激的操作。然后搓其肩臂和两胁，往返 10～20 次。

（5）辨证加减

胃痛发作期者，首先重按脾俞、胃俞，待疼痛缓解后，再做进一步治疗。

寒凝气滞者，增加揉中脘时间，加一指禅推大椎，拿肩井、合谷。

饮食积滞者，增加一指禅推中脘时间，同时加重揉法刺激量，加摩腹。如呕吐者，加揉两胁。

肝郁气滞者，加按揉肝俞、胆俞，一指禅推肝俞、胆俞，按揉章门、期门，术者站起，抄其两腰、搓两胁。

瘀血阻络者，减去一指禅推中脘，加揉局部疼痛区。

脾胃虚寒者，加摩腹，按揉足三里，用一指禅推肾俞、命门，揉命门、大肠俞。

【注意事项】

（1）注意作息和饮食规律。进食宜细嚼慢咽，忌暴饮暴食与饮食不洁。

（2）忌粗糙多纤维饮食，尽量避免浓茶、咖啡、烟酒和辛辣等。对于疼痛持续不已者，应做相应的检查。应在一定时期内进流质或半流质饮食，少食多餐，以清淡、易消化的食物为宜。

（3）保持乐观情绪，避免过度劳累与紧张。

（4）经常摩腹，配合按揉中脘、天枢、气海、足三里等穴位。

便　秘

便秘是指大便秘结不通，排便时间延长，或欲大便而艰涩不畅的一种病症。本证可见于多种病证，主要由于传导功能失常，粪便在肠内停留时间过久，水分被吸收，而导致粪质干燥坚硬。老年多于青壮年，女性多于男性。

【病因病机】

饮食入胃，经过胃之腐熟，脾之运化，吸收其精微之后，所剩糟粕由大肠传送而出，成为大便。便秘多由大肠积热，或气滞，或寒凝，或阴阳气血亏虚，使大肠的传导功能失常所致。

【诊断要点】

便秘的一般症状是排便困难，经常三五日或六七日才能大便一次。部分患者大便次数正常，但粪质干燥，坚硬难排。少数患者时有便意，大便并不干燥，但排出艰难。可伴有头痛头晕、腹中胀满，甚则疼痛、脘闷嗳气、食欲减退、睡眠不安、心烦易怒等症。长期便秘会引起痔疮、肛裂等疾病。

（1）实秘

①热秘：大便干结，小便短赤，面红心烦，或有身热，口干口臭，腹胀或痛。舌红苔黄燥，脉滑数。

②气秘：排便困难，大便干结或不干，嗳气频作，脘腹痞闷胀痛。舌苔薄腻，脉弦。

（2）虚秘

①气虚便秘：大便不一定干硬，虽有便意而临厕努挣乏力，难以排出，挣则汗出、

短气，便后乏力，面白神疲，肢倦懒言。舌淡嫩、苔白，脉弱。

②血虚便秘：大便干结，面色㿠白无华，心悸健忘，头晕目眩。唇舌淡白，脉细。

③阴虚便秘：大便干结，形体消瘦；或见颧红，眩晕耳鸣，心悸怔忡，腰膝酸软，大便如羊屎状。舌红、少苔，脉细数。

④冷秘：大便干或不干，排出困难，小便清长，面色青白，手足不温，喜热怕冷，腹中冷痛，或腰脊冷重。舌淡、苔白，脉沉迟。

【治疗】

（1）治则：调畅气机，润肠通便。

（2）手法：一指禅推法、按法、摩法、合法、震颤法、揉法、抄法、搓法、拿法。

（3）取穴：中脘、关元、天枢、大横、脾俞、胃俞、肝俞、肾俞、大肠俞、长强、足三里。

（4）基本操作：患者取仰卧位，术者居于患者右侧，在中脘、天枢、关元、大横穴行一指禅推法操作，然后顺时针行摩腹操作，以增强其肠胃蠕动。继之双手手掌五指相对呈弧形，放在患者腹部神阙穴的周围，连续用抚摩或来回盘旋操作的合法，继之行腹部震颤法。

患者取俯卧位，术者在其背部脾俞、胃俞、肝俞、大肠俞用一指禅推法进行操作，每穴1~2分钟，接着用指按法、揉法于肾俞、长强穴，抄两腰，搓两胁，揉伏兔，拿承山，指按足三里，以酸胀为度。

（5）辨证加减

热积者，加一指禅推胃俞、心俞，按揉阳陵泉、涌泉，拿曲池、合谷，推大椎，拿风池、肩井。

气闭者，加揉中脘、膻中，一指禅推肝俞、膈俞，搓两胁部，拿内关。

气虚便秘者，加旋推气海、关元，揉中脘，按揉足三里，一指禅推脾俞、胃俞。

血虚便秘者，加揉中脘，按揉血海、足三里、三阴交，一指禅推肝俞、脾俞、胃俞。

阴虚便秘者，加一指禅推心俞、肺俞、肝俞，拿风池，按哑门，摩中府、云门，按揉三阴交、涌泉。

冷秘者，加一指禅推肾俞、命门，揉大肠俞，一指禅推大椎，按揉大椎、百会。

【注意事项】

（1）养成良好的排便习惯，每日定时排便，形成条件反射，建立良好的排便规律。

（2）清淡饮食，多吃蔬菜和水果，多喝水，多吃含纤维素多的食物，少吃油腻辛辣刺激性食物。

（3）合理安排生活和工作，做到劳逸结合。进行适当的文体活动，特别是腹肌的锻炼有利于胃肠功能的改善，对于久坐少动和精神高度集中的脑力劳动者更为重要。

（4）避免滥用泻药，滥用泻药会使肠道的敏感性减弱，形成对某些泻药的依赖性，造成便秘。

腹　泻

腹泻又称泄泻，是指排便次数增多，粪便稀薄，甚至泻出如水样而言。大便溏薄而势缓者为泄，大便清稀如水而直下者为泻。本病一年四季均可发生，但以夏秋两季为多见。

本证在《黄帝内经》被称为泄，有"濡泄""洞泄""飧泄""注泄"等名称。汉唐时称为"下利"，宋代以后统称"泄泻"。亦有根据病因或病机而称为"暑泄""大肠泄"者，名称虽多，但都不离"泄泻"两字。按照发病缓急可分为急性泄泻和慢性泄泻。

【病因病机】

泄泻的病变脏腑主要在脾、胃和大小肠。其致病原因，有感受外邪、饮食不节、情志所伤及脏腑虚弱等，脾虚、湿盛是导致本病发生的重要因素，两者互相影响，互为因果。

急性泄泻，因饮食不节，进食生冷不洁之物，损伤脾胃，运化失常；或湿暑热之邪，客于肠胃，脾受湿困，邪滞交阻，气机不利，肠胃运化及传导功能失常，以致清浊不分，水谷夹杂而下，发生泄泻。慢性泄泻，由脾胃素虚，久病气虚或外邪迁延日久，脾胃受纳、运化失职，水湿谷滞内停，清浊不分而下泄；或情志不调，肝失疏泄，横逆乘脾，运化失常，而成泄泻；或肾阳亏虚，命门火衰，不能温煦脾土，腐熟水谷，而致下泄。

【诊断要点】

（1）湿邪侵袭：症见发病急骤，大便稀薄或夹黏液，每日数次或 10 余次，腹痛肠鸣，泻后痛止，肢体酸痛。苔黄腻或白腻，脉濡或滑数。

（2）伤食泄泻：发病突然，脘腹胀痛，泻下粪便臭如败卵，泻后则痛减，嗳腐吞酸。舌苔垢腻，脉滑数。

（3）肝气郁结：泄泻每因情绪波动时发作，平时感觉胸胁胀满，肠鸣腹痛，心烦不寐，嗳气纳少。舌苔淡红，脉弦。

（4）脾胃虚弱：大便时溏时泄，完谷不化，反复发作，稍食油腻后大便次数增多，甚则食入即泻，食欲不振，面色㿠白。舌质淡，苔薄，脉沉细或缓弱。

（5）肾虚泄泻：黎明前脐周腹痛，肠鸣辘辘有声，痛发即泻，泻后痛减，口渴，形寒肢冷，腰膝酸软。舌苔薄白，脉沉细。

【治疗】

（1）治则：理气止痛，止泻。

（2）手法：一指禅推法、摩法、合法、揉法、推法、按揉法。

（3）取穴：关元、气海、小腹部、足三里、八髎。

（4）基本操作：患者取仰卧位，术者用鱼际或掌揉其腹部，用一指禅推关元、气海等穴，逆时针摩腹，继之双手手掌五指相对呈弧形，放在患者腹部神阙穴周围，用连续抚摩或来回盘旋操作的合法。继之指按其足三里，以酸胀为度。

患者取俯卧位，术者在其背部脾俞、胃俞、大肠俞用一指禅推法进行操作，接着于肾俞、长强穴用指按法、揉法，再用手掌自下而上推八髎部。

（5）辨证加减

感受寒湿兼有表证者，加拿肩井，一指禅推大椎、肺俞及印堂，用蝴蝶双飞法施于太阳穴部，按揉迎香，抹印堂。

湿热下注者，加一指禅推心俞、肺俞、脾俞。

饮食所伤者，加摩中脘，揉中脘，一指禅推脾俞、胃俞。

脾胃虚弱者，加摩中脘，揉中脘，一指禅推脾俞，按揉脾俞、胃俞。

肾阳虚弱者，加一指禅推肾俞、命门。

肝气乘脾者，推肝俞、膈俞，搓两胁。

【注意事项】

（1）平时注意饮食卫生，不食腐败食物。

（2）对脾胃虚寒者，忌食生冷瓜果之物；由饮食所伤者，要适当控制饮食，不宜暴饮暴食和油腻厚味；对急性泄泻的患者，给予流质或半流质饮食。

（3）用推拿治疗泄泻，应在明确诊断后，方可施治。对胃肠道癌症、肠道感染急性期、食物中毒初期所引起的腹泻，一般禁止用推拿治疗。

呕　吐

呕吐是指由于胃失和降、气逆于上所致的食物或痰涎等物由胃上逆经口而出的病症，常见于急性胃炎、贲门痉挛、幽门痉挛或梗阻、肝炎、胰腺炎、胆囊炎、某些急性传染病、胆道蛔虫症或颅脑疾患等。呕吐是一种病症，但在某些情况下也是机体将进入胃内的有害物排出的保护性反应。

【病因病机】

（1）外邪犯胃：风、寒、暑、湿之邪，侵犯胃腑，致胃失和降，水谷随气逆而上，发生呕吐。

（2）饮食不节：饮食过多，或生冷油腻之物停滞不化，以致胃气不能下行，反上逆而呕吐，或脾胃运化失常，导致水谷不能化为精微，停痰留饮，积于中脘，痰饮上逆，也可发生呕吐。

（3）情志失调：恼怒伤肝，以致肝失条达，横逆犯胃，胃气不降，食随气逆，导致呕吐。

（4）脾胃虚弱：脾胃素虚，或久病或劳倦过度后脾胃虚弱，中阳不振，或胃阴不足，失其润降，不能承受水谷，每因食后引起呕吐。

【诊断要点】

（1）呕吐主要表现为食物从胃内上涌，经口而出。可伴有嗳腐食臭、恶心纳呆、胃脘胀闷等。常有饮食不节、情志不畅等病史。

（2）外邪犯胃：突然呕吐，来势较急，可伴恶寒发热头痛，或感暑湿之邪，兼见胸脘烦闷、胃部不适、腹泻、口黏腻。舌苔薄而白腻。

（3）饮食停滞：呕吐酸腐，脘腹胀痛，疼痛拒按，嗳气厌食，得食愈甚，呕后反感舒畅，大便或溏或秘。舌苔厚腻，脉滑实。

（4）肝气犯胃：呕吐吞酸，胸胁胀满，嗳气频繁，烦闷不舒。舌边红、苔薄腻，脉弦。

（5）脾胃虚寒：饮食稍多即脘胀不舒，甚则恶心呕吐，倦怠乏力，口干不欲饮，喜暖恶寒，面色尤白，甚则四肢不温，大便溏薄。舌质淡、苔薄白，脉象濡弱。

【治疗】

（1）治则：和胃降逆止呕。

（2）手法：摩法、一指禅推法、按揉法、合法、拿法。

（3）取穴：膻中、中脘、膈俞、脾俞、胃俞、内关、委中。

（4）基本操作：患者取仰卧位，术者先以三指按揉法作用于膻中穴，于腹部正中线用推摩法，摩腹；继之双手手掌五指相对呈弧形，放在患者腹部神阙的周围，用连续抚摩或来回盘旋操作的合法。

然后患者取俯卧位，术者以一指禅推法作用于胃俞、膈俞和脾俞，每穴约 2 分钟，最后拿患者内关和委中，每穴约 2 分钟。

（5）辨证加减

外邪犯胃者，加推印堂，抹印堂，推太阳，拿风池、风府，抹膀胱经（项部）、督脉（项部），推大椎，按胃俞、膈俞。

饮食停滞者，加揉中脘，按揉足三里。

痰饮内阻者，加一指禅推心俞、肺俞。

肝气犯胃者，加一指禅推肝俞，按揉肝俞，抄两胁，搓两胁。

脾胃虚寒者，加一指禅推肾俞、命门，摩腹，揉腹，按揉足三里。

【注意事项】

（1）饮食定时定量，食物宜新鲜、清洁，不要过食辛辣和肥甘厚腻。

（2）呕吐较轻者，可以进食易消化的流质食物，少食多餐，呕吐较重者，暂予禁食。

（3）呕吐时宜侧卧，以防呕吐时呛入气管。

嘈　杂

嘈杂是指胃中空虚，似饥非饥，似辣非辣，似痛非痛，得食暂止或食后复嘈，时作时止的一种病症。胃及十二指肠溃疡、慢性胃炎和消化不良等可见该症状。该症状常与泛酸恶心同时出现，若不及时治疗，可逐渐发展为胃痛。

【病因病机】

嘈杂病位在胃，与肝、脾相关。由于饮食不节、痰热内生，情志不和、肝郁气滞，禀赋不足、脾胃虚弱，劳倦内伤、营血不足等各种原因导致胃虚气逆，而致本病。

【诊断要点】

嘈杂的主要临床表现为胃中空虚，似饥非饥，似辣非辣，似痛非痛，得食暂止或食后复嘈，时作时止，常伴有泛酸恶心。

（1）痰热内扰：嘈杂而兼恶心吐酸，口渴喜冷，心烦易怒，或胸闷痰多，多食易饥，胸闷不思饮食。舌质红、苔黄或干，脉多滑数。

（2）脾胃亏虚：嘈杂时作时止，兼口淡无味，食后脘胀，体倦乏力，舌淡脉虚。或嘈杂而兼口干舌燥，不思饮食，或知饥不食，食后饱胀，大便干燥，舌质红、少苔或无苔，脉细数。

（3）阴血不足：嘈杂而兼面黄唇淡，心悸头晕，睡眠梦多，记忆力弱。舌质淡、苔薄白，脉细弱。

【治疗】

（1）治则：健脾和胃。

（2）手法：摩法、揉法、合法、一指禅推法、按揉法。

（3）取穴：中脘、内关、膈俞、胃俞、建里、足三里。

（4）基本操作：患者取仰卧位，术者以一指禅推法作用于中脘、建里，每穴 1~2 分钟；而后掌摩胃脘部 5 分钟，达到透热的效果。继之双手手掌五指相对呈弧形，放在患者腹部神阙的周围，用连续抚摩或来回盘旋操作的合法。然后按揉中脘、建里、内关、足三里等穴，每穴 1~2 分钟。

患者取俯卧位，以一指禅推法作用于脊柱两侧膀胱经，以胃俞、膈俞为重点，往返 3 遍，按揉膈俞、胃俞，拿内关。

（5）辨证加减

胃热者，加一指禅推肺俞、心俞，按揉涌泉。

胃虚者，加摩腹、揉腹、旋推大横，一指禅推脾俞、大肠俞。

血虚者，加一指禅推心俞、印堂、眉弓、太阳，抹眉弓，拿风池，按揉脾俞、肝俞。

【注意事项】

（1）调节饮食：忌辛辣、油腻食品。

（2）调畅情志：性情宜平和怡静，不可急躁，避免过度思虑，保持心情舒畅。

（3）注意保暖：要注意保暖防寒，亦不可过热。

（4）合理用药：用药不可过猛、过峻，过则伤害脾胃使嘈杂加深加重。不少嘈杂本身属虚性病，要用甘凉濡润之品，不可过用刚燥之剂。

癃　闭

小便不畅，点滴而短少，病势较缓者称"癃"。小便闭塞，点滴不通，病势较急者称"闭"。临床一般把排尿困难，或小便闭塞不通为主症的疾患，统称为癃闭。癃闭包括现代医学中由各种原因引起的尿潴留及无尿症等。本病多见于老年男性、产后妇女及手术后患者。

【病因病机】

癃闭的主要病位在肾和膀胱，由于湿热蕴积、肺热气壅、肝郁气滞、尿道阻塞、肾气不足等原因导致肾及膀胱的气化失常而致癃闭。

癃闭与三焦、肺、脾、肾关系最为密切，上焦之气不化，当责之于肺，肺失其职，不能通调水道下输膀胱；中焦之气不化，当责之于脾，脾土虚弱，则不能升清降浊；下焦之气不化，当责之于肾与肝，肾阳亏虚，气不化水，肾阴不足，阴不化阳，肝郁气滞，疏泄不通，均可引起膀胱气化失常，而致癃闭。

【诊断要点】

临床主要表现为小便量少、点滴而出，甚至闭塞不通，检查排除尿路肿瘤、脊髓炎和肾功能不全等所致尿潴留和无尿症。

【治疗】

（1）治疗原则：疏调气机，通利小便。

（2）手法：一指禅推法、摩法、按法、拿法、揉法等。

（3）取穴：气海、关元、中极、足三里、三阴交、大腿内侧部、小腹（膀胱区）等。

（4）基本操作：患者取仰卧位，术者以掌摩法顺时针方向摩小腹，约5分钟。揉小腹，以中极、气海、关元等穴为主，约5分钟，而后以一指禅推中极、气海、关元，每穴1分钟；按中极，1分钟。以拿法自上而下拿大腿内侧部，约5分钟。按揉足三里、三阴交各1分钟。按揉髀关，用一指禅推八髎，按揉八髎。

（5）辨证加减

湿热蕴积者，加按揉三阴交、阴陵泉，一指禅推膀胱俞。

肺热壅盛者，加揉膻中，摩中府、云门，拿合谷，一指禅推大椎、心俞、肺俞。

肝郁气滞者，加按揉章门、期门，搓两胁，一指禅推肝俞，按揉肝俞。

尿道阻塞者，加按揉肾俞、志室、三焦俞、水道、三阴交。

肾气不充者，加一指禅推肾俞、命门，按揉肾俞、命门。

【注意事项】

（1）节制饮食，少食肥甘辛辣。过食辛辣厚味，脾胃受损，湿热内生，下注膀胱，最终导致癃闭的形成。

（2）保持心情舒畅，切忌忧思恼怒。忧思伤脾，恼怒伤肝，肝气郁结则气机不畅，从而引起小便不利，癃闭形成。

（3）锻炼身体，增强抵抗力。避免忍尿、压迫会阴部、纵欲过度。

阳　痿

阳痿即指因某种原因所致阴茎痿软不举，或举而不坚，或初举有力，旋即痿软，以致影响正常性生活的病症。阳痿相当于现代医学所说的阴茎勃起障碍。本病多发于青壮年男性，分先天性和病理性两种，前者不多见，不易治愈；后者多见，而且治愈率高。

【病因病机】

（1）纵欲手淫，精气虚损。房劳不节，少年手淫，过早损伤肾精，精气竭绝，肾虚不荣阴器，故阳事痿而不举。

（2）思虑焦劳，损伤心脾。思虑过度，心神受伤，所愿不遂，君火内动，暗耗肾阴，扰及精室，遂致梦遗、滑泄，宗筋失养而阳事不举。

（3）恐惧伤肾，阳痿不举。惊恐伤肾，肾气失助，难充其力，故临事不兴，痿弱不举。

（4）情志失调，肝气郁结。情志不舒，忧思郁怒，肝气郁结，肝主筋，绕阴器，阴器为宗筋之汇，宗筋所聚无能，遂致阳痿。

（5）酒热肥甘，湿热下注。饮食劳倦，损伤脾胃，脾虚不运，痰湿阻络，宗筋失濡，或嗜酒好色，蕴湿成热，熏蒸肝胆，循经下注宗筋，阴器不用。

【诊断要点】

阳痿的主要临床表现为在性生活中阴茎不能勃起，或勃而不坚，不能进行正常的性生活。常见于房事过多，或少年时期多有手淫历史的青年男性，伴有身倦乏力，腰膝酸软或小便不利，滴沥不净等症状。排除发育不良以及药物影响引起的阳痿。

（1）命门火衰：阳事不举，或举而不坚，腰膝酸软，畏寒肢冷，面色㿠白，头昏耳鸣，神疲倦怠。舌淡胖嫩，脉沉弱无力。

（2）心脾两虚：阳痿不举，性欲减退，心悸健忘，少寐多梦，纳少乏力，四肢倦怠，腹胀便溏。舌淡、苔白，脉细弱。

（3）湿热下注：阴器弛缓无力，或举而不坚，阴囊坠胀，肢体困倦，小便赤涩。舌红、苔黄腻，脉弦滑或濡数。

（4）肝气郁结：阳事不兴，勃而不坚，情志抑郁，不思房事，急躁易怒，胸胁胀满，善太息，食少乏力。舌淡红、苔白，脉弦。

（5）肾精亏损：阳物不举，或举而不坚，性欲减退，头晕耳鸣，腰膝酸软无力，精神萎靡，少寐多梦，目昏发枯。舌淡、苔白，脉沉细。

【治疗】

（1）治则：益气壮阳，补元填精。

（2）手法：一指禅推法、拿法、揉法、擦法。

（3）取穴：神阙、气海、关元、中极、肾俞、命门、腰阳关、三阴交、八髎、血海、小腹部。

（4）基本操作：患者取仰卧位，术者先以神阙穴为中心顺时针揉腹部5分钟，再用一指禅推气海、关元、中极，然后点按三阴交，拿血海、三阴交。

患者取仰卧位，术者按揉其肾俞、命门、腰阳关、八髎。掌擦腰阳关，以透热为度。

（5）辨证加减

命门火衰者，加按揉百会，一指禅推大椎。

心脾亏虚者，加揉中脘、腹部，一指禅推心俞、脾俞，拿肩井。

湿热下注者，加按揉三阴交、阴陵泉，点按膀胱俞。

肝气郁结者，加按揉章门、期门，搓两胁，一指禅推肝俞，点按肝俞。

肾精亏损者，加一指禅推肾俞、命门，按揉肾俞、命门。

【注意事项】

（1）学习性知识，了解生理波动：正确了解性基本知识，正确看待自己的生理冲动。

（2）调控情绪，增加自信：心理因素对阳痿的疗效有着重要影响，要相信自己，不要有太大的心理负担。

（3）节制饮食，劳逸结合：合理搭配饮食，注意休息，不要过度操劳。

（4）谨慎用药，节制房事：树立正确的性生活观念，适度的性生活有益身心健康，但纵欲无度则有害。

面　瘫

面瘫是以口眼歪斜为主要症状的一种疾病。现代医学多称面神经麻痹或面神经炎，表现为一侧面部表情肌瘫痪。面瘫是一种常见病、多发病，且发病没有年龄限制，任何年龄均可发病，发病急骤，若不及时治疗，会留下后遗症，严重者终生口眼歪斜。面瘫分为周围性面瘫和中枢性面瘫，临床以周围性面神经麻痹最为多见。

【病因病机】

周围性面瘫常因正气不足，脉络空虚，风寒之邪乘虚侵袭阳明、少阳脉络，以致经气阻滞，气血运行受阻；以及中风后遗症，筋脉失养，肌肉弛缓不收，发为本病。现代医学认为，周围性面瘫多因急性非化脓性茎乳突孔内的面神经炎所引起，春、秋季多发。中枢性面瘫因脑血管疾患及颅内肿瘤等原因所致。

【诊断要点】

临床多有感受风寒侵袭的病史，以一侧面部表情肌瘫痪，面部歪向健侧为主要症状，分为周围性和中枢性两种。周围性面瘫发病突然，初起有耳后部疼痛，继则面部表情肌瘫痪而出现额纹消失，眼不能闭合，鼻唇沟平坦，嘴巴歪向对侧，进食时食物常嵌在齿颊间等，部分患者可有同侧舌前三分之二味觉减退及听觉过敏。中枢性面瘫仅限于脸部下面的肌肉瘫痪，故皱额、蹙眉皆无障碍，且常伴有一侧上肢或下肢的瘫痪。查体表现为患侧前额皱纹消失、眼裂扩大、鼻唇沟平坦、口角下垂。在微笑或露齿动作时，口角下坠及面部歪斜更为明显。患侧不能做皱额、蹙眉、闭目、鼓气和撅嘴等动作。鼓腮和吹口哨时，因患侧口唇不能闭合而漏气。

【治疗】

（1）治疗原则：祛风散寒，活血通络。

（2）手法：摩法、揉法、按法、一指禅推法、拿法。

（3）取穴：患侧前额部、眼眶部、面颊部，以及头维、太阳、睛明、攒竹、鱼腰、丝竹空、四白、承泣、下关、颊车、地仓、人中、迎香、听宫、听会、耳门、翳风、风池、人迎。

（4）基本操作：患者取坐位，术者位于其身侧，一手固定其头部，另一手用指掌摩揉法施术于颜面部，反复1～3遍；然后以拇指的掌面和鱼际肌从患者额正中线开始，向外至双侧太阳穴，再向前下至颊部，掌揉至下颌，手法轻，放松于耳部。然后再用中指指腹点按太阳、阳白、攒竹、四白、迎香、颊车、地仓、承浆等穴，用拇指从鼻背向外指摩3～5次。

术者位于患者身后，用一指禅推法施术于风池、翳风及项部，以局部出现酸、胀、麻、痛感为度；再拿肩井穴。

（5）辨证加减

弛缓型者，按揉手法宜重，尤宜增强下关、耳门、听宫、听会等穴位的手法力量。痉挛性者，手法宜柔和，以翳风、风池为治疗重点。

口眼歪斜明显者，增加眼周或颊车、下关等穴位的手法时间。流泪者，增加推睛明、四白等穴位的时间。

【注意事项】

（1）远离风寒。勿用冷水洗脸，每晚睡前用热水泡脚 10 ~ 20 分钟后进行足底按摩。避免风直接吹头面部。

（2）注意休息，适当锻炼。宜多休息，睡眠充足。根据自身的情况选择一些适宜的运动项目，如散步、做体操、打太极拳、跳舞等。

半 身 不 遂

半身不遂又称偏瘫，是指一侧上下肢、面肌和舌肌下部的运动障碍，它是急性脑血管病的一个常见症状。西医学认为偏瘫多因脑血管病变所致，如脑血管破裂、栓塞、痉挛等造成中枢神经系统病变而发生头晕、头痛、呕吐、肢体麻木、抽搐、瘫痪、意识不清甚至昏迷等症状。颜面局部或颜面与肢体的偏瘫又伴有昏迷者为中脏腑；偏瘫无意识障碍者为中经络。推拿治疗多适用于中经络。

【病因病机】

（1）正气不足，风邪入侵：因气虚卫外不固，风邪入经络，气血痹阻，肌肤筋脉失于濡养，或因痰浊素盛，风痰相合，引动痰湿流窜经络，致口眼㖞斜、半身不遂。

（2）阴阳失调，阳亢风动：因精血不足，肝肾阴虚，水不涵木，而致肝阳亢盛。在此基础上，加之情志过极、劳倦过度、嗜酒劳累等各种因素，使阴亏于下，阳亢于上，气血上冲，心神昏冒，发为中风。

（3）痰浊内生，蒙蔽清窍：脾失健运，痰湿内生，阻滞经络，蒙蔽清窍；或肝阳素旺，横逆犯脾，脾运失司，内生痰浊或肝火煎熬津液成痰，以致肝风夹杂痰浊，横窜经络，蒙蔽清窍而猝然昏仆，㖞僻不遂。

（4）五志过极，心火暴盛：五志不节，心火暴盛或暴怒伤肝，引动心火，气热郁逆，气血并走于上，心神昏冒而猝倒无知，发为本病。

【诊断要点】

半身不遂多急性起病，好发于 40 岁以上，发病之前多有头晕、头痛、一侧肢体麻木等先兆症状。常有眩晕、头痛、心悸等病史，病发多有情志失调、饮食不当或劳累等诱因。

在临床上有四种表现形式：

（1）轻偏瘫：在偏瘫极轻微的情况下，如进行性偏瘫的早期，或一过性发作性偏瘫的发作间隙期，瘫痪轻微，如不仔细检查易于遗漏。

（2）弛缓性偏瘫：表现为一侧上下肢随意运动障碍，伴有明显的肌张力低下，随意肌麻痹明显而不随意肌则可不出现麻痹。

（3）痉挛性偏瘫：其特点是明显的肌张力增高。上肢的伸肌群及下肢的屈肌群瘫痪明显，肌张力显著增高，故表现为上肢屈曲，下肢伸直，手指呈屈曲状态，被动伸直时有僵硬抵抗感。

（4）意识障碍性偏瘫：表现为突然发生意识障碍，并伴有偏瘫，常有头及眼向一侧偏斜。

【治疗】

（1）治则：舒筋通络，行气活血。

（2）手法：一指禅推法、拿法、滚法、按法、抄法、抹法、捻法、抖法、摇法等。

（3）取穴：印堂、攒竹、鱼腰、丝竹空、太阳、四白、迎香、睛明、下关、颊车、头维、人中、风池、风府、肩井、天宗、大椎、肩贞、肩俞、肩前、臂臑、曲池、少海、手三里、外关、内关、合谷、外劳宫、环跳、委中、承山、足三里、阳陵泉、解溪等。

（4）基本操作

头面部：患者取仰卧位，术者以一指禅推法推印堂、攒竹、鱼腰、丝竹空、太阳、四白、迎香、睛明、下关、颊车等穴位，而后抹印堂、眼眶部；再按人中、头维、迎香。

颈项部及腰背部：患者取俯卧位，术者拿风池、风府，拘太阳至人迎，一指禅推法推天宗、大椎，抄两腰，再以一指禅推法推膀胱经（背、腰部）。

四肢部：患者先取仰卧位，术者以滚法滚上肢内侧、前臂外侧，一指禅推肩前，以拿法拿曲池、少海、手三里、外关、内关、合谷、外劳宫，再捻十指；最后摇肩关节，抖上肢，拿合谷，外劳宫，捻十指，抖上肢。滚大腿前侧；拿大腿内侧、委中、承山，按揉足三里、阳陵泉，拿解溪；最后屈伸髋、膝关节，摇踝关节。患者再取俯卧位，术者滚大腿后侧部，肘按环跳。

（5）辨证加减

便秘者，加一指禅推大横，揉腹，一指禅推伏兔。

尿潴留者，加揉小腹（膀胱部），按中极，按揉血海、三阴交。

尿失禁者，加一指禅推关元、气海，揉小腹（膀胱部），按揉三阴交、足三里，推八髎、肾俞、命门。血压增高者，加抹督脉（项部）、膀胱经（项部），按揉肝俞、胆俞。

舌强言謇者，加按揉廉泉、地仓。

痉挛性瘫痪者，手法宜柔和。弛缓性瘫痪者，手法宜重着。

【注意事项】

（1）定期进行体格检查：年龄40岁以上的人群，特别是有高血压、糖尿病或中风家族史的人，要定期进行体格检查，及早发现、及早治疗中风的危险因素，可以预防中风的发生。

（2）进行适当的康复训练：康复训练是半身不遂患者功能活动恢复的重要手段，需要在专业医师指导下坚持针对性的康复训练。

二、妇科病症

月 经 不 调

月经失调也称月经不调，是妇科常见病，表现为月经周期、经量、经色等的异常，可伴腹痛及其他全身症状。常见的有经行先期、经行后期、经行先后不定期等。

现代医学认为体内雌激素分泌失调、植物神经功能紊乱、精神刺激、寒冷、疲劳和某些全身性疾病等，都可能导致此病。病因可能是器质性病变或是功能失常。推拿对功能性月经不调有一定疗效。

【病因病机】

（1）血热：素体阳盛或阴虚内热，或忧思郁结，久郁化火，或误食辛辣暖宫之物，热蕴胞宫，迫血下行，致月经先期而下。

（2）气虚：饮食失节、劳倦过度或思虑过极，损伤脾胃，而致中气虚弱，统摄无权，冲任不固，经血失统以致经行先期。

（3）寒凝：素体阳虚，阴寒内盛，或经产之时，感受寒凉，过食生冷，寒邪乘虚搏于冲任，留滞胞宫，血海不能按时溢满，导致经行后期。

（4）血虚：大病久病，耗伤阴血，或病后体虚，饮食减少，生化不足，以致冲任血虚，血海不足而经行后期。

（5）气滞：情志抑郁，气机不畅，冲任失调，血行受阻，血海蓄溢失常致月经先后不定期。

【诊断要点】

（1）月经周期紊乱，表现为先期（月经周期提前 7 天以上，甚至一月两行）、后期（月经周期延后 7 天以上，甚至两月一行）、先后不定期等（月经不按期来潮，或提前或延后 7 天以上）。

（2）经量异常，表现为月经量过多或过少。

（3）经质异常，表现为黏稠、清稀、有瘀块等。

【治疗】

（1）治则：调经治本。血热者宜清热凉血；气虚者宜培补元气、摄血调经；寒凝者宜温经散寒调经；血虚者宜养血调经；气滞者宜疏肝理气。

（2）手法：一指禅推法、按法、揉法、摩法、捏法、拿法等。

（3）取穴：中脘、关元、气海、中极、章门、期门、脾俞、肝俞、肾俞、命门、八髎、足三里、三阴交、血海、阴陵泉等。

（4）基本操作：患者取仰卧位，术者以一指禅推法施于中脘、气海、关元、中极穴，每穴 1~2 分钟；再用掌摩法顺时针方向摩小腹 5 分钟；拿揉足三里、三阴交、血海、阴陵泉穴，每穴 1~2 分钟。

患者取俯卧位，术者以一指禅推法施于患者背部两侧膀胱经脾俞、肝俞、肾俞穴，往返治疗5分钟；按揉命门、八髎穴，每穴1~2分钟；在患者背部由下向上捏脊，往返3遍。

（5）辨证加减

血热型，按揉心俞，肝俞、大椎穴1~2分钟；掌擦法擦大椎穴，以透热为度；搓两胁，按揉尺泽、内关；点按曲池、神门穴，每穴1分钟；搓擦涌泉穴1分钟。

虚热型，加推大椎，心俞，拿风池、少海、曲池、内关、合谷，捻十指。

寒凝型，拿肩井穴5~10次；掌推法沿肚脐分推腹部，以透热为度；加按揉八髎、肝俞、肾俞、大肠俞。

气虚型，加一指禅推关元、气海，推脾俞、胃俞，按揉足三里、承山。

血虚型，按揉脾俞、胃俞、足三里、三阴交、血海等穴，每穴1~2分钟；用掌擦法横擦背部脾俞、胃俞穴处，以透热为度。

气滞型，点按膻中穴1分钟；按揉章门、期门，每穴1~2分钟；搓擦两胁肋，以透热为度。

肝肾亏损型，加一指禅推肾俞、肝俞、心俞，抹印堂、眉弓，拘太阳至玉枕，拿风池，按揉翳风。

【注意事项】

（1）注意休息，不宜做剧烈运动或过度劳累。

（2）注意饮食调摄，忌食生冷寒凉或辛辣之品。

（3）注意经期卫生，宜保暖，避风寒。

（4）保持心情舒畅，避免气急暴躁，情志过极。

痛　经

痛经是指女性在行经前后或月经期间出现的小腹及腰部疼痛，痛甚者可伴面色苍白、头面冷汗淋漓、手足厥冷、泛恶呕吐等症，又称"经行腹痛"。

【病因病机】

中医认为痛经的主要发病机制是气血运行不畅。因经水为血所化，血随气行，气充血沛，气顺血和，则经行畅通、无疼痛之感。若情志抑郁，气机不畅，冲任失调，血行受阻，气滞血瘀于胞宫而作痛；或经期涉水受寒，过食生冷，寒湿伤及胞宫，经血为寒湿所凝，运行不畅而作痛；或素体阳虚，阴寒内盛，或大病久病，体虚气血不足，肝肾亏虚，经行则气血更虚，以致胞脉失养而作痛。

【诊断要点】

（1）有经行腹痛、经期产后冒雨涉水、过食寒凉或房事不节史。

（2）每遇经期或经行前后小腹疼痛，随月经周期性发作，疼痛剧烈者伴有呕吐汗出，面青肢冷，甚则晕厥。部分患者经期疼痛连及腰骶，放射至肛门或两侧股部。

（3）妇科检查：原发性痛经者，妇科检查多无明显病变，部分患者可有子宫体极度屈曲，宫颈口狭窄。子宫内膜异位症患者多有痛性结节、子宫粘连、活动受限，或有卵巢囊肿。

【治疗】

(1) 治则：通调气血。虚证者宜补益；气郁血滞者宜行气活血；寒湿凝滞者宜温经化瘀。

(2) 手法：一指禅推法、旋推法、滚法、按法、揉法、摩法、捏法等。

(3) 取穴：关元、气海、中极、天枢、章门、期门、脾俞、肝俞、肾俞、命门、八髎、足三里、三阴交、地机、血海、阴陵泉等。

(4) 基本操作：患者取仰卧位，术者以掌摩法顺时针方向摩小腹5分钟；用一指禅推法施于气海、关元、中极、水道，旋推关元，按揉气冲；拿三阴交。

患者取俯卧位，术者以滚法施于腰部脊柱两旁及骶部5分钟；按揉肾俞、大肠俞、八髎穴，每穴1~2分钟；横擦八髎穴，以透热为度。

(5) 辨证加减

气滞血瘀者，加按揉章门、期门、肝俞、膈俞穴，每穴1~2分钟；拿血海、三阴交、地机穴，以酸胀为度，搓两胁。

寒湿凝滞者，加用掌擦法直擦背部督脉，横擦腰部肾俞、命门穴，以透热为度；按揉血海、三阴交穴，每穴1分钟。

气血虚弱者，加用掌擦法直擦背部督脉，横擦左侧背部，以透热为度；指揉中脘穴3分钟；按揉脾俞、胃俞、足三里穴，每穴1分钟。

实证痛经者，多在第1腰椎或第4腰椎有棘突偏歪及轻度压痛，对偏歪棘突用旋转复位或斜扳的方法纠正棘突偏歪，可治愈或缓解痛经。

【注意事项】

(1) 在下次月经来之前1周时治疗，连续治疗3个月为一疗程。

(2) 经期不宜在腹部和腰骶部做手法，以防月经过多。

(3) 经期注意休息及保暖，不宜剧烈运动或过度劳累。

(4) 注意饮食调摄，忌食生冷寒凉或辛辣之品。

(5) 注意经期卫生，宜保暖，避风寒。

(6) 保持心情舒畅，避免暴躁忧郁，情志过极。

子 宫 脱 垂

子宫脱垂是指子宫从正常位置向下移位，甚至完全脱出于阴道口外。临床常见自觉有物从阴道脱出，伴腰酸、小腹胀坠、乏力、白带增多、小便频数等，又称为"阴脱""阴挺""子宫脱出"等。本病常发生于劳动妇女，以产后损伤为多见。

【病因病机】

(1) 气虚：素体虚弱，中气不足，分娩时用力太过，或产后操劳持重，或久嗽不愈，或年老久病，便秘努责，损伤中气，中气下陷，固摄无权，系胞无力，以致子宫脱垂。

(2) 肾虚：先天不足，或房劳多产，或年老体弱，肾气亏虚，冲任不固，系胞无力，以致子宫脱垂。

【诊断要点】

（1）阴道内有肿块脱出、下坠感，可伴大小便困难。

（2）子宫脱垂分度

Ⅰ度轻：子宫颈距离处女膜缘少于4cm但未达处女膜缘。

Ⅰ度重：子宫颈已达处女膜缘，于阴道口即可见到。

Ⅱ度轻：子宫颈已脱出阴道口外，但宫体尚在阴道内。

Ⅱ度重：子宫颈及部分子宫体已脱出于阴道口外。

Ⅲ度：子宫颈及子宫体全部脱出于阴道口外。

【治疗】

（1）治则：补气升提，调理脾肾。

（2）手法：一指禅推法、揉法、按法、擦法、摩法等。

（3）取穴：中脘、气海、关元、子宫、足三里、脾俞、胃俞、肾俞、命门、腰阳关、三焦俞、百会等穴。

（4）基本操作：患者取仰卧位，术者用拇指指腹端按揉其关元、子宫穴，每穴2分钟；以掌摩法顺时针摩小腹5分钟；将两手掌搓热后紧贴患者耻骨，以掌根自耻骨沿正中线向上推，力量均匀、柔和。

患者取坐位，术者用一指禅推法施于百会穴2分钟。

患者取俯卧位，术者用拇指指端点按患者两足底涌泉穴，配合患者深呼吸，提肛收腹；再点按两下肢三阴交、足三里、阴陵泉穴各1分钟。用一指禅推法施于患者两侧脾俞、胃俞、关元俞、肾俞、命门、腰阳关、大肠俞，每穴1~2分钟。用捏脊法自下而上反复操作3遍，并于关元俞、气海俞、肾俞、胃俞、脾俞、三焦俞穴适当增加捏拿强度。用掌擦法直擦患者背部两侧膀胱经，再横擦腰骶部各2分钟。

（5）辨证加减

气虚者，加一指禅推心俞、脾俞、胃俞，揉脾俞、下脘，抄两腰，按百会。

肾虚者，加一指禅推肾俞、命门、腰阳关、大肠俞，揉命门、大肠俞，拿阳陵泉。

【注意事项】

（1）注意锻炼，多做俯卧、胸膝卧位，帮助子宫保持前倾位，多做加强盆底肌肉弹性的缩肛运动。

（2）产后要充分休息，经常更换卧床姿势，不要提或举过重的东西，不要过早跑步、走远路。

（3）体质虚弱者要注意调理，避免过度操持家务与体力劳动。

（4）避免长期从事蹲、站工作。

乳　痈

乳痈是指乳房红肿疼痛，乳汁排出不畅，以致结脓成痈的急性化脓性病症。多发于哺乳期妇女，尤以初产后3~4周最为多见。初期，乳房局部红肿疼痛，同时伴有发热、恶寒、头痛等全身症状，日久作脓溃烂。发于妊娠期者为内吹乳痈，发于哺乳期者为外吹乳痈。

【病因病机】

（1）乳汁淤积：外感风热，邪毒壅盛，致乳络不畅，乳汁积滞；或因乳头破损、畸形内陷致不能充分哺乳；或因乳汁过多而婴儿不能吸净；或断乳不当，乳汁壅滞，均可致乳汁淤积，日久化而为脓，发为乳痈。

（2）肝胃不和：情志内伤，肝气不舒，或产后饮食不节，脾胃积热，以致肝胃不和，经络阻塞，气滞血瘀，邪热蕴积而成肿块，热盛内腐而成脓。

【诊断要点】

（1）哺乳期妇女，尤以初产后 3～4 周最为多见。

（2）乳房疼痛，局部红肿、发热。

（3）可有寒战、高热、脉搏加快。

（4）常有患侧淋巴结肿大、压痛，白细胞计数明显增高。

（5）一般初起为蜂窝织炎，数天后可形成单发或多发性脓肿，日久溃烂。

【治疗】

（1）治则：疏肝清热，通乳消肿。推拿治疗主要适用于郁乳期。

（2）手法：一指禅推法、缠法、梳法、揉法、按法、拿法等。

（3）取穴：乳房部、乳根、天溪、食窦、屋翳、膺窗、膻中、中脘、天枢、气海、章门、期门、脾俞、胃俞、风池、肩井、少泽、合谷等。

（4）基本操作：以揉法结合摩法揉摩乳房及周围的乳根、天溪、食窦、屋翳、膺窗、膻中穴，每穴 3～5 分钟，用施缠法于乳房局部红肿处。自乳根部向乳头方向用梳法数次，用右手拇指、食指轻捻乳头，同时左手按压乳中穴，操作 2～3 分钟。双手掌轮换轻按乳房，使乳汁流出，反复进行 3～5 次，使淤积的乳汁充分排出。

患者取仰卧位，术者以按揉法施于中脘、天枢、气海穴，每穴 2～3 分钟；顺时针方向揉摩胃脘部及腹部 5 分钟。

患者取俯卧位，术者以一指禅推法施于背部脊柱两旁膀胱经第一侧线、第二侧线，往返操作，操作 3～5 分钟。按揉肝俞、脾俞、胃俞穴，每穴 1～2 分钟，以酸胀为度。

患者取坐位，术者以按揉法作用于风池，再沿颈椎两侧向下到大椎两侧，往返按揉 5～7 遍。拿风池、肩井、少泽、合谷穴，每穴操作半分钟。

【注意事项】

（1）产妇，尤其是初产妇应做好预防措施，在妊娠后期要注意乳头保健，经常用温水或 75% 酒精棉球擦洗乳头，保持乳头清洁。

（2）哺乳时要避免露乳当风，注意胸部保暖，哺乳后轻揉乳房。

（3）养成良好哺乳习惯，定时哺乳，防止乳汁潴留。

三、骨伤科病症

颈 椎 病

颈椎病是指颈椎间盘退行性变及颈椎骨质增生，刺激或压迫邻近的脊髓、神经根、血管及交感神经，并由此产生颈、肩、上肢一系列不适表现的疾病。属于中医"项痹""头痛""眩晕""痿证"等范畴。现代医学常将颈椎病分为颈型、神经根型、椎动脉型、交感型、脊髓型和混合型。推拿治疗颈椎病临床疗效好，具有一定的优势。

【病因病机】

由于人类脊柱中，颈椎体积最小，强度最差，活动度大，活动频率高，单位面积承重大；随着年龄的增长及各种急、慢性劳损的累积效应，逐渐导致颈椎间盘髓核脱水、退变，纤维环膨出、破裂，颈椎间隙变窄，椎间韧带损伤、松弛，造成椎体不稳、骨膜受到牵拉和挤压，产生局部微血管破裂与出血、血肿。随着血肿的机化及钙盐的沉着，最后形成骨赘。当突出的椎间盘与增生的骨赘刺激或压迫邻近的脊神经根、椎动脉或脊髓，使其产生损伤、无菌性炎症、修复后反应等，就出现了颈椎病的临床症状。

【诊断要点】

（1）颈型：颈椎各椎间关节及周围筋肉损伤，导致颈肩背局部酸胀、疼痛、僵硬，不能做点头、仰头及头颈部旋转活动，呈斜颈姿势。患者回头时，颈部与躯干需共同旋转。

（2）神经根型：颈丛和臂丛神经受压，造成颈项、肩胛上背、上胸壁、肩臂和手部放射性麻木、疼痛无力和肌肉萎缩，感觉异常。患者睡眠时，喜取伤肢在上的屈肘侧卧位。

（3）椎动脉型：颈椎关节退变、增生，压迫椎动脉，致使椎动脉、脊髓前动脉、脊髓后动脉供血不足，造成头晕、耳鸣、记忆力减退、猝倒（猝倒后因颈部位置改变而立即清醒，并可起来走路）。颈部侧弯及后伸到一定位置，则出现头晕加重，甚至猝倒。

（4）脊髓型：颈部脊髓因受压而缺血、变性，导致脊髓传导障碍，造成四肢无力、走路不稳、瘫痪、大小便障碍等。

（5）交感神经型：颈交感神经受压，造成心率异常、假性心绞痛、胸闷、顽固性头痛、眼痛、视物模糊、眼窝发胀、流泪、肢体发凉、指端红肿、出汗障碍等综合征（即霍纳尔征）。

（6）混合型：临床上同时存在上述两型或两型以上症状、体征者，即可诊断为混合型颈椎病。

【治疗】

（1）治则：舒筋活血，解痉止痛，理筋整复。

（2）手法：滚法、一指禅推法、拿法、揉法、按法、拔伸法、扳法等。

（3）取穴：风池、风府、颈夹脊、大椎、肩井、天宗、阿是穴等。

（4）基本操作

①以滚法和一指禅推法作用于患者颈部、肩部、上背部。拿颈项，术者一手扶住患者前额，一手拿揉颈项部，重点拿揉肌肉痉挛处。并可配合颈项部被动屈伸运动。

②用拇指按揉法作用于颈部、肩背部及肩胛骨内缘痛点，反复3～5遍；再用拇指按风池、风府、颈夹脊、大椎、肩井、天宗、阿是穴等，每穴1分钟。

③对棘突偏歪者进行颈椎旋转扳法，对椎动脉型及脊髓型颈椎病患者慎用或禁用扳法。

（5）辨证加减

神经根型：病变在3、4椎间隙以上者，加拇指、食指按揉玉枕；病变在第4、5颈椎间隙者，加梳上肢，拿肩髃、曲池、足三里、合谷，捻手指，抖上肢；病变在第5、6颈椎间隙，加一指禅推肩胛内上缘，梳上肢，拿曲池、手三里、合谷，捻手指；病变在第6、7颈椎间隙者，加拿肩髎、天井、外关、阳池，抖上肢，捻手指；病变在第7颈椎与第1胸椎间隙者，加一指禅推肩胛骨内缘，按揉肩胛骨内缘，梳上肢，拿极泉、少海，抖上肢，捻手指。

椎动脉型：颈肩痛或颈枕痛与神经根型大体相同，手法操作可参考选用。脑部缺血者，加揉中脘，拿风府，抹印堂、眉弓，推睛明，按揉翳风；反射性脑血管痉挛者，加推印堂、眉弓、太阳，抹印堂、眉弓、前额部。

交感神经型：眼部症状者，加一指禅推睛明、承泣、四白、太阳、丝竹空、鱼腰、攒竹，抹眼眶。头部症状者，加推印堂、眉弓、太阳、前额，按揉头维、角孙。伴心脏症状者，加一指禅推心俞、厥阴俞、肺俞，拿内关。伴周围血管症状者，加抹膀胱经（颈部），一指禅推大椎、大杼、风门，按揉大杼、风门。出汗障碍者，加一指禅推膀胱经（背腰部），按揉肺俞、心俞、肾俞、大肠俞、八髎。

【注意事项】

（1）注意纠正平时的不良习惯姿势，避免长期伏案，注意肩颈部的保暖和用枕的合理性，立足于预防。

（2）推拿治疗颈椎病务必选择适应证型，注意手法安全性，避免推拿意外。

（3）平时要加强颈部的功能锻炼，疼痛剧烈、不敢转动或脊髓型颈椎病，应选用制动或卧床休息。

落　枕

落枕又称"失枕"，是指由于不良睡姿或枕头高低失度，头颈部肌肉在较长时间内处于某一固定姿势，使得颈部部分肌肉受到牵拉，继而导致颈项部肌肉痉挛，主要表现为颈项部疼痛、僵直、活动受限。轻者可自愈，严重者疼痛迁延数周，可发展为颈椎病。本病属中医"项痹"范畴。

【病因病机】

中医学认为，睡眠姿势不正或枕头高低不适以及因颈项部负重而致的急性扭伤，会导致颈项部经络受损，经脉失和，气血运行不畅，不通则痛，发为此病。若外感风寒，邪气侵袭项背部，筋络拘急，气血不畅，也会导致此病。

【诊断要点】

（1）常发生于睡眠后，突然感到颈项强痛、活动受限，颈项部肌肉紧张疼痛。

（2）项背有牵拉痛，向患侧被动倾斜时，颈项肩部压痛明显或加剧。

（3）X线检查一般无明显异常；少数患者可见颈椎生理曲度减小、椎体增生等。

【治疗】

（1）治则：活血舒筋，温经通络，解痉止痛。

（2）手法：滚法、一指禅推法、按法、揉法、拿法、弹拨法、擦法、扳法等。

（3）取穴：风池、天柱、肩井、肩中俞、颈夹脊、天宗、落枕穴、阿是穴等。

（4）基本操作：

①以滚法、一指禅推法作用于患侧颈项及肩部，反复数遍，同时配合颈项屈伸和侧屈被动运动；再以拇指按揉法作用于风池、天柱、肩井、肩中俞、天宗、阿是穴等。

②拿颈项部及风池、颈夹脊、肩井等穴。

③弹拨肩颈痉挛肌肉，以压痛点为主。

④掌擦颈项部及肩背部，以透热为度。

【注意事项】

（1）急性疼痛时，以卧床休息、颈部制动为主。

（2）若伴有棘突偏移者，可施以颈椎旋转定位扳法整复，但不可强求弹响。

（3）患者疼痛缓解后可适当进行颈项部功能锻炼：如前屈、后伸侧屈、旋转等，活动速度不宜过快，幅度由小渐大，每日早晚各1次，每次10分钟以内。

（4）平时不宜长时间保持一个姿势，注意颈部保暖。

肩　周　炎

肩周炎是以肩关节持续疼痛、肌肉萎缩、活动受限为主症的疾病，又称"五十肩""漏肩风"。发病初期以局部疼痛、畏寒怕冷为主，后期出现肩关节炎症粘连，肩部呈固结状，导致功能活动障碍。本病属中医"肩痹"范畴。多见于体力劳动者，女性发病率略高于男性，常发生在单侧肩部。

【病因病机】

中医学认为本病与体虚、劳损、风寒侵袭肩部等有关。肩部外感风寒邪气，气血痹阻；过度劳作、外伤，损伤筋脉，气滞血瘀；或年老体衰，气血不足，筋骨失养等内外因素皆可使肩部脉络阻滞不通，气血运行不畅，不通则痛。

【诊断要点】

（1）肩部有外伤、劳损、感受风寒湿邪等病史。

（2）肩部疼痛，活动时加剧，可向上臂及肘部放射，压痛较广泛。

（3）活动明显受限，可伴有肩部肌肉萎缩。

（4）X线检查一般无明显异常。发病后期可出现骨质疏松、关节间隙变窄或增宽、骨质增生、软组织钙化等。肩关节造影可见关节囊有粘连现象。

【治疗】

（1）治则：温通经络，活血止痛，松解粘连，滑利关节。

（2）手法：一指禅推法、滚法、揉法、拿法、点法、弹拨法、摇法、扳法、搓法、抖法等。

（3）取穴：肩井，肩髃，秉风，天宗，肩贞，曲池，手三里，合谷，肩关节前部、外侧部、后部，冈上肌等。

（4）基本操作

①一手托住患者上臂使其微外展，另一手施以一指禅推法或滚法于其肩臂部，可配合患肢的被动外展、旋外和旋内活动。

②用点压、弹拨法依次点压、弹拨肩井、秉风、天宗、肩贞、肩髃等穴，以酸胀为度。

③对有粘连的部位或压痛点施以弹拨法，以解痉止痛，剥离粘连。

④一手扶住患肩，另一手握住其腕部或托住肘部，以肩关节为轴心做环转摇动，幅度由小渐大，反复数次。然后做肩关节内收、外展后伸及内旋的扳动。再以拿揉法作用于肩部周围。

⑤以搓法从肩部至前臂，反复上下搓动。握住患者腕部，将患肢缓慢提起上举，同时做牵拉抖动数次。

【注意事项】

（1）本病的主要症状表现为肩关节疼痛和活动障碍，所以在推拿治疗时，应着重针对这个特点进行治疗。

（2）注意局部保暖，适当配合功能锻炼。

肱骨外上髁炎

肱骨外上髁炎是指由于急、慢性损伤而致的肱骨外上髁周围组织的无菌性炎症。主要表现为肘关节疼痛、旋前旋后以及屈腕功能的受限。又称"网球肘"，属中医"筋伤"范畴。

【病因病机】

前臂的反复旋前、旋后动作，屈伸肘关节，导致肱骨外上髁上前臂伸肌群联合总腱附着部的牵拉、撕裂伤，所产生的局部小血肿、水肿，日久致使损伤肌腱附近产生局部粘连，甚者纤维变性引发本病。

反复慢性劳损、急性外伤可致筋络受损阻滞，气血运行不畅，迁延日久成积，气滞血瘀，闭而不通，不通则痛，发为本病。

【诊断要点】

（1）多见于青壮年工人，有肘部急性损伤或慢性劳损病史。

（2）活动受限，在旋转、提拉、端、推等动作时疼痛剧烈。

（3）肱骨外上髁有压痛。

（4）X线检查一般无异常，并排除骨与关节的病变。

【治疗】

（1）治则：行气活血，理筋止痛，疏通经络。

（2）手法：滚法、点法、按法、揉法、拿法、弹拨法、擦法等。

（3）取穴：曲池、手三里、少海、合谷、小海、阿是穴等。

（4）基本操作

①以轻柔的滚法在前臂治疗，往返数次。

②以拇指点揉曲池、手三里、尺泽、少海等穴；同时配合拿法提拿前臂伸腕肌、屈腕肌数次。

③将前臂旋后位，放置于桌上，肘下垫物，以拇指弹拨屈腕肌腱、伸腕肌起点，反复数次。

④掌擦前臂，以前臂伸肌群为主，透热为度。

【注意事项】

（1）平时减少手腕、手肘用力，局部保暖。

（2）适当配合伸屈肘关节、翻掌运臂等功能锻炼。

腕管综合征

腕管综合征又称腕管狭窄征、正中神经挤压征，是指由于正中神经在腕管内受到压迫而引起的桡侧三个半手指麻木、疼痛等症状的疾病，是临床常见的正中神经损伤性疾病，属中医"筋伤"范畴。

【病因病机】

腕管是由8块腕骨及其上方腕横韧带共同组成的骨性纤维隧道，其间有正中神经与9条肌腱通过。因各种原因使腕管内容物水肿、静脉瘀滞，或手腕部反复用力或创伤等，致使正中神经在腕管内受压，出现相应的感觉、运动功能异常。常表现为手腕痛、手指麻木、肌萎缩、握力减弱等。

【诊断要点】

（1）腕部有外伤史或劳损史。

（2）多数患者有感觉障碍，表现为桡侧三个半手指痛觉减退、指端感觉消失。

（3）运动障碍，鱼际肌萎缩，拇指外展、对掌功能受限。

（4）叩击试验阳性。叩击腕部屈面正中时，可引起手指正中神经分布区放射性触电样刺痛。

（5）屈腕试验阳性。

（6）X线检查大多无明显异常，偶可见腕部骨质增生、腕骨陈旧性骨折、脱位等骨性改变征象。

【治疗】

（1）治疗原则：舒筋通络，活血化瘀。

（2）手法：一指禅推法、点法、揉法、拔伸法、摇法、擦法、捻法、拿法等。

（3）取穴：曲泽、内关、大陵、鱼际、劳宫等穴。

（4）基本操作

①以一指禅推法在前臂至手腕沿手厥阴心包经往返治疗，反复数遍。拿合谷、外劳宫、内关，按揉局部疼痛区。

②以双手握患者掌部，一手在桡侧，另一手在尺侧，而拇指平放于患者腕关节的背侧，以拇指指端按入其腕关节背侧间隙内，在拔伸情况下摇患者腕关节。然后，将患者手腕在拇指按压下背伸至最大限度，屈曲后左右旋转手腕数次；再以拇指点揉曲泽、内关、大陵、鱼际等穴，以局部酸胀为度。以摇法摇腕关节及指关节数次，并捻指关节数次。

③以掌擦法擦腕掌部2分钟，以透热为度。

【注意事项】

（1）治疗过程切忌强力、暴力。

（2）避免腕部用力和受寒。

（3）可经常进行适当的腕关节背伸、掌屈及旋转等锻炼。

狭窄性腱鞘炎

狭窄性腱鞘炎是一种常见的腱鞘疾病。发生在拇短伸肌和拇长展肌腱腱鞘，称为桡骨茎突狭窄性腱鞘炎；发生在拇指或手指的指屈肌腱，称为指屈肌腱腱鞘炎或扳机指。弹响指之症，是指手部屈指肌腱与腱鞘摩擦而引起的腱鞘无菌性炎症，又称"屈指肌腱狭窄性腱鞘炎"。本病多发于家庭妇女或手工操作者，以拇指最为多见，其次为中指与食指，小指最少发生。本病属于中医"筋痹"范畴。

【病因病机】

狭窄性腱鞘炎的主要原因是局部组织退行性变及手指过度屈伸活动的机械性刺激。肌腱与腱鞘过度摩擦，再加寒冷的刺激，使局部发生无菌性炎症。腱鞘发生渗出、肿胀，进而产生退行性变，发生机化、肥厚，腱鞘节段性狭窄，肌腱活动在腱鞘内受限，受压部分远端及近端膨大，使肌腱呈葫芦状，肌腱在活动时可产生交锁现象，勉强通过时可发生弹响"扳机"现象。遇寒冷刺激时症状加剧。

【诊断要点】

（1）桡骨茎突腱鞘炎：①腕桡骨茎处有疼痛、压痛和局限性肿胀。拇指与腕关节活动时疼痛加重。②桡骨茎突腱鞘炎试验：患手握拳，拇指屈于掌内，腕部尺偏，若在桡骨茎突处产生疼痛加剧，表示有腱鞘炎。

（2）指屈肌腱腱鞘炎：①常见于妇女，好发于拇指、中指、无名指。②局部有疼痛和压痛，并可扪及硬结。硬结可随手指屈伸而活动。③可出现"弹响"，严重时，患指屈伸活动受限，或是伸直位不能屈曲，或是屈曲位不能伸直。

【治疗】

（1）治则：活血止痛，舒筋通络。

（2）手法：按法、揉法、弹拨法、一指禅推法、抹法、擦法、摇法等。

（3）取穴：掌指关节掌面及掌侧肌腱及压痛点，内关、外关、合谷等穴。

（4）基本操作

桡骨茎突腱鞘炎：用一指禅推掌指关节掌面及其掌侧肌腱部，按揉掌指关节面及其掌侧肌腱，捻掌指关节，摇掌指关节。

指屈肌腱腱鞘炎：以按揉法作用于内关、外关、合谷穴和压痛点；术者一手拿患指，另一手拇指端按在患者腱鞘结节部位，被动做患指的伸屈活动，按在结节部位的拇指做弹拨分筋手法数次；以掌擦法擦压痛部位，透热为度。

【注意事项】

（1）注意休息，避免手指过度劳累。

（2）保暖，避免受凉或接触冷水。

急性腰扭伤

急性腰扭伤是指腰骶、骶髂及腰背两侧的肌肉、筋膜、韧带、关节囊及滑膜等软组织的急性损伤，从而引起腰部疼痛及活动功能障碍的一种病证，俗称闪腰、岔气。本病是腰痛疾病中常见的一种。多发于青壮年体力劳动者、长期从事弯腰作业和平时缺乏锻炼肌肉不发达的人群，男性较女性为多。此病若治疗及时，手法运用恰当，治疗效果极佳。本病属中医"腰痛"范畴。

【病因病机】

（1）内因：腰部是脊柱运动的一大枢纽，承担着人体二分之一以上的体重，是日常生活和劳动中活动最多的部位之一，因此也是最易受伤之处。

（2）外因：腰部急性损伤多因突然遭受暴力所致，或由于腰部活动时姿势不正确，用力不当，或用力过度，或搬运抬杠重物时，肌肉配合不协调，以及跌仆闪挫，使腰部肌肉、韧带受到强烈牵拉、扭转而损伤。其病理变化为损伤组织出血、水肿和吸收修复过程。

【诊断要点】

（1）多有扭伤或活动不当病史。

（2）损伤局部有明显的压痛。腰部剧烈疼痛，疼痛性质可为刺痛、胀痛或牵拉样痛。部位局限，且有局部肿胀，部分患者可伴有臀部牵扯痛。

（3）多数患者有单侧或双侧腰部肌肉紧张痉挛，多位于竖脊肌、腰背筋膜等处。

（4）腰椎生理曲度消失，并伴有不同程度的脊柱侧弯，且多数向患侧侧弯。

（5）直腿抬高试验及骨盆旋转试验可为阳性。

（6）X线检查可明确是否有腰椎各部的骨折、脱位、椎间隙明显变窄等，并可排除肿瘤、结核等。

【治疗】

（1）治则：疏经通络，解痉止痛，理筋整复。

（2）手法：一指禅推法、按法、揉法、拿法、滚法、抄法、点法、摇法、扳法、擦法、弹拨法等。

（3）取穴：压痛区、腰背夹脊穴、肾俞、大肠俞、命门、腰阳关、环跳、委中、承山等。

（4）基本操作

①先以一指禅推法在患者腰背两侧膀胱经上下往返施术；然后两手拇指与其余四指对称用力，轻柔地拿揉腰背夹脊穴、肾俞、气海俞、命门、腰阳关、大肠俞等穴位，以酸胀为度；再以滚法沿患者腰脊柱两侧夹脊穴上下往返施术；抄两腰数次。如有臀部及下肢酸胀疼痛者，加滚下肢，并配合腰部后伸被动运动数次。

②以双手拇指点按肾俞、大肠俞等背俞穴及压痛点，然后在痛点或肌痉挛处施弹拨法，以解痉止痛。

③腰椎斜扳法：患者取侧卧位，下肢在上，屈膝屈髋，健侧在下，自然伸直，全身放松。术者与患者面对而立，术者一手扶按其肩部，另一手扶按屈膝屈髋下肢的髂部；两手轻用力做反方向的摇摆，使腰椎牵拉，关节放松，然后两手用力推扳至极限时，扶按髂部的一手再施一快速灵巧的扳动，常可听见"咔嗒"声，但不强求"咔嗒"声。此法可调整腰椎后关节紊乱，使错位的关节复位，嵌顿的滑膜回纳。

④屈膝屈髋摇腰法：患者取仰卧位。术者站于一侧，将患者双下肢屈膝屈髋，一手扶按双膝，另一手扶按双足踝部，分别向顺、逆时针方向摇转腰骶部，再向腹部推压数次。然后分别牵抖双下肢数次。

⑤掌根着力，在患者腰骶部施揉按手法，从上至下，先健侧后患侧，边揉按边移动，反复数次；然后以小鱼际擦法直擦患者腰部两侧膀胱经，横擦腰骶部，以透热为度。必要时配合局部湿热敷，以达到疏经通络、散瘀活血的目的。

【注意事项】

（1）治疗期间，宜卧硬板床，制动1~3天，以利损伤组织的修复。

（2）急性损伤期可用腰围保护，待疼痛缓解后，宜适量做腰部后伸锻炼。后期宜做腰部后伸锻炼，并加强腰肌的各种功能锻炼。

（3）注意局部保暖。

腰 肌 劳 损

腰肌劳损主要是指腰背部肌肉、筋膜以及韧带等软组织的慢性损伤，导致局部无菌性炎症，从而引起腰臀部一侧或两侧的弥漫性疼痛，又称"功能性腰痛""腰背肌筋膜炎"等。本病在慢性腰腿痛中占有相当大的比重。常与职业和工作环境密切相关，外伤史可不明显，多见于青壮年。本病属中医"腰痛"范畴。

【病因病机】

腰部劳损是一种慢性积累性损伤。主要是由于腰部肌肉过度疲劳，致使肌肉、筋膜及韧带持续牵拉，使肌肉、筋膜内的压力增加，供血和代谢受到影响，产生大量乳酸和代谢产物，积聚过多而引起炎症、粘连。如此反复，日久即可导致组织变性、增厚及挛缩，并刺激相应的神经纤维而引起慢性腰痛。此外，由于先天性病变，如腰椎骶化、脊椎隐裂，造成结构上的不稳定，部分肌肉和韧带失去附着点，从而诱发劳损，产生腰痛。

【诊断要点】

（1）背腰部压痛范围较为广泛，休息后缓解，劳累后加重。压痛点多在骶髂关节面、竖脊肌、腰椎横突及骶髂后缘等部位。轻者压痛多不明显，重者伴随压痛，可有一侧或双侧竖脊肌痉挛僵硬。

（2）触诊时，腰部肌肉紧张痉挛，或有硬结及肥厚感。

（3）X线检查，除少数有腰椎先天畸形或腰椎骨质增生外，一般多无明显异常。

【治疗】

（1）治则：舒筋通络，行气活血，解痉止痛。

（2）手法：滚法、按法、揉法、点法、擦法、弹拨法、抄法、运动关节法等。

（3）取穴：肾俞、腰阳关、大肠俞、关元俞、八髎、秩边、委中、承山等穴。

（4）基本操作

①先以滚法沿患者两侧膀胱经上下往返施术数遍，用力由轻到重；然后以双手拇指按揉其肾俞、腰阳关、大肠俞、八髎，肘点压痛区，抄两腰，拿承山，摇腰等，以酸胀为度，并以掌根在患者痛点周围按揉。

②以揉法在患者腰、臀及大腿后外侧依次施术，并点按其秩边、委中、承山等穴。

③以弹拨、点压等手法施术于患者痛点及肌肉痉挛处数遍，从而达到提高痛阈、松解粘连、解痉止痛的目的。

【注意事项】

（1）日常生活工作中，宜睡硬板床，纠正不良姿势，经常变换体位，勿使腰部过度疲劳。

（2）注意腰部保暖，加强腰背肌肉锻炼，节制房事。

腰椎间盘突出症

腰椎间盘突出症是指由于腰椎间盘的变性、纤维环破裂、髓核突出刺激或压迫神经根、马尾神经所引起的，以腰痛并伴有一侧或双侧下肢放射性疼痛等症状为特征的一种综合征，简称"腰突症"，又称为"腰椎间盘纤维环破裂症"。本病临床十分常见，好发于青壮年，男性多于女性，且以20～40岁居多。由于下腰部负重大、活动多，腰椎间盘突出症多发于第4～5腰椎及第5腰椎与第1骶椎之间的椎间盘。本病属中医"痹证""腰痛"范畴。

【病因病机】

（1）内因

①解剖结构：腰椎间盘纤维环后外侧较为薄弱，加之后纵韧带自第1腰椎平面以下逐渐变窄，至第5腰椎和第1骶椎间后纵韧带只有原来的一半。而腰骶部是承受动、静力最大的部位，故后纵韧带的变窄，造成了生理结构的弱点，使髓核易向后方两侧突出。

②椎间盘退变：青春期后，人体各种组织即出现退行性变，其中椎间盘的退变发生较早，主要是髓核脱水，椎间盘失去其正常的弹性和张力，在此基础上由于较重的外伤或多次反复不明显的损伤，造成纤维环软弱或破裂，髓核即由该处突出，从一侧（少数可同时在两侧）的侧后方突入椎管，也可由中央向后突出。

（2）外因：由于外力作用或风寒之邪刺激，导致腰脊柱内外力失衡，突出的髓核刺激周围组织产生损伤性炎症变化，形成混合性突出物，刺激或压迫神经根而产生神经根受损伤的征象；压迫马尾神经，造成大小便障碍；进入椎管，可造成广泛的马尾神经损害。

【诊断要点】

（1）腰痛伴下肢放射性疼痛、麻木。腹压增高时，则腰、腿痛加剧。

（2）第 4～5 腰椎或腰骶棘间韧带侧方可触及明显的压痛点，按压痛点时，可引起小腿或足部的放射性疼痛；多数患者有不同程度的腰脊柱侧弯，生理前凸减小或消失，甚至后弓；腰活动受限。

（3）屈颈试验阳性，严重者屈颈试验不能完成；挺腹试验阳性；直腿抬高试验及加强试验阳性。

（4）小腿前外侧或后外侧皮肤感觉减退，患侧跟腱反射减退或消失，甚至肌肉萎缩。根据突出椎间盘位置的不同，可以出现足背伸跖屈肌力的减弱。

（5）X 线检查可见脊柱侧弯、椎间隙变窄、椎体边缘唇状增生。

（6）CT、MRI 检查可见椎间盘后缘或后侧缘有局限性软组织密度影突向椎管，有时突出物伴有钙化，同时可见黄韧带增厚、侧隐窝狭窄等；椎管和硬膜囊之间的脂肪层消失；或可见硬膜囊受压移位和神经根受压移位；有时可见突出物突破后纵韧带而游离于硬膜外间隙中。

【治疗】

（1）治则：疏通经络，解痉止痛，行气活血，理筋整复。

（2）手法：滚法、按法、揉法、扳法、擦法、拔伸法、弹拨法、运动关节法等。

（3）取穴：肾俞、大肠俞、腰阳关、环跳、承扶、殷门、委中、承山、昆仑等穴。

（4）基本操作

①以滚法在患者脊柱两侧膀胱经施术 3～5 分钟，以腰部为重点；然后再以滚法在患侧臀部及下肢后外侧部施术 3～5 分钟。

②以按揉、弹拨等手法在患侧腰臀部及下肢后外侧施术，以改善肌肉紧张痉挛状态。

③以拇指或肘尖点压腰阳关、肾俞、居髎、环跳、承扶、委中、阿是穴等；横擦腰骶部，以透热为度。

④以拇指顶推或肘尖按压患处，可让助手拔伸牵引配合，使椎间隙增宽，增加盘外压力，降低盘内压力，促使突出的髓核回纳，减轻突出物对神经根的压迫，并且增强腰骶部肌肉组织的痛阈。

⑤用腰部斜扳法，左右各 1 次，以调整后关节紊乱，松解粘连，改变突出物与神经根的位置。

⑥嘱患者仰卧位，强制直腿抬高以牵拉坐骨神经与腘绳肌，可起到松解粘连的作用，并可使脊椎后部和后纵韧带牵拉，增加椎间盘外周的压力，相对减轻了椎间盘内的压力，从而迫使髓核变位或复位。

【注意事项】

（1）治疗期间，患者宜睡硬板床，并注意腰部保暖，促进康复。

（2）倒走法：于地面平整、较为空旷之处，行倒走训练。倒走时，可摆动双臂以保持身体平衡。开始时，需注意避免跌跤，每次约 10 分钟，熟练后可酌情延长。此法可调整腰臀肌功能，贵在坚持。

（3）背伸锻炼法：患者取俯卧位，双下肢伸直，两手放在身体两旁，两腿不动，抬头时上身躯体向后背伸，每日 3 组，每组做 20～50 次。经过一段时间的锻炼适应后，改为抬头后伸及双下肢直腿后伸，同时腰部尽量背伸，每日 5～10 组，每组 50～100次，以锻炼腰背部肌肉的力量。

梨状肌损伤综合征

梨状肌损伤综合征是梨状肌受到牵拉而发生损伤、痉挛、变性，以致坐骨神经的梨状肌出口处狭窄，从而使通过该处的坐骨神经和其他骶丛神经及臀部血管受到牵拉、刺激或压迫而引起的一侧臀部疼痛并向下肢后外侧放射和功能障碍等的病症。多发于中老年人群。本病属中医"筋伤"范畴。

【病因病机】

（1）损伤：梨状肌损伤多由间接外力所致，如闪扭、跨越、下蹲等，尤其在负重时，髋关节过度外展、外旋或下蹲猛然直立，梨状肌突然过度收缩或牵拉而致撕裂损伤，局部渗血、水肿，引起无菌性炎症，肌肉产生保护性痉挛，从而刺激或压迫周围的神经、血管而产生症状。

（2）变异：正常情况下，坐骨神经紧贴梨状肌下缘穿出。但坐骨神经在穿过梨状肌时可存在解剖变异。其变异类型有两种：一类是坐骨神经从梨状肌肌腹中穿出；另一类是指坐骨神经高位分支，即坐骨神经在梨状肌处就分为腓总神经和胫神经，腓总神经从梨状肌肌腹中穿出，胫神经在梨状肌下穿出。在临床上，梨状肌综合征和这一解剖结构上的异常情况有密切关系。一旦梨状肌受到损伤或感受风寒湿邪，即会痉挛收缩，导致梨状肌营养障碍，出现弥漫性水肿、炎症而使梨状肌肌腹钝厚、松软、弹性下降等，使梨状肌上、下孔狭窄，从而刺激或压迫坐骨神经、血管等，导致出现一系列临床症状。

【诊断要点】

（1）大部分患者有外伤史，如因闪、扭、跨越、负重下蹲等造成，部分患者有受凉史。

（2）梨状机体表投影区有明显压痛。

（3）在梨状肌处可触及条索样改变或弥漫性肿胀的肌束隆起，日久可出现臀部肌肉萎缩、松软。

（4）下肢直腿抬高试验：在抬腿＜60°以前疼痛明显，当抬腿＞60°时疼痛反而减轻。

（5）梨状肌紧张试验阳性。

（6）X 线检查可排除髋关节的骨性疾病。

【治疗】

（1）治则：舒筋通络，活血散瘀，解痉止痛。

（2）手法：滚法、揉法、点法、按法、弹拨法、擦法、拿法、抖法、梳法、运动关节法等。

（3）取穴：环跳、承扶、阳陵泉、委中、悬钟、承山等穴及臀部梨状肌投影压痛区。

（4）基本操作

①急性期治疗

患者取俯卧位，患侧髋前垫枕，使髋、膝关节屈曲内收，术者站于患侧，先以柔和而深沉的滚、掌根按揉等手法作用于臀部及大腿后侧，往返数次。

患者取俯卧位，术者站于患侧，点按环跳、承扶、阳陵泉、委中、承山等穴，约 3 分钟，以酸胀为度。

患者取俯卧位，术者站于患侧，以两拇指重叠弹拨痉挛的梨状肌肌腹，反复数次。

患者取俯卧位，术者站于患侧，以小鱼际擦法擦患部，以透热为度。

②慢性期治疗

患者取俯卧位，术者站于患侧，以较重的按揉等渗透力较强的手法施术于臀部及下肢，往返数次。

患者取俯卧位，术者站于患侧，点按环跳、承扶、委中等穴，约 3 分钟，以局部酸胀为度。

患者取俯卧位，术者站于患侧，以两拇指或肘尖用力弹拨条索样之梨状肌腹 10 次，以患者能忍受为度；再做髋关节的后伸、外展及外旋等被动运动，以松解粘连，解痉止痛。

患者取仰卧位，术者站于患者一侧，一手握住其踝关节，另一只手放于其膝关节处，在使膝关节屈曲的同时做髋关节内收外旋运动，范围由小逐渐加大，当达到最大限度时使髋关节向相反方向做外展内旋运动，反复数次。梳拿足太阳膀胱经（小腿），抖下肢。

【注意事项】

（1）梨状肌位置较深，治疗时不可因位置深而用暴力，避免造成新的损伤。

（2）急性损伤期，应卧床休息 1～2 周，以利于损伤组织的修复。

（3）注意局部保暖，免受风寒刺激。

膝关节骨性关节炎

膝关节骨性关节炎又名膝关节增生性关节炎、肥大性关节炎、老年性关节炎。在人体关节中，膝关节除要支撑全身重量外，还要做站立、下蹲、跳跃、跑步、行走等动作，因此膝关节的活动十分频繁，最易发生膝关节磨损，所以膝关节骨性关节炎最为常见。原发性退行性膝关节炎是生理上的退化作用和慢性积累性关节磨损的结果，临床以中老年人发病较普遍，尤以 50～60 岁最多见，女性较多。

【病因病机】

（1）慢性劳损：长期姿势不良，负重用力，体重过重，导致膝关节软组织损伤。

（2）外伤：膝关节经常性损伤，如骨折、软骨、韧带的损伤。异常状态下的关节，如在髌骨切除术关节处于不稳定状态时，当关节承受肌力不平衡并加上局部压力，就会出现软骨的退行性变。

（3）肥胖及遗传因素：体重的增加和膝骨性关节炎的发病呈正比。肥胖是病情加重的因素，肥胖者的体重下降则可以减少膝骨关节炎的发病。

【诊断要点】

（1）病史：有膝关节反复劳损或创伤史。

（2）症状：膝关节疼痛，并逐渐加重。初起疼痛为阵发性，后为持续性，劳累、夜间或活动时更甚，上下楼梯时疼痛明显。膝关节活动受限，甚则跛行。少数患者可出现交锁现象或膝关节积液。关节活动时可有弹响、摩擦音，部分患者关节肿胀，日久可见关节畸形。

（3）体征与检查：膝髌处有明显压痛，股四头肌可见萎缩。髌骨研磨试验阳性。实验室检查：血、尿常规均正常，血沉正常，抗"O"及类风湿因子阴性，关节液为非炎性。X线片可见胫、股骨内外髁、髁间突增生及髌韧带钙化。

【治疗】

（1）治则：舒筋活血，通络止痛。

（2）手法：摩法、按法、点法、揉法、拨法、推法、拔伸法等。

（3）取穴：梁丘、血海、膝眼、阴陵泉、阳陵泉、足三里、伏兔、犊鼻、委中等。

（4）基本操作

①患者取仰卧位，术者站于一侧，在髌骨下缘施以摩、按、揉法。

②点按梁丘、血海、膝眼、阴陵泉、阳陵泉、足三里、伏兔、犊鼻等穴。拇、食二指点、揉、拨两膝眼处，以酸胀为度，着力不宜过重。

③以一手掌根部在患处做轻度摩、按、揉法，用力应由轻渐重并有渗透感，以局部有酸胀热感为度。用一手拇指点、揉两膝眼，拿委中。

④将髋、膝关节屈曲90°，术者一手扶膝，一手握踝部，在牵引下环转摇晃患者小腿，然后使膝关节尽量屈曲后再拔伸。

⑤掌推膝关节两侧，再将小腿及大腿的肌肉进行推、揉，反复操作数次。

【注意事项】

（1）适当休息，减少行走和其他膝部活动。

（2）应尽早进行股四头肌收缩活动，以防止肌肉萎缩及软组织粘连。

踝关节损伤

踝关节损伤是指踝关节在跖屈位，足踝强力内翻或外翻，致使踝部软组织相应损伤，包括踝部韧带、肌腱、关节囊等软组织的损伤，但主要是指韧带的损伤。任何年龄均可发病，尤以青壮年更为多见。本病属中医"筋伤"范围。

【病因病机】

多由于行走时不慎踏在不平的路面上或腾空后足跖屈落地，足部受力不均，而致踝关节过度内翻或外翻而造成踝关节软组织损伤。根据踝关节损伤时足部所处位置的不同，可以分为内翻损伤和外翻损伤两种，其中尤以跖屈内翻位损伤最多见。

【诊断要点】

（1）有明显外伤史。

（2）踝部明显疼痛、踝关节活动疼痛加剧，步行困难，甚则跛行。

（3）局部压痛明显，可见局部肿胀及皮下瘀血，踝关节活动障碍；踝关节畸形或异常活动时，应考虑骨折或韧带完全撕裂。

（4）X线检查可排除踝部的撕脱骨折、脱位等。被动足内翻或外翻位应力位片，可见距骨倾斜的角度增大，甚至可见移位现象。

【治疗】

（1）治则：疏经通络，活血散瘀。

（2）手法：一指禅推法、按法、揉法、拔伸、摇法、擦法等。

（3）取穴：阳陵泉、丘墟、绝骨、然骨、照海、申脉等穴及踝关节周围。

（4）基本操作：以拇指按揉法作用于踝部，先从患部到周围，接着自外踝经小腿外侧至阳陵泉穴，按揉3遍，重点在阳陵泉、丘墟、绝骨、然骨、照海、申脉等穴，以酸胀为度；再以一指禅推法作用于痛处，从局部向周围扩展，约3分钟。

术者站患者足侧，拔伸踝关节数次，并做小幅度内外旋动；继而做踝关节摇法数次；以小鱼际擦法擦足背部，并经踝至小腿，以温热为度。

踝关节扭伤肿胀较甚者，推拿治疗局部时，手法宜轻柔，以活血化瘀、消肿止痛为主治原则。肿胀消除后，则以疏经通络、滑利关节为主治原则，手法可稍重。推小腿外侧，按揉阳陵泉，通经活络。按揉、推、抹局部疼痛区，活血化瘀，消肿止痛。摇踝关节，活血通络，消除粘连。

【注意事项】

（1）急性损伤时，早期宜冰敷压迫，止血止痛，需在24小时后再行推拿治疗。

（2）治疗期间抬高患肢，利于肿胀消退。注意踝部保暖，避免重复扭伤。

四、五官科病症

鼻　渊

鼻渊是指以鼻塞时轻时重，或双侧鼻窍交替堵塞，反复发作，迁延不愈，严重者嗅觉失灵为主要症状的一种常见的慢性鼻病。本病好发或加重于冬春或秋春之交，任何年龄均可发生，青少年发病较多。

【病因病机】

《素问·金匮真言论》认为"肺开窍于鼻"，故鼻病似当责之于肺。肺为娇脏，外合皮毛，开窍于鼻，易受六淫之邪侵袭。风为六淫之首，六淫常以风为先导，寒、热、燥邪随风邪入于肺系，加之平素体虚，邪客于肺，则致肺脏宣发肃降不利，而发此病；或饮食不节，劳倦过度，病后失养，损伤脾胃，脾气虚弱，运化失健，湿浊内生，母病及子，致肺脏宣发不利，湿浊滞留鼻窍，而发此病；或久病失治，或外邪屡犯，反复发作，久病不愈，邪毒久留，壅阻鼻窍脉络，气血不畅，而发此病。

【诊断要点】

根据本病的病机特点，可将其分为肺气虚寒证、风热犯肺证、肺脾气虚证和气滞血瘀证等。

（1）肺气虚寒证：鼻塞，鼻痒，喷嚏，鼻流清涕，平素怕冷恶风，或有自汗，遇风遇寒易发，迁延不愈，伴倦怠少言，气短声低，面色发白。舌质淡红，苔薄白，脉虚弱。

（2）燥邪犯肺证：鼻干痒，喷嚏，以微有寒热，干咳无痰，或痰中带血丝，胸痛，唇鼻咽喉干燥，口渴。舌燥少津，脉浮。

（3）肺脾气虚证：交替性鼻塞，鼻塞时重时轻，流清稀涕，遇寒加重，咳嗽咳痰，体倦乏力，食欲不佳，大便稀溏。舌质淡、苔白，脉缓弱。

（4）气滞血瘀证：鼻塞呈持续性，嗅觉迟钝，涕多或黏白，或黄稠，咳嗽多痰，语言不畅，耳鸣不聪。舌质暗或有瘀点，脉弦涩。

【治疗】

（1）治则：宣通肺气。

（2）手法：一指禅推法、按揉法、捏法、摩法等。

（3）取穴：印堂、睛明、迎香、眉弓、攒竹、风池、尺泽等。

（4）基本操作：推印堂、睛明、迎香，按揉攒竹、眉弓、尺泽，各100～150次；拿风池100次。

（5）辨证加减

肺气虚寒证，加按揉肺俞、太渊、丰隆各2分钟。

燥邪犯肺证，加按揉鱼际2分钟。

肺脾气虚证，加按揉肺俞、脾俞、中脘、丰隆各2分钟。

气滞血瘀证，加按揉膈俞、血海各2分钟。

【注意事项】

（1）改善生活、工作环境，避免长期接触粉尘及有毒气体；尽量减少出入人群密集场地，并注意戴口罩。

（2）戒除烟酒等不良习惯。

（3）应多参加适当的体育活动，增强体质。

（4）注意气候变化，及时增减衣服。

（5）积极治疗急性鼻炎，每遇感冒鼻塞加重，不可用力抠鼻，以免引起鼻腔感染。

（6）积极治疗鼻腔原发病，如鼻中隔偏曲等。

梅 核 气

梅核气是一种以咽中似有梅核阻塞感觉，吞吐不利，时发时止，但不影响进食为主要表现的疾病。现代医学称之为咽癔症、咽异感症或咽部神经官能症。该病多发于中青年，以女性居多。

【病因病机】

本病主因情志不遂，肝失调达，肝气郁结，以致肝郁及脾，脾失健运，津液不得输布，凝结成痰，循经上逆，痰气结于咽喉引起。

【诊断要点】

胸胁满闷或疼痛，喜太息，食纳呆滞，嗳气频作，或咽中如物梗阻，咯之不出，咽之不下，或见乳房及少腹胀痛，月经不调，甚或闭经；平时情绪易于波动，多愁善感，抑郁不舒；情绪变化时，咽中梗阻感尤为明显；注意力分散后，症状可缓解，甚至消失。舌苔薄，脉弦滑。

【治疗】

（1）治则：以疏肝理气为主。

（2）手法：一指禅推法、按法、揉法、缠法、捏法、搓法等。

（3）取穴：咽喉部、天突、膻中、中脘、内关、肝俞、两胁等。

（4）基本操作：先于喉结部运用缠法；再按哑门、翳风；术者站至患者左侧，于肝俞运用一指禅推法；再站至患者后面，搓两胁。

（5）辨证加减

肝郁脾虚者，加摩膻中、中府、云门，一指禅推法推肺俞、膈俞、脾俞，拿内关。

肝胃不和者，加揉中脘，摩腹，推大横、关元、气海，一指禅推法推胃俞，按揉胃俞、丰隆。

【注意事项】

（1）控制情绪，解除思想顾虑，保持心情舒畅。

（2）控制饮食，少食煎炒辛辣食物。

（3）加强体育锻炼，增强体质。

迎 风 流 泪

迎风流泪是指眼睛每当遇到冷空气刺激就会反射性流泪的现象。

【病因病机】

中医认为，目为肝窍，泪为肝之液，且肝肾同源，因此迎风流泪多与肝肾亏虚，外风引起泪道不畅有关。

【诊断要点】

症见迎风泪出汪汪，拭之即生，常伴眼睛发痒、视物模糊等。

【治疗】

（1）治则：补益肝肾，兼以祛风。

（2）手法：一指禅推法、按法、揉法、拿法等。

（3）取穴：睛明、攒竹、四白、承泣、风池、肝俞、肾俞等。

（4）基本操作：一指禅推睛明、攒竹、四白、承泣各150～200次，拿风池穴100次，按揉肝俞、肾俞各3分钟，最后站于患者正面，横抹下眼睑（由内向外）。

【注意事项】

（1）注意个人眼部卫生，不要随意用脏手揉眼睛。

（2）准备专用脸盆、手巾等，避免沙眼、结膜炎等眼科疾病交叉传染。

（3）不要用过热或过冷的水洗脸，减少眼部温度刺激。

（4）可配合针灸或中药治疗。

近　视

近视是中医病名。早在清代《目经大成》中就对近视做出"忽尔只见近，而不见远者也"的描述，并最先对这一现象命名为"近视"。现代医学对近视进行了更为精确的定义，即指眼在调节松弛状态下，无限远或5米以外的平行光线经包括角膜、房水、晶状体和玻璃体在内的眼的屈光系统的折射后焦点落在视网膜之前，在视网膜上结成不清楚的象，远视力明显降低，但近视力不受影响的现象。

【病因病机】

中医学认为"肝开窍于目"，近视眼的发生与肝血不足有关。

近视的形成受多方面因素的影响，有一定的遗传倾向，高度近视属常染色体隐性遗传。近视的发生和发展与近距离工作和过度用眼的关系非常密切。近视眼分为假性近视和真性近视两种。

【诊断要点】

视近清楚，视远模糊，眼底或可见视网膜呈豹纹状改变；或兼见面色㿠白，神疲乏力；或有头晕耳鸣，腰膝酸软，寐差多梦；舌质淡，苔薄白，脉细弱。

近视可根据临床症状和验光来确定。

【治疗】

（1）治则：解痉通络，益肝养血。

（2）手法：一指禅推法、按揉法、抹法、摩法、拿法等。

（3）取穴：承泣、四白、睛明、攒竹、鱼腰、太阳、丝竹空、角孙、头维、风池、光明、肝俞、太冲等。

（4）基本操作：用一指禅推法推睛明、承泣、攒竹，沿眉弓推至太阳、角孙，再由原路推回至睛明，由睛明推至承泣，反复多次。抹印堂、眉弓。按揉角孙、翳风，用拇指和食指按压玉枕穴。一指禅推肝俞。拿肩井。

【注意事项】

（1）养成良好的用眼习惯，用眼时保持端正的姿势，眼与书、电视、电脑等应保持至少30cm的距离；连续用眼1小时左右要休息片刻，向远处眺望；不在走路、乘车或躺卧情况下用眼。

（2）学习和工作环境照明要适度，不要在光线暗弱及阳光直射下看书、写字，照明光源应无闪烁或眩光。

（3）定期进行视力及眼部检查，对经过验光确诊的近视应佩戴合适的眼镜，以保持良好的视力及正常调节与聚合。

（4）注意营养，加强体育锻炼和户外活动，增强体质。

（5）多做自我按摩和保健。

耳　鸣

耳鸣是指患者在无相应的外界声源或电刺激的情况下，感觉在耳内或颅内有鸣响，影响听觉。《外科证治全书·耳部证治》对耳鸣有"耳中有声，或若蝉鸣，或若钟鸣，或若火熇熇然，或若流水声"的描述。

【病因病机】

耳鸣与肾关系密切，肾开窍于耳，耳为肾所主，又与其他脏腑有着密切的联系。如胆足少阳之脉"其支者，从耳后入耳中，出走耳前，至目锐眦后"；三焦手少阳之脉"其支者，从耳后至耳中，出走耳前，过客主人前，交颊，至目锐眦"等。肾开窍于耳，肾精是耳主听觉的物质基础，若素体不足，肾精亏虚，髓海空虚，耳窍失养，则可致耳鸣发生；肝与胆相表里，肝为将军之官，喜条达，恶抑郁，若肝气不舒，抑郁恼怒，郁而化火，肝胆之火循少阳经脉上逆于耳，扰乱清窍，则可致耳中轰鸣；脾为后天之本，主运化水谷精微，濡养清窍，若脾失健运，不能化生气血上濡耳窍，或脾虚清气不升，浊阴不降，湿浊停聚，上壅耳窍，也可引发耳鸣。此外，耳居头面，易受风热之邪侵犯，清窍蒙蔽，则耳鸣亦可发生。

【诊断要点】

（1）风热上袭证：起病较急，耳内有胀满、堵塞感，耳鸣音调低沉，常伴鼻塞、流涕、咳嗽等肺经表证，鼓膜可见充血、内陷。舌淡红，苔薄白，脉浮数。

（2）肝火上扰证：与情绪变化密切相关，常在暴怒之后发生或加重。发病多较突然，症状较重，耳鸣声大，多伴有头昏、头痛、急躁易怒、口苦、心烦等肝火上逆的症状。舌质红，苔黄，脉弦数。

（3）肝肾不足证：多为老年人发病。病程较长，耳内犹如蝉鸣，由微渐重，夜间较甚，可伴有腰膝酸软、眼花、眼干涩、虚烦失眠等肾精不足之症。舌质红，少苔，脉细数。

（4）脾胃虚弱证：多表现为精神差，头昏，倦怠乏力，纳差，劳累后耳鸣症状加重。舌质淡，苔薄白或厚，脉弱。

【治疗】

（1）治则：调畅气机，开窍充耳。

（2）手法：一指禅推法、按揉法、拿法、拘法等。

（3）取穴：耳门、听宫、听会、翳风、太阳、风池、太冲、阳陵泉等。

（4）基本操作：用一指禅推法推耳门、听宫、听会；按揉翳风、太阳、太冲、阳陵泉；拘太阳至风池；按揉玉枕、风池；一指禅推哑门。

（5）辨证加减

肝火上扰者，加一指禅推印堂，抹印堂、前额部，一指禅推眉弓、睛明，按揉攒竹、鱼腰，加拘太阳至人迎，抹督脉（项部），一指禅推心俞、肝俞，按揉心俞、肝俞，按揉涌泉，一指禅推大横，摩腹。

肝肾不足者，加一指禅推肝俞、肾俞、命门、大肠俞，按揉肝俞、肾俞、命门、大肠俞，按揉阴陵泉、三阴交。

脾胃虚弱者，加按揉中脘，摩腹，揉腹，一指禅推关元、气海，按揉足三里，一指禅推脾俞、胃俞、肾俞、八髎、命门。

【注意事项】

（1）注意劳逸结合，多参加体育锻炼，节制房事。

（2）减少噪音刺激，少食寒凉或膏粱厚味之品。

五、小儿病症

以下提及的推拿处方中的操作次数（即剂量），是在施术者熟练手法操作的基础上，以1岁的体质适中的患儿为例。施术者实际操作时，可根据患儿的年龄、体质及病情，适当增减操作次数。大致遵循如下规律。

表 5-1　患儿年龄与操作次数的一般规律

年龄	0~1岁	1~3岁	4~6岁	7~9岁	10~12岁
手法次数	50~100次	100~300次	400~600次	600~800次	800~1000次

【注意事项】

（1）在给患儿做推拿时，室内温度要温暖适宜，不可过热或过冷，同时严格避风，以免加重患儿病情。

（2）为了避免伤及患儿皮肤，宜减轻摩擦，按摩时手上可蘸一些婴儿爽身粉或润肤油之类。

（3）手法要轻重适宜，用力均匀柔和。按摩后以微汗为宜，切勿发汗太过。

（4）对轻症患儿，每日推拿1次即可；对重病或急症患儿，每日推拿2~3次疗效较好。每次推拿的时间要掌握在15分钟左右。

（5）对1岁左右的患儿，应以推、揉等弱刺激手法为主。推拿后也要避风，以免复遭外邪侵袭加重病情。

（6）不应滥用抗生素。

小 儿 感 冒

小儿感冒，俗称"小儿伤风"，现代医学称为"急性上呼吸道感染"，简称"上感"，是一种常见的外感性疾病，以鼻塞、流涕、喷嚏、咳嗽、发热、咽痛为主要特征。小儿感冒是婴幼儿的常见病、多发病，发病率居儿科疾病的首位。

【病因病机】

中医认为，感冒是在人体防御外邪能力不足之时，风、寒、暑、湿、燥、火六淫及疫疠之气，侵袭肺胃皮毛，致使肺失宣肃，卫表失和，导致本病的发生。

现代医学认为，该病主要是在患儿机体免疫力相对较低的状态下，受到病毒或细菌的侵袭而致，其中大部分为病毒感染。

小儿感受外邪之后，容易化热伤阴，风热相搏，肝风内动，而致惊风；感冒热盛，灼液成痰，痰热闭肺，而致痰喘；内伤饮食，复感外邪，或感冒之后，饮食不当，伤及脾胃，而夹食滞。

【诊断要点】

临床表现以恶寒发热、鼻塞、流涕、喷嚏、咳嗽、发热、咽痛为主要特征。

【辨证论治】

中医根据病因及症状不同，将小儿感冒主要分为小儿风寒感冒和小儿风热感冒。推拿疗法对小儿感冒有较好的疗效。推拿不但能增强小儿免疫功能，而且能增强机体的各项生理功能，使机体发挥其自身的抗病能力，抵抗病毒和细菌的感染，以达到治病的目的。这是单纯药物疗法所不能达到的。

1. 风寒感冒

主症

恶寒重，发热轻，无汗，头痛，鼻塞，流清涕，咳嗽，吐痰清稀，喉痒。舌苔薄白，脉浮紧，指纹浮红。

治则

疏风解表祛寒。

处方

四大操作（开天门，推坎宫，揉太阳，揉耳后高骨）各 50 次，推三关 100 次，清肺经 100 次，揉外劳宫 50 次，黄蜂入洞 50 次，一指禅推肺俞 1 分钟。

2. 风热感冒

主症

恶寒轻，发热重，有汗，鼻塞，流浊涕，喷嚏，咳嗽，吐痰黄稠，头痛，咽部红肿疼痛，口干而渴。舌质红，苔薄白或薄黄，脉浮数，指纹浮露，色红赤或紫。

治则

疏风解表清热。

处方

四大操作（开天门，推坎宫，揉太阳，揉耳后高骨）各 50 次，清天河水 100 次，清肺经 100 次，掐揉少商 5 次，拿揉风池 50 次，一指禅推肺俞 1 分钟。

小儿感冒易夹惊、夹痰、夹食等。夹惊者，加清肝经 100 次，捣揉小天心 50 次；夹痰者，加分阴阳 50 次，顺运内八卦 100 次，揉膻中 50 次，揉丰隆 50 次；夹食者，加清板门 100 次，运内八卦 100 次，清大肠 50 次，顺摩腹 200 次。

【注意事项】

（1）注意气候变化，及时增减衣物。多喝温开水，饮食宜清淡，适当食用富含维生素 C 的水果。

（2）加强体育锻炼，增强体质。

（3）避免与感冒患者接触，感冒流行期间少去公共场所。

小 儿 发 热

发热是指体温异常升高，是小儿常见的一种病症。临床上一般可分为外感发热、肺胃实热、阴虚内热、气虚发热四种。外感发热，一般是指感冒而言，但某些急性传染病初起也可见到，对于体弱患儿，由于得病后容易出现兼症，应予注意。

【病因病机】

该病的病因主要是由于小儿体质虚弱，抗邪能力不足，加之家长护理不周，小儿冷热不知调节，易为风寒或风热之邪侵袭体表，卫外之阳被郁而致发热；或由于外感误治或乳食内伤而致肺胃实热；或小儿先天不足，后天营养失调，久病伤阴，阴液亏损而致阴虚内热；或患儿素体脾胃虚弱，久病气虚，阳浮于外而致气虚发热。

【诊断要点】

小儿的正常体温为肛温 36.5～37.5℃，腋温 36～37℃。腋温 37.5～38℃为低热，38.1～39℃为中度发热，39.1～40℃为高热，41℃以上则为超高热。

【辨证论治】

1. 外感发热

主症

发热，怕冷，无汗，鼻塞，流清涕，手足不温，头痛，苔薄白，指纹鲜红者，为风寒；发热，微汗出，咽喉肿痛，口干，鼻流黄涕或浊涕，苔薄黄，指纹红紫者，为风热。

治则

清热解毒，发散外邪。

处方

开天门，推坎宫，运太阳，清天河水，清肺经。

风寒者，加推三关、揉二扇门、拿风池、推天柱骨。风热者，多清天河水，加推脊、揉大椎、揉曲池、揉外关、揉合谷。

2. 肺胃实热

主症

头昏头痛，沉重如蒙，胸闷脘痞，呕恶痰涎，食少多寐。舌苔白腻，脉濡滑或弦滑。

治则

清泄里热，理气消食。

处方

清肺经，清胃经，清大肠，揉板门，运内八卦，清天河水，退六腑，揉天枢。

3. 阴虚内热

主症

低热，手足心热，午后发热，盗汗，形瘦，食欲减退。舌质红，苔少或无苔，脉细数，指纹淡紫。

治则

滋阴清热。

处方

揉二马，清天河水，运内劳宫，补脾经，补肺经，揉足三里，推擦涌泉。

4. 气虚发热

主症

后发热，低热，语声低微，懒言乏力，动则自汗，食欲不振，形体消瘦或食后即泻。舌质淡，苔薄白，脉虚弱或沉细无力，指纹色淡。

治则

健脾益气，佐以清热。

处方

补脾经，补肺经，运内八卦，摩腹，分手阴阳，揉足三里，揉脾俞，揉肺俞，清天河水，捏脊。

小儿发热常伴有其他症状。兼咳嗽、痰鸣气急者，加推揉膻中，揉肺俞，运内八卦，揉丰隆；兼脘腹胀满，不思饮食、嗳酸呕吐者，加揉板门，分腹阴阳，摩中脘，推天柱骨；兼惊惕不安、睡卧不宁者，加清肝经，捣揉小天心，掐揉五指节；盗汗、自汗者，加揉肾顶，补肾经，揉外劳宫、捏脊；烦躁不睡者，加清肝经，开天门，揉百会，掐揉五指节；若腹胀、纳呆者，加运板门，分推腹阴阳，摩中脘；若大便稀薄、夹有不消化食物残渣者，加逆时针摩腹，推上七节骨，补大肠，板门推向横纹；若恶心呕吐，加推天柱骨，推中脘，横纹推向板门，揉右端正。

【注意事项】

（1）保持室内空气通畅，避免冷气、冷风直接吹袭。

（2）多饮温开水，饮食宜清淡。

（3）及时观测体温，必要时给予静脉补液等治疗。

小 儿 咳 嗽

咳嗽是以咳嗽为症状命名的肺系病症，是小儿疾病常见的一个症状，一年四季皆可发病，而冬春季节尤为多见。咳嗽的成因不一，种类亦多，外邪侵袭肺脏可引起咳嗽，其他脏腑有病累及于肺，也可发生咳嗽。因此在临诊时必须全面检查，仔细分析，正确诊治。临床上一般将咳嗽分为外感咳嗽和内伤咳嗽两大类，小儿以外感咳嗽多见。

【病因病机】

该病的主要病因是由外感和内伤引起。肺为娇脏，主司呼吸，开窍于鼻，外合皮毛，主一身之表，肺居脏腑之上，外感邪气，首当犯肺。如风寒、风热之邪外侵，邪束肌表，肺气不宣，清肃失职，痰液滋生；或感受燥邪，气道干燥，咽喉不利，肺津受灼，痰涎黏结，肺气上逆，而致咳嗽。

内伤咳嗽多因平素体虚，或肺阴虚损，肺气上逆，或脾胃虚寒，健运失职，痰湿内生，上扰肺络，而引起咳嗽。

【诊断要点】

有声无痰谓之咳，有痰无声谓之嗽。实际上咳不尽无嗽，嗽亦不尽无咳，故一般统称之为咳嗽。

【辨证论治】

1. 风寒咳嗽

主症

咳嗽痰清稀色白，鼻塞流清涕，恶寒无汗，头身疼痛。苔薄白，脉浮紧，指纹浮红。

治则

疏风散寒，宣肺止咳。

处方

推攒竹、坎宫，运太阳，揉耳后高骨，推三关，掐揉二扇门，顺运内八卦，清肺经，推揉膻中，揉乳根、乳旁、肺俞，分推肩胛骨。

2. 风热咳嗽

主症

咳嗽，痰黄稠，咯痰不爽，发热恶风，汗出，口渴唇燥，流黄涕，咽燥干痛或痒，便秘，小便黄。舌红苔黄，脉数，指纹鲜红。

治则

疏风清热，宣肺止咳。

处方

开天门，推坎宫，运太阳，清肺经，清天河水，推脊柱，推揉膻中，运内八卦，揉肺俞、乳根、乳旁。

3. 内伤咳嗽

主症

久咳，身微热或干咳少痰，或咳嗽痰多，食欲不振，神疲乏力，形体消瘦。舌红少苔，脉细数，指纹淡紫。

治则

健脾养肺，止咳化痰。

处方

补脾经、肺经，运内八卦，推揉膻中，揉乳根、乳旁、中脘、肺俞，按揉足三里。

风寒无汗，流清涕甚者，加拿风池、揉迎香；若痰多喘咳，加揉丰隆，擦背部脾胃区；肺内有干性啰音加揉小横纹，有湿性啰音者加揉掌小横纹；若阴虚咳嗽加揉二马；久咳，体虚喘促者，加补肾经，推三关，捏脊；痰涎壅盛者，加揉丰隆，揉天突，按弦走搓摩，分推肋间隙。

【注意事项】

（1）注意气候变化，及时增减衣服。

（2）避免刺激咽喉部的食物和其他因素，如哭闹、烟尘刺激等。

（3）勿食生冷瓜果及肥甘厚腻的食物。

小 儿 厌 食

小儿厌食是指小儿长时间食欲不振，甚至拒食的一种病证。若因外感或内伤等疾病引起的食欲不振则不属于本病的范畴。

【病因病机】

中医认为，该病多由喂养不当，饮食不节，多病久病及先天不足而致脾失健运、胃失受纳引起。

现代医学认为，厌食是一种全身性慢性疾病，可以由多种全身性疾病或消化道疾病，甚至心理、家庭等因素引起。以上致病因素导致患儿消化液分泌减少，酶的活性下降，胃肠平滑肌收缩功能紊乱，引起小儿对食物产生厌倦，消化吸收功能减低，最终导致厌食。

【诊断要点】

小儿食欲不振，甚至拒食；或者食量明显减少。厌食日久可见精神疲惫，体重减轻，抗病能力下降。

【辨证论治】

中医根据病因及症状的不同，将小儿厌食分为实证和虚证。小儿推拿以健脾益胃为主，治疗效果较为显著。

1. 脾失健运

主症

面色少华，不思饮食，或食之无味，拒进饮食，形体偏瘦，精神尚可，大小便正常。舌苔白或薄腻，脉有力。

治则

健脾和运。

处方

补脾经150次，清板门100次，顺运内八卦100次，掐揉四横纹各5次，顺摩腹2分钟，一指禅推中脘2分钟，一指禅推脾俞和胃俞各2分钟。

2. 胃阴不足

主症

不喜进食，口干多饮，皮肤干燥无华，大便干结。舌苔光剥，舌质光红少津，脉细。

治则

滋阴养胃。

处方

分阴阳100次，揉板门100次，补脾经100次，顺运内八卦100次，揉二马50次，揉中脘100次，揉关元50次，一指禅推脾俞和胃俞各2分钟。

3. 脾胃气虚

主症

面色萎黄，乏力，厌食，拒食，大便中夹有不消化食物残渣，或大便不成形，易出汗。舌苔薄白，脉无力。

治则

健脾益气。

处方

补脾经 150 次，顺运内八卦 100 次，补肾经 100 次，顺摩腹 2 分钟，一指禅推脾俞和胃俞各 2 分钟，捏脊 6 次。

【注意事项】

（1）注意饮食调节，合理膳食，规律饮食，少食肥甘黏腻之品，少吃零食。

（2）注意心理调适，保持患儿良好情绪，切勿强迫患儿进食。

（3）注意调节生活起居，保证患儿充足睡眠。

（4）注意排除严重的佝偻病、贫血及心、脑、肺、肝、肾等其他脏腑疾病。

小 儿 呕 吐

小儿呕吐是由于胃气上逆，胃或肠道呈逆行蠕动所致，是临床上小儿常见的症状，可见于多种疾病。另外，小儿胃脏娇嫩，贲门松弛，如果喂养不当，吸入过多空气，或喂乳过多，出现乳后有少量乳汁倒流口腔，从口角溢出，称为溢乳，不属于病态。

【病因病机】

小儿脾胃薄弱，凡外感六淫，侵扰及胃；或饮食过多，饥饱不节，或恣食生冷油腻食物以致停滞不化，积滞于中脘，或跌扑惊恐，气机逆乱，损伤脾胃，运化失司，胃失和降，气逆于上而为呕吐。

【诊断要点】

饮食稍多即吐，或食入即吐。

【辨证论治】

1. 伤食呕吐

主症

脘腹胀满，呕吐乳食酸臭，吐后觉舒，嗳腐吞酸，不思乳食，夜卧不安。舌苔白厚腻，脉滑数有力，指纹紫滞。

治则

消食导滞，和胃降逆。

处方

清板门 150 次，顺运内八卦 100 次，清大肠 100 次，掐揉四横纹各 5 次，分推腹阴阳 30 次，顺摩腹 2 分钟，按揉中脘、天枢各 100 次，一指禅推足三里 1 分钟，下推天柱骨 50 次，按弦走搓摩 30 次。

2. 外感呕吐

主症

有受凉或外感史，表现为突然呕吐，呕吐物清冷不化，胃脘冷痛，喜热熨，伴喷嚏流涕、恶寒发热，头身不适。舌淡红，苔白，脉浮紧，指纹浮红。

治则

祛风散寒，化湿和中。

处方

四大操作（开天门，推坎宫，揉太阳，揉耳后高骨）各100次，掐揉二扇门50次，揉外劳宫100次，推三关50次，分推腹阴阳30次，推天柱骨50次，一指禅推脾俞、胃俞各1分钟。

3. 胃热呕吐

主症

食入即吐，呕吐涎沫及食物，气味酸臭，心烦口渴，大便秘结，小便短黄，唇红舌红。苔黄，脉滑数，指纹紫滞。

治则

清热泻火，和胃降逆。

处方

清板门150次，顺运内八卦100次，清天河水100次，掐揉四横纹各5次，清大肠50次，清小肠50次，分推腹阴阳30次，推天柱骨50次，一指禅推脾俞、胃俞各1分钟，推下七节骨50次。

4. 脾胃虚寒呕吐

主症

病程较长，反复发生，食后良久方吐，呕吐物多为清稀水液或不消化乳食，伴面白神倦，四肢欠温，食少不化，腹痛绵绵，得温则舒，大便稀溏。舌淡苔白，脉迟缓无力，指纹淡。

治则

温中散寒，和胃降逆。

处方

揉板门150次，顺运内八卦100次，掐揉二扇门50次，揉外劳宫100次，推三关50次，揉脐、关元各50次，推天柱骨50次，一指禅推脾俞、胃俞各1分钟。

【注意事项】

（1）注意饮食有节，避免暴饮暴食，避免食用不洁及过冷或过热食物。

（2）添加辅食的过程要注意种类由单一到多种，量由少到多，由细到粗。

（3）注意腹部保暖，防止寒邪直中脾胃。

小 儿 便 秘

小儿便秘是以小儿大便秘结不通，排便间隔时间延长，或虽有便意但排出困难等为主症，是儿科临床常见的一种症状，可单独出现，也可见于小儿其他急性或慢性疾病。小儿便秘的发生与生活饮食习惯有关。

【病因病机】

中医认为，患儿饮食过于辛辣厚味，食滞肠道而不行，郁久化热，燥结肠道，致使大肠传导失司；或因先天禀赋不足，后天失养，久病脾虚等致气血虚弱，大肠传运无力而成便秘。

现代医学认为，胃肠道的蠕动功能紊乱，粪便在肠道停留时间过久，水分被吸收过多，以致排出困难，而成便秘。

【诊断要点】

小儿大便秘结不通，排出困难，排便间隔时间延长，或虽有便意而排出困难等为主症。

【辨证论治】

中医根据病因及症状不同，将小儿便秘分为"实秘"和"虚秘"。推拿是治疗小儿便秘最简便有效的方法，以润肠通便为主。

1. 实秘

主症

大便干结，排出困难，烦热口渴，纳食减少，腹中胀满，面红身热，口臭心烦，嗳气泛酸，小便短赤。舌苔黄腻，脉滑，指纹紫滞。

治则

清热导滞，润肠通便。

处方

按揉膊阳池 50 次，顺运内八卦 100 次，退六腑 50 次，清天河水 100 次，清大肠 100 次，一指禅推曲池 1 分钟，顺摩腹 2 分钟，拿天枢 5 次，推下七节骨 50 次。

2. 虚秘

主症

排便间隔长，便秘不畅，或大便并不硬，但努责乏力难下，面色㿠白，指爪无华，形瘦气怯，腹中冷痛，喜热恶寒，四肢欠温，小便清长。舌淡苔薄，脉虚，指纹淡。

治则

益气养血，润肠通便。

处方

分阴阳 100 次，补脾经 150 次，顺运内八卦 100 次，推三关 50 次，清大肠 100 次，揉天枢 50 次，顺摩腹 2 分钟，按揉足三里 50 次，一指禅推胃俞、脾俞各 1 分钟，推下七节骨 50 次。

【注意事项】

（1）注意饮食调节，多吃粗纤维食物，少吃辛辣刺激性食物。

（2）多喝温开水。

（3）生活要有规律，养成定时排便的习惯。

（4）体质较差者，应多进行体育锻炼。

小 儿 泄 泻

小儿泄泻是以大便次数增多，便下稀薄或水样为主症的常见消化道疾病之一。发病年龄多在 3 岁以下，尤其是 1 岁以下的婴儿，夏秋季多见。

【病因病机】

中医认为，小儿脾常不足，易因乳食不节或不洁，或感受风寒、暑湿等外邪，损伤脾胃，或因先天禀赋不足、后天失养、久病不愈等致脾胃虚弱或脾肾阳虚。脾胃运化失职，不能腐熟水谷，水反为湿，谷反为滞，水谷不分，合污并下而成泄泻。

现代医学认为，该病主要因病毒、细菌或寄生虫等引起的肠道感染有关，或者与患儿喂养方式、气候变化以及食物种类、食量等有关。

【诊断要点】

小儿大便次数增多，便下稀薄或水样为主症。

【辨证论治】

推拿疗法通过健脾、利湿、止泻来治疗小儿腹泻，效果卓著。对于迁延型腹泻，小儿推拿是首选的治疗方法。

1. 寒湿泻

主症

大便清稀泡沫多，色淡不臭，肠鸣腹痛，面色淡白，口不渴，小便清长。苔白腻，脉濡，指纹色红。

治则

温中散寒，化湿止泻。

处方

补脾经 200 次，推三关 100 次，揉外劳宫 50 次，顺摩腹 200 次，拿肚角 5 次，揉一窝风 50 次，一指禅推脾俞 1 分钟，摩八髎 2 分钟，揉龟尾 50 次。

2. 湿热泻

主症

泻下稀薄或急迫暴注，色深黄褐味臭，腹部时感疼痛，食欲不振，身热，烦躁口渴，肛门灼热而痛，小便短赤。舌红苔黄腻，指纹色紫。

治则

清热利湿，调中止泻。

处方

清胃经 100 次，清大肠 100 次，一指禅推曲池 1 分钟，退六腑 50 次，揉天枢 100 次，推下七节骨 50 次。

3. 伤食泻

主症

腹痛腹胀拒按，痛则欲泻，泻后痛减，大便酸臭如败卵，杂有残渣和乳块，嗳气纳呆，呕吐酸馊，手心发热，夜卧不宁，面黄口渴。舌苔厚腻，脉滑数，指纹紫红而滞。

治则

消食导滞，健脾和胃。

处方

清板门 100 次，顺运内八卦 100 次，清大肠 100 次，顺摩腹 2 分钟，一指禅推脾俞 1 分钟，推下七节骨 50 次。

4. 脾虚泻

主症

久泻不愈，大便溏薄，臭味不甚，水谷不化，食后即泻，面色萎黄，神疲倦怠，食欲不振。舌淡苔薄，边有齿痕，脉濡，指纹沉而色淡。

治则

健脾益气，温阳止泻。

处方

补脾经 150 次，补大肠 50 次，清小肠 100 次，推三关 50 次，顺摩腹 2 分钟，一指禅推脾俞 1 分钟，推上七节骨 50 次，捏脊 6 遍。

【注意事项】

（1）注意小儿饮食卫生，不吃不洁食物。

（2）乳食节制，不宜过饥过饱，过热过凉。

（3）腹泻时期，宜清淡饮食。

（4）治疗期间，如小儿出现发热、腹泻次数增加、呕吐频繁、口渴、前囟及眼窝凹陷、大便带血等应及时配合其他治疗。

小 儿 遗 尿

小儿遗尿是指小儿满 3 周岁后仍然不自主的排尿而尿湿裤子或床铺，常发生于夜间熟睡或午睡时，多是睡梦中排尿，排尿后不觉醒。

【病因病机】

中医认为，遗尿是由于膀胱不能约束所致。尿液的生成与排泄需要膀胱本身及肺、脾、肾、肝、三焦等脏腑的气化功能的推动作用。肾阳的温煦作用、肝主疏泄的作用对于膀胱"州都之官"的作用也是至关重要的。

【诊断要点】

3 周岁以后仍不自主的排尿，尿湿裤子或床铺。

【辨证论治】

1. 肾气不固

主症

睡中经常遗尿，甚者一夜数次，尿清而长，醒后方觉，神疲乏力，面白肢冷，腰腿酸软，智力较差。舌质淡，苔薄白，脉沉细无力。

治则

温肾固涩。

处方

补肾经，推七节骨，按揉百会、气海、中极、肾俞、太溪、命门、三阴交、外劳宫，擦八髎穴。

2. 脾肺气虚

主症

睡中遗尿，少气懒言，神倦乏力，面色少华，常自汗出，食欲不振，大便溏薄。舌淡，苔薄，脉细少力。

治则

健脾补肺。

处方

补脾经，推三关，按揉脾俞、肺俞、龟尾。

3. 肝经湿热

主症

睡中遗尿，尿黄量少，尿味臊臭，性情急躁易怒，或夜间梦语磨牙。舌红，苔黄或黄腻，脉弦数。

治则

泻肝清热利湿。

处方

清肝经，清小肠，清心经，清天河水，揉洪池，按揉内劳宫。

【注意事项】

（1）3 岁以下小儿因大脑发育尚不完全或正常的排尿习惯尚未养成而发生尿床者不属于病理现象。家长应正确引导，注意心理疏导，鼓励孩子树立治愈遗尿的信心，切忌责骂、处罚、歧视患儿，避免精神性或心理性遗尿。

（2）晚餐宜少盐、少糖饮食，晚餐后让孩子少饮水，勿让孩子过度兴奋和疲劳，夜间定时唤醒排尿等。

（3）若因膀胱、尿道及附近器官炎症或包茎、蛲虫病、大脑发育不全、脊髓炎、隐性脊柱裂等引起的遗尿，应积极治疗原发病。

（4）在辨证准确的前提下，应用小儿推拿治疗遗尿的效果较为确切。在操作过程中需要注意手法操作要领。

小 儿 疳 证

疳证是因喂养不当或因多种疾病的影响，导致脾胃受损，气液耗伤而形成的一种病程较长的慢性消耗性病证。临床以精神萎靡或烦躁、毛发稀疏枯焦、面黄肌瘦、饮食异常、大便失调为特征。本病相当于西医学的营养不良。

【病因病机】

1. 乳食不节，喂养不当

乳食不节，喂养不当是疳证最常见的病因。由于小儿"脾常不足"，且乳食不知自节，常因乳食太过或不及所伤。小儿"乳贵有时，食贵有节"，喂养小儿应定时、定量并选择易于消化吸收的食物。若乳食不加节制，过食生冷不洁之物、肥甘滋腻之品，易致食积内停，积久成疳；若母乳不足或未及时添加辅食，或突然断乳，小儿不习惯饮食而进食过少，易致营养精微摄取不足，气血生化乏源，日久脏腑肌肤失养，日久成疳。

2. 疾病影响

若小儿长期呕吐腹泻、慢性痢疾、结核病、寄生虫病等，脾胃受损，气血化生不足，阴液亏耗，久可成疳。此外，婴儿早产或因先天性畸形如腭裂、兔唇等造成进食困难，日久易致营养缺乏，也可发生本病。

3. 禀赋不足

先天禀赋不足，脾胃功能薄弱，运化不健，生源不足，日久形成疳证。

【诊断要点】

小儿精神萎靡或烦躁，毛发稀疏枯焦，面黄肌瘦，饮食异常，大便失调。

【辨证治疗】

1. 积滞伤脾（积滞）

主症

面黄肌瘦，神疲纳呆，腹痛胀满拒按，呕吐酸馊食物或溢奶，口有酸臭味，烦躁哭闹，夜眠不安，可伴身热，有时夜间两腮红赤，大便干结或溏泄秽臭，小便混浊如米泔。舌质红，苔厚腻，脉弦滑或滑数，指纹紫滞。

治则

消积导滞，调理脾胃。

处方

补脾经，揉板门，推四横纹，运内八卦，揉中脘，分腹阴阳，揉天枢，按揉足三里。

2. 脾胃虚损（疳证）

主症

面色萎黄或白，毛发枯黄稀疏，骨瘦如柴，精神萎靡，困倦无力，或烦躁哭闹，睡卧不宁，睡时露睛，四肢不温，食纳量少，腹部凹陷，发育迟缓，大便溏薄。舌淡苔薄，脉细弱无力，指纹色淡。

治则

温中健脾，补益气血。

处方

补脾经，推三关，揉外劳，运内八卦，掐揉四横纹，按揉足三里，揉中脘，捏脊。

五心烦热，盗汗，舌红光剥，阴液不足者，宜去推三关、揉外劳，加清肝经、补肾经、揉上马、运内劳宫；烦躁不安者，加掐揉五指节、清肝经；口舌生疮者，加掐揉小横纹；目赤多眵泪，隐涩难睁者，加清肝经、揉肾纹；兼见咳嗽痰喘，加推肺经，推揉膻中、肺俞；便溏者，加补大肠；便秘者，加清大肠，推下七节骨。

【注意事项】

（1）提倡母乳喂养，合理喂养婴儿，乳食宜定时定量，不应过饥过饱。

（2）根据年龄增长，按需添加适应的辅助食品，食品宜新鲜清洁，不应过食生冷、肥腻之物。

（3）纠正不良饮食习惯，注意营养平衡及饮食卫生。饮食、起居有时，不吃零食，纠正偏食，少吃甜食，更不要乱服滋补品。

（4）平时应保持小儿大便通畅，养成良好的排便习惯。

小 儿 斜 颈

小儿肌性斜颈又名"先天性斜颈"，以小儿头向患侧（患病的一侧）歪斜、前倾，颜面旋向健侧为主要特点。临床上，小儿斜颈一般是指一侧胸锁乳突肌挛缩造成的肌性斜颈，少数为脊柱畸形引起的骨性斜颈、视力障碍的代偿姿势性斜颈和颈部肌麻痹导致的神经性斜颈。

【病因病机】

中医认为本病是由先天胎位不正或后天损伤，导致气滞血瘀或气虚血瘀而发。

现代医学认为，小儿肌性斜颈多数认为与分娩有关，如胎位不正、产伤等，或一侧胸锁乳突肌感染性肌炎、外伤等引起胸锁乳突肌缺血性或出血性挛缩所致。

【治疗】

推拿治疗小儿肌性斜颈，是目前临床最为有效的保守疗法。绝大多数患儿经过一段时间的按摩，都有不同程度的改善。推拿越早，效果越好，疗程越短。

主症

肌性斜颈患儿在出生后，颈部一侧可发现梭形肿物（有的经半年后，肿物可自行消退），以后患侧的胸锁乳突肌逐渐挛缩紧张，如条索状。患儿头部向患侧倾斜而颜面部旋向健侧。少数患儿仅见患侧胸锁乳突肌在锁骨的附着点周围有骨疣样改变的硬块物。颈项活动障碍，向患侧旋转和向健侧侧弯有困难。若不及时治疗，患侧的颜面部发育会受影响，健侧一半的颜面部也会发生适应性的改变，使颜面部不对称。晚期病例，一般伴有代偿性的胸椎侧凸。

治则

舒筋活血，软坚消肿。

处方

（1）患儿取仰卧位，术者在患侧的胸锁乳突肌施用推揉法。

（2）在患侧的胸锁乳突肌的起止点及肿块部位施用一指禅推法。

（3）术者一手扶住患侧肩部，另一手扶住患儿头顶，使患儿头部渐渐向健侧肩部倾斜，逐渐拉长患侧胸锁乳突肌。反复进行数次。

（4）再在患侧胸锁乳突肌施用推揉法。

【注意事项】

（1）早期诊断，早期治疗。

（2）不宜过早直抱小儿，以防发生姿势性肌性斜颈。

（3）姿势矫正：要求家长在怀抱、喂奶、嬉戏或睡眠等日常生活中，采用垫枕、玩具吸引等方法矫正。

第六章　现代研究进展　▷▷▷

　　一指禅推拿汲取了中医学丰富的理论知识，以阴阳五行、脏腑经络和营卫气血等中医基本理论为指导，以四诊八纲为手段，强调审证求因，辨证施治，因人而治，因证而治，因部位而治。学习一指禅推拿，就是要学习中医经络和卫气营血学说，了解一指禅推拿的文化，学习一指禅推拿的功法——易筋经，学习临证经验。走进一指禅文化，熟悉一指禅文化，从而传播到世界各地，造福人类。

　　现代关于一指禅推拿的研究主要集中在教学、临床和实验方面，其中以临床研究居多。关于一指禅推法，其衍生的有一指禅偏锋推法和跪推法。赵毅教授曾就一指禅偏峰推还是偏锋推进行了详细探讨：从书法角度考证偏峰的"峰"应理解为笔锋的"锋"，所以应该是一指禅偏锋推。

　　一指禅推拿的临床研究涉及内、妇、儿科和骨伤科，选择的疾病主要有颈椎病、腰椎间盘突出、膝关节骨性关节炎、眩晕、失眠、便秘、胃脘痛等。

　　关于一指禅推拿治疗颈椎病的研究，以观察临床疗效居多，研究对象多为神经根型和椎动脉型，手法以一指禅推法为主，穴位主要选取患部颈夹脊穴以及风池、肩井、合谷等，另多配合针刺、整骨手法或牵引疗法，疗效评定以症状有无改善为标准，结果表明，用一指禅推拿治疗颈椎病有明确疗效，值得临床推广。另有少部分研究一指禅推拿对椎动脉型颈椎病患者的血流动力学影响，结果证明，一指禅推拿可改善颈椎病患者的椎动脉血供。

　　关于一指禅推拿治疗腰椎间盘突出症的研究表明，以一指禅推法施于患者腰背部棘突及双侧竖脊肌，并以患部为重点治疗部位治疗，取得较好疗效，其机制为一指禅推法比其他手法更为柔和，更突出的是它的深透力最强，可促进病变部位的血液循环，改善神经根的缺血、缺氧情况，加速渗出物的消散和吸收，消除神经根的水肿，缓解肌肉痉挛，从而达到有效治疗的目的。另外，配合牵引、中药熏蒸以及针刺等都可以明显提高临床疗效。

第一节　教学研究进展

　　一指禅推拿最有代表性的手法是一指禅推法，一指禅推法也是众多推拿手法中最主要、最具特色的手法之一。它要求术者沉肩、垂肘、悬腕、掌虚、指实，以前臂有节律地摆动带动腕关节及拇指运动，手法动作较为复杂，操作技巧性强，初学者很难掌握其操作方法及动作要领。因此，一指禅推法不仅是手法教学中的重点，更是难点。如何使初学者掌握一指禅推法，如何有效提高一指禅推法的教学效果，也成为诸多学者热衷和积极探讨的问题。

一、一指禅推拿教学方法研究

1. 一指禅推拿的练习方法及技巧

一指禅推法的着力点为拇指，而每位习练者拇指的生理条件不尽相同，有的利于学习本手法，有的拇指条件较差，按常规训练方法很难掌握手法技术，且极易造成手部劳损，影响手法训练。因此，李冬梅提出一指禅推法教学应因人施教，拇指掌指关节伸直位角度 <5°，指间关节角度≥30°者，掌指关节不易受损，且拇指与治疗部位接触面积较大，条件最佳，按常规方法训练即可；拇指掌指关节 <5°，指间关节 <5°者，指间关节角度较小，可重点练习拇指指间关节屈伸式操作；拇指掌指关节≥25°，指间关节≤5°或≥30°者，关节松弛，手指生理条件较差，可采取过渡法练习，用拇指贴附在食指中节桡侧，以固定拇指掌指关节，待该关节力量增强后，按常规方法脱离食指训练即可。

一指禅推法要求沉肩、垂肘、悬腕，以前臂有节律地摆动带动腕关节及拇指运动。实际操作过程中，学生较集中出现的问题是耸肩、肘外展、摆腕僵硬，以及拇指关节屈伸带动腕部及前臂摆动，针对上述问题，石维坤提出两阶段教学法：一阶段在沙袋练习，教师示范引导学生准确掌握前臂摆动姿势、频率，做到摆动到位。二阶段在人体练习。教师扶持术者腕部控制其摆动幅度及力量，让术者和受术者体会轻、中、重三种力度。

李亚明总结出一套分解腕、指关节的动作，适合腕部功能解剖运动的分步练习法。第一步，腕关节参照位做类似于鱼际揉法的操作，可训练初学者的正确摆腕动作。第二步，类似一指禅偏锋推法，目的是协调腕、拇指关节动作。第三步，以拇指桡侧或螺纹面着力，并不断变换腕部位置，由参照位到屈曲再到全屈，以形成腕部各功能位时的正确摆动与拇指屈伸。第四步，练习推摩法，强化悬腕时正确的腕、拇指动作。第五步，转入沉肩、垂肘、悬腕、掌虚、指实的练习。

雷龙鸣将一指禅推法的沙袋练习过程分为三个阶段：①前臂摆动练习阶段：拇指指间关节抵靠食指中节而不屈伸，前臂主动发力且充分悬腕，使悬腕及前臂主动摆动成为习惯；②拇指屈伸练习阶段：改拇指不屈伸为屈伸，使初学者体会并掌握前臂的主动摆动及拇指指间关节的被动屈伸；③固定操作练习阶段：完全、自然地打开除拇指以外的其他手指，以便于拇指吸定于小关节、头面部、穴位等精细部位。

沈国权结合运动生理理论，认为手法教学早期应以抑制运动皮层兴奋泛化，促进分化抑制为主，后期则以动作细节改进和运动控制能力的提高为主。教学初期的关键是训练上肢肌肉主动放松。静止性放松可采用类似"放松功"的方式，要求学生模仿教师的示范操作在放松状态下练习手法；手法练习初期主要训练掌握前臂的正确摆动方式：左手握于右手腕部，以左手运动带动右手腕部往返摆动，然后放开左手做右肘臂主动摆动，把复杂的多关节、肌肉协调运动方式简化为容易掌握的肘臂主动摆动动作，有助于学生集中精力，尽快使运动皮层广泛扩散的兴奋灶集中到较小区域，促进分化。

徐俊将一指禅推法分为 16 种训练方法,归属为徒手训练、米袋训练、人体训练 3 个单元,每周从中选取不同的方法依次组合,相互穿插进行训练,10 周后通过手法测试系统,显示实验组一指禅推法的最小操作力和操作周期的离散度要明显小于采用传统教学法的对照组,表明实验组学习者的手法有着较好的节律性和稳定性。外观上,实验组学习者的一指禅推法动作更为流畅和轻松。此外,徐俊还初步探讨了该技能教学训练中内容、方法、负荷等问题。

李中正指出,实训教学应坚持循序渐进的原则,他将一指禅推法教学分为三个阶段:第一阶段训练沉肩、垂肘、悬腕、指实、掌虚等身体姿势,贯穿"松"字。第二阶段训练动作相对容易的一指禅直指推法。第三阶段训练一指禅屈指推法。三个阶段均先进行沙袋训练,再进行人体操作训练,且先训练右手,再训练左手,之后训练双手定点同步操作,最后训练双手走线操作。人体训练时,先选择较为平坦的腰背部,再选择形状不规则的颈肩部、四肢部等部位训练。

何光远对李业甫的推拿学术思想进行了总结,指出"一指禅"手法与其他手法有明显的区别,它的力是在"点"的基础上连贯成"线",其动作要领是:沉肩,垂肘,腕平端,手握空拳,指吸定,腕关节主动带动指关节,蓄力于掌、着力于指,撺劲大、回劲小,摆动快而不乱,慢而不断,行走如直线。

一指禅推法由于动作较为特殊,操作难度大,一般要求先在米袋或沙袋上练习基本功,待习练者初步掌握动作要领并熟练基本动作后,再逐渐开始在人体上进行操作。丁开云认为,练功袋对于一指禅推法的基本功训练尤为重要,练功袋即应用棉布缝制成长 30cm、宽 15cm 的口袋,尺寸与一般成人的上臂、肩关节、小腿、膝关节的长度、宽度相仿,适合练习手法。练功袋的内容物最好选择决明子,其质硬而韧,性微寒,可除风散热。在此种练功袋上练习手法,软硬适中,又可清解手指与练功袋摩擦所产生的热毒,且不伤皮肉筋脉。此外,他认为练习一指禅推法时应采取站立位,有利于全身放松,且在初练手法时,应先练左手,再练右手,此后方可左右手交叉练习,以避免出现左右手施术效果差异明显的现象。

2. 一指禅推拿的综合教学方法

一指禅推法训练可分为"形似"和"神似"两个阶段。第一阶段要求"形似",即习练者通过反复模仿、练习,使其手法动作形态与教授者的手法形态基本一致。在"形似"阶段,李冬梅采取"示范教学"法,即一般教学与重点教学相结合,选拔骨干学生配合教师进行示范教学,结合前述的"因人施教"法,最终教学效果优于常规教学。王允娜指出难度大的手法应贯穿到整个手法训练中,首先在课堂上教学生掌握规范的手法,其次在练习其他各种推拿手法的训练时间中穿插练习一指禅推法,以便学生们掌握动作要领。根据推拿手法教材的编排顺序,一指禅推法往往是最先学习的手法,但因其难度较大,短时间内不易掌握,学生的积极性易受影响,因此有人提出教学的内容应由易而难,循序渐进,可先讲授动作简单的鱼际揉法,待学生手腕较为灵活后,再学习一指禅推法,既可提高学生的学习信心,也符合人类对事物的认识规律,能够节省学时,事半功倍。此外，米袋练习和人体练习应紧密结合，即先在米袋上练习一定时间后，两人配对互相练习，再在米袋上强化练习，二者相互体会，穿插进行，既能提高学生练习手法的兴趣，又能使学生尽早体会推拿手法"持久、柔和、均匀、有力、深透"等基本要求，以及因手法力度、频率、持续时间等不同的配伍所带来的切身体会。

颉旺军提倡丰富教学内容，采用多种教学方法，在讲授一指禅推法时可采用故事型教学模式，讲述一指禅推拿流派的发展源流；让学生查找手法最新研究进展及历代医家应用推拿手法的医案医话；在课堂采取互动式教学方法，与学生做互动交流；结合临床病例进行讨论式教学，培养学生对临床基本操作技能掌握的能力。粟胜勇以提高学生学习兴趣为切入点，首先，认为教师上课应精神饱满，富有激情，演示一指禅手法时操作连贯、动作优美；其次，可讲解新颖知识以吸引学生，比如将一指禅手法的历史来源以讲故事的形式进行讲述；最后，应深入浅出，将一指禅动作分解做分步讲解。

雷龙鸣将教学过程分为四步：第一步，教师示范，教师进行表演式操作，激发学生学习兴趣，之后加以举例阐释并列出手法的特色优势；第二步，进行沙袋练习；第三步，进行自身练习，可选取血海穴为操作部位；第四步，相互练习，对方肩井穴为理想操作部位。

魏玉龙从加强学生实训角度出发，提出以案例为点，拓展教学内容，讲授一指禅推法时可引入失眠病案，使学生对一指禅操作的要领、注意事项及临床应用有整体系统地认识和训练；另外，培养学生养成日常练习手法的习惯，发挥个体运动，可在听课同时练习一指禅推法。

王德瑜着重推广"三步教学方法"，即仿、悟、思。仿：教师示范，学生反复模仿，达到初与师合；悟：通过反复实训操作，悟出一指禅推法的用力方法等要领，达到形神相似；思：思考手法操作的动作要领，终与师离。此外，他提倡运用视频信息，丰富技能教学，将推拿手法教学全过程拍成视频，让学生有选择地进行学习，利于突破重难点。他还提出要创造实训条件，落地操作实训，将教室改建为教、学、做一体化多功能教室，并增加实训教学时数。

杨晓仙采用课堂教学与临床实践相结合的方法，课堂教学运用多媒体技术展示操作手法，呈现手法分解动作，由简单到复杂、由单式到复式，并用慢镜头突出操作的难点、重点，同时配合解说、色彩等，既可增加趣味性，又能提高教学效果；增加临床实践机会，选取患者当模特，让学生进行手法操作训练，课后予以讲解、纠正、改进。

吴云川、郭现辉等均对多媒体教学在推拿课程中的应用进行了分析评价，认为多媒体教学直观、生动，既可提高学生学习的积极性，也可增加课堂信息量，提高教学效率，同时可以增加知识关联性。但其弊端在于节奏快，内容丰富，不利于学生集中注意力，师生情感交流少，且课件制作水平参差不齐，因此多媒体教学应与其他教学手段相结合。

推拿手法的教学，多强调它的实践性特点，重视手法的基本操作技能训练、实际动手能力的培养，往往忽略了手法的基本理论和基本知识，造成学生对推拿手法的辨别水平较低，盲从者颇多，甚至出现重技法而轻理论和诊断的现象。针对这一问题，许丽采取"对比教学法"，使学生不但认识到手法理论的重要性，而且体会到理论与实践结合的重要性。她采用列表的形式，将一指禅推法及其变化手法——扶持推法、偏锋推法、缠法及跪推法进行对比教学，主要从手型、着力部位、悬腕、摆动幅度、频率、应用部位六方面进行比较，在对比中引导学生准确理解手法内涵，效果显著。何娟详细阐述了"一指禅推法"的教学设计，她以学生已有的知识和经验为出发点，对教材、学情、教法、学法、教学资源、教学程序等方面进行教学分析和探讨，并贯穿于教学过程中，激发了学生学习的积极性、主动性，提高了手法操作实践能力。结果证实，通过优化教学环节，可以有效提高"一指禅推法"的教学效果。

一指禅推法是推拿手法中难度最大的手法之一，对普通学习者而言尚且如此，对于视力障碍者而言更是莫大的挑战。如何引导视障学生有效理解动作要领并准确掌握动作技能，一直是盲校"一指禅推法"课堂教学中的难题。华建英结合实际案例提出自己的观点：一是先实践，后理论。即重视盲校学生的认知水平和身心特点，先理论后实践，往往起到事半功倍的效果。二是先生活，后学习。视障生难以通过"视觉模仿"来学习技能，唯有以视障生熟悉的生活经历为切入点，才能突破难点，逐步实现技能的规范化学习。三是先整体，后局部。视障生缺乏对事物在空间里的整体认识，往往以偏概全。通过示范动作让学生触摸或从学生熟悉的生活经历出发感知整体，再进行动作分解，才能达到规范手法动作的目的。

3. 一指禅推拿与练功

自古以来，推拿与功法密不可分，推拿医家十分强调练功，一指禅推拿流派发展至今，始终将易筋经作为自我练功方法，一指禅推拿前辈朱春霆先生曾指出："一指禅推拿是经过练功而获得的内劲为手法的活的灵魂。"在推拿学的教学过程中，研究者也越来越重视功法教学对学习推拿手法的重要作用。谢远军指出推拿功法是手法的基础，应先学功法，后学手法，一指禅推法便是经过术者多年潜心修炼，将全身的精、气、神凝聚于一指之端的上乘功夫。其次，他认为推拿功法教学与手法教学应相互联系，指导学生练习易筋经"摘星换斗势"时，应强调与一指禅推法的内在统一。郭朝卿从生物力学角度探析易筋经的功法、功理，认为易筋经能够改善习练者各部位，尤其是上肢、下肢以及脊柱各个关节的稳定性和灵活性，提高其相关锻炼部位的肌肉、韧带力量和柔韧性，促进人体的气血运行和经络畅通，提高机体的整体素质，并为练习推拿手法打下坚实的基础。

王德瑜将78名针推专业学生随机分为两组，实验组采用以练习易筋经为主结合体育锻炼的练功方法；对照组采用单纯体育锻炼的练功方法，最后通过推拿手法测定仪检测。结果显示：实验组一指禅推法的正压力峰值、频率等各项检测值明显优于对照组，两组差异显著。由此证实易筋经的练习有利于一指禅推法的学习，值得推广。此外，王德瑜采取"课中课"的教学模式，将推拿手法课程中的"推拿练功"章节提出来，另设"推拿练功"课，即每天早晨练功1学时，学习易筋经等传统功法，从而增强指力，提高学生一指禅推拿手法的"功力"。

陈子龙将学生分成两组，分别习练少林内功及易筋经，通过相应指标的测定，认为少林内功对肌力的锻炼效果优于易筋经，更针对前臂肌群和伸肘肌群力量的提高，能使一指禅推法更加有力、渗透；易筋经在肌肉耐力、关节活动度及躯体柔韧性方面的改善效果更加显著，对一指禅推法的手法提高作用不如少林内功。李守栋认为，推拿功法的好坏直接影响推拿临床的效果，因此在《推拿手法学》教学的过程中，为提高学生的实际操作能力，不断增强学生手法的功力，就必须重视推拿功法的训练，这样才能为手法技能地不断提高打下扎实的根基。

4. 一指禅推拿的考核模式

教学不仅包括教与学的具体过程，还包括最终考核，考核成绩是检验学生学习掌握知识情况的重要衡量标准，同时又是教学活动改革及制订进一步教学计划的重要依据。推拿手法学是一门实践性较强的课程，培养学生的动手操作能力是关键。当前的考核模式过多依赖终结性评价，不能全面反映学生的综合素质，且难以很好地反馈指导教学。对此，许丽提出多元化考核方案，强调考核过程全程化。学生在第2学期"推拿基础手法"课程中已进行一指禅推法米袋练习，因此在第6学期"推拿手法学"第一堂课，就先进行"开课前测试"；然后在第一次实训示教课前进行"一指禅推法实训前测试"；最后，在学期中、学期末再进行一指禅推法测试。如此既可减轻学生的期末考试压力，又可促进学生的学习积极性和主动性，同时，教师可在整个教学过程中，实时、动态掌握学生的学习效果，以便及时调整方案和制订下一步教学计划。李秋明改进"推拿手法学"理论考核模式，实行教考分离，建立和完善电子试题库并规范试卷的出题和评分，试题质量大为提高且实现了试卷评分的公平、公正、公开。技能考核方面，建立实践技能考核题签库，考核时分目测、体测、仪器测定3个步骤。学生手法学成绩逐年提高且学习兴趣越来越浓。李蔚江通过目测考核一指禅推法的实验，对推拿手法技能目测评价法的质量进行研究探讨，他认为目测法侧重手法技术细节，直观、易操作，适合推拿手法的教学需要。同时，目测法能够直观评判出手法动作的正确与否，对推拿手法具有诊断和矫正功能。他还指出设计合理的、易于使用的通用目测量表，建立统一的评价标准，是进一步提高目测法评价质量的重要途径。

二、一指禅推拿规范化研究

推拿学的相关教材及推拿专著是教授和学习手法的客观依据及标准，教材及专著的规范化程度亦影响着推拿手法教学的效果。方磊分别选取16本《推拿学》和《推拿手法学》统编教材，对一指禅推法的定义和操作要领进行整理和比较分析，认为各教材名词术语未形成统一标准，描述语言不够准确；动作要领描述存在互相矛盾；部分内容表述抽象，语言不科学，易产生歧义，为此他提出统编教材应统一名词术语，矛盾表述内容按照公认原则，教材内容应具有科学性和普遍适应性，且应举行统编教材编者的相关表述规范化培训，制定教材内容表述规范化细则。

萧言菘以10本推拿学教材为研究对象，发现其中一指禅推法的操作形式名称共列有10种，手法功效共列出23种，病（症）43个，指出不同教材对推拿学手法的操作形式名称、功效与应用的表述存在着差异，应规范、统一手法表述，以利于推拿学的普及和推广。

陶艳红收集了自 1959 年第 1 版至今的 29 本推拿学教材，从归属类别、操作方法、动作要领、治疗作用以及层次特点 5 方面，细化了 76 个知识点来研究一指禅推法在历版教材中的演变进程。她认为教材中应继续把练习方法、错误动作与纠正方法这一内容纳入，尤其是赵毅主编的教材中加入了手法操作的视频，这一部分非常值得借鉴。此外，在作用及应用方面，除了延续老版教材的治疗作用外，还应加入最新的临床、基础研究进展，更好地做到推拿手法的与时俱进。

严晓慧指出，众多推拿学教材、专著对手法命名、操作方法及量化的具体描述较为混乱，同名异法和同法异名现象较为普遍，如一指禅推法的名称就多达数十种。针对此问题，她建议系统整理与研究推拿手法文献，建立推拿手法文献数据库，内容包括手法名称、出处、术语、定义、操作方法和要求、应用范围及实例，并在此基础上编写《中医推拿手法辞典》。另外，借鉴西方整脊疗法的发展模式，利用其他学科的成果和研究方法，促进推拿手法的量化及规范化、标准化。此外，严晓慧应用三维运动解析系统和推拿手法测试系统同步采集受试者的手法操作数据，并分析手法的三维力、周期和频率，最终拟定了手法操作参数规范。其中，一指禅推法运动阶段及周期的定义为：肘关节从最大屈曲位到最大伸展位为前摆阶段，从最大伸展位到最大屈曲位为回摆阶段，一个前摆阶段和一个回摆阶段为一个周期；手法力的拟定操作参数为垂向力：前摆 $3.481 \sim 40.756\mathrm{N}$，回摆 $3.324 \sim 21.437\mathrm{N}$；频率 $2.17 \sim 3.13\mathrm{Hz}$。

吕杰采用摄像技术，采集一指禅屈指推法的运动学数据，同时利用 FZ－Ⅰ型中医推拿手法测力分析仪采集作用力数据，建立了 4 杆件、5 结点的一指禅推法生物力学模型，计算得到了拇指指间关节、拇指掌指关节、腕关节和肘关节的作用力，分析了各关节在手法运动中的作用，与操作医师的实际感受一致。提示由一指禅推法的生物力学模型可计算推拿过程中各关节的作用力，可为手法教学和研究提供一定的帮助。萧言菘整理分析了现行按摩推拿学教材以及文献中的手法描述，指出一指禅推法的分歧点为手法分类、称谓及作用部位，对一指禅推法的操作要点进行拟定及分析，并制订了一指禅推法的文稿，包括手法的名称、分类、表述、操作、动作要领、功效与应用、作用层次、特点、注意事项及手法图示等。

三、其他

除专门针对一指禅推拿的教学研究外，诸多研究者对包括一指禅推拿在内的整个推拿学课程或推拿手法学的教学改革提出了自己的观点。为让学生更好地将理论与临床联系，王华兰提出"五步教学法"：改革教学手段，激发学生学习兴趣；实施教学互动，规范实训教练方法；注重手法教学，提高动手能力；强化诊断与手法运用，理论联系实践；课堂教学与社会实践结合，提高学生探知精神。齐凤军认为，推拿手法学的教学应当实现理论教学规范化，抓住"六大类手法"及"肢体操作部位"两大主线；其次，动手操作程序化，即按照"讲授→示范操作→模拟操作→实验操作→人体操作"的程序练习手法；再次，媒体教学多元化；最后，考核方式多样化。彭德忠从改善手法教学场地的角度出发，认为一套合理的手法室应包括教室、手法操作室和实验电教室，教室用于详细讲解每一个手法以及米袋操作练习；手法操作室主要用于人体操作训练；实验电教室一方面可利用手法测定仪测定分析相关手法数据，另一方面可在操作前后播放录像，加深认识。王朝宏从心理学的视角对推拿手法的教学过程进行了分析，据此将推拿手法的教学过程分为讲解、演示和训练3个环节，并结合自己的临床、教学实践，探讨了提高推拿手法教学质量的具体措施。他认为影响推拿手法教学质量的因素是多方面的，不仅要求带教老师具有较高素质，还必须不断改革教学方法，丰富教学手段，改善教学条件，改进考试方法。

综上所述，一指禅推拿的教学发展和改革历来备受研究者的重视，研究内容不仅多元化且颇具时代性，既有对一指禅推法具体练习方法的研究、对一指禅推拿综合教学方法的改革，也有对一指禅推法规范化、标准化的探索。一指禅推拿的教学研究有利于拓宽教学思路，丰富教学手段及教学方法，对于提高一指禅推拿的教学效果起到了积极的作用，同时，也有利于一指禅推拿的传承与发展。

第二节 临床研究进展

一、一指禅推拿临床应用心得和经验

1. 钱鸿钧临床运用一指禅心得

一指禅推拿为推拿主要流派之一，以阴阳五行、脏腑、经络和营卫气血等中医理论为指导，以四诊八纲为辨证手段，强调审病求因、辨证论治，以一指禅流派手法临床操作来治疗疾病的治疗方法。操作中遵照"推穴位，走经络"的原则。一指禅流派手法强调柔和、深透、柔中寓刚、刚柔相济，特别强调以柔和为贵。一指禅推拿的手法有推、拿、按、摩、滚、捻、搓、缠、揉、摇、抖等手法。钱鸿钧从1966年开始学习一指禅推拿，临床和带教工作至今达40年。对一指禅手法很有心得，介绍如下：

（1）手法对身形要求：推拿手法在临床上能否运用自如，时间能否持久，除要求手法训练有素外，与身体姿势正确与否有密切关系。推拿时，全身应保持"含胸、拔背、哈腰、收臀、收少腹"，站立二足呈"丁八式"。若身体向前时，则前实后虚；身体向后时，则前虚后实；不前不后时，则两腿微弯。整个身形应稍稍呈内圆，其势浑圆，气沉而不上浮，其力不散而源源不绝，虽时久亦不觉劳累。推拿操作时应该身随手走，眼随手转，法从心变。施行手法一般以手不离人体中心线为好。一指禅推拿选择易筋经功法锻炼，通过长期练功能增强体魄而使功力、体质、手法相得益彰。

（2）手法的力：一指禅指拿手法的力，是一种功力，不能单纯理解"用力""有力"，可以理解为医生通过长期锻炼而产生的协调力。它是根据手法要领和患者病情、体质、客观需要综合考虑的力，其要求力柔和深透，达到病灶部位。术语曰："力宜灵，不宜滞。"一指禅派推拿手法有两个代表性手法，即推法和滚法。

（3）手法的灵活性：一种手法在临床根据患者病情部位、身体情况的不同，有轻重疾徐（快慢）、大小之别，手法要求快而不乱、慢而不断，在这个范围内可以根据患者具体情况稍有快慢之别。同一种手法在人体不同部位，其幅度亦有大小之别。就滚法而言，肩、背、腰、腿部位幅度稍大，而在关节部位幅度适当控制点。手法根据不同的病情、不同的部位有轻重之别。现在有些人认为手法轻重就是补泻，补与泻是指对治疗的实际效果而言。手法轻重是从患者的病情、体质等客观出发的，而且还须重视患者的适应度，以患者适应为宜，原则"知者即止"。

（4）常规手法和整复、被动运动、辅助手法关系：一指禅推拿在长期发展中不断地吸收其他治疗行之有效的手法来充实和完善自己，在被动运动和整复手法部分显得较为明显，整复手法一般在推、滚、揉、搓等手法进行以后（脱臼不宜），以局部软组织松弛后施行为好，否则成功率会降低。手法除了常规手法还有辅助手法，其中包括俗称的"小手法"，"小手法"是医生在临床实践中根据病情客观需要运用的变通之法。所谓"手法之变，存乎一心"。推拿前辈在长期实践中深研常规手法的同时也创造了不少"小手法"。我们在临床中主要手法必须有相当火候才能把"小手法"做到得心应手。

（5）手法的要领：一指禅推拿作为推拿主要流派有它的特点，施行手法看不到用力之态，而且轻、松、逸，其力确是既柔和又深透，暗透"禅"字真谛。一指禅手法如果能做到"运""提""行""藏"四字，才算达到炉火纯青的境界。而推拿前辈们对这四字都不妄加解释，只能在临床实践中去理解，用毕生精力为达到手法炉火纯青而努力。

2. 丁继山之丁氏"一指禅推拿"运用心得

一指禅推拿术，为丁凤山所创。丁氏系清道光年间，扬州府人士，幼受家学熏陶，酷爱武术，并随父富山习医数载。相传河南李鉴臣客居扬州，献武送医。李氏精通"一指定禅功"（疑即点穴功，或世人所称"指针法"），授艺于丁凤山。丁凤山经多年临床实践，独开新境，创一指禅推拿术，著有《一指定禅》（抄本）一书，流传于弟子间。

丁氏家承世业，数代相传，在江浙一带影响颇深。其后裔海山，约于 1934 年在扬州首次成立推拿学术研究会，并自任理事长。弟子丁鸣山至苏州开业；丁树山赴上海行医授技。朱春霆老先生及丁季峰老先生均系丁族嫡传。现任江苏省推拿专业委员会副主任委员的丁鸿山老先生乃海山之后，行医五十载，对一指禅推拿有较深造诣，在前辈授业之基础上，刻意求新，又独创"一手三穴"之小儿专用手法及别具一格之"单凤朝阳""狮子盘球"等手法，验之于临床，颇有疗效。

一指禅推拿，意即操作者以一拇指的指力，并运用技巧，达到治病之目的。丁氏相传一指禅推拿术，应为"双禅"，要求双手拇指能同时操作。一指禅推拿术，手法细腻，动作舒展大方，技巧性强，与中医学的脏腑经络理论紧密联系。丁氏有"一指为推，二指为掐；三指为拿；四指为搓"之别。还有"轻推为补，重推为泻；顺推为补，逆推为泻"之诀。鸿山老先生之一指禅推拿流派，主要手法有推、拿、按、摩、揉、滚、抖、搓、和、点、扣、打、捏、抹、摇十五种。临床上常依据疾病之辨证及部位之特定性，分解衍变出若干特定复合手法，有如一剂良药之君、臣、佐、使，配伍得当，具有取穴准确、点线面分明之特点。

欲灵活自如地运用一指禅推拿术，必具较深之手指功力。一指禅推拿有严格的训练法，先在一长一尺二寸、宽五寸之绿豆袋上分步操练（绿豆性凉，长期操练有防手指皲裂之功效）。先练左手，再双手同练（此为秘诀，因一般人右手向前，若初练时忽视此诀，日后则仅能单手操作而成"单禅"）。"一指禅正推"练熟后，再练"一指禅旁推""屈掌侧推"等。最终达到手法熟练自如，轻而不浮，重而不涩，柔中有刚，刚中有柔，刚柔相济，出手应心，手与心合。较深之指力非一日之功，须经长期不懈的努力方可练就。目前能熟练操作诸如"推五指经""屈掌侧推脾土"等技巧性极强之手法者，已为数不多，实乃憾事。

3. 扬州丁氏一指禅推拿学派点按手法在软组织疾病中的运用

扬州丁氏一指禅推拿学派，有近200年历史，世代相传，亦设帐教徒，广泛传流于大江南北。手法灵活多变，柔中见刚，以静取动，治疗面广。基本手法归纳为三句话十五个字，即"推、拿、按、摩、抖；滚、揉、搓、和、点；叩、打、捏、抹、摇"。结合疾病症状、病因、病理及部位，选择组合运用。贯内功与指力于一气，疏经通络，宣通气血，祛痛止麻，剥离粘连，转运关节，直达病所。临床中重用其点、按二法，治疗软组织损伤性疾病，取得宝贵经验，介绍如下：

（1）作用机制

点按手法为丁氏一指禅推拿学派十五个基本手法中使用较广、适用证较多的刚柔并济、以柔见刚的手法。术者运用手指轻附于患者体表经穴，运气加压。不仅术者指之劲力的加压作用，而寓以术者内功之气连续施放，起着"指针"效果，达到舒筋活络、宣通气血、麻醉止痛的目的。手法施行部位，多在经穴、血管神经走行方位，点按动脉能使血流暂时隔绝，放松时则血流向远端骤然流去，肢体循环立即改善。在神经走行方向点按时，可使神经暂时失去传导作用，达到麻醉止痛的效果。按压交感神经节时，其血管暂时失去交感神经的控制，则血管舒张，痉挛消除。实践证明，点按手法能促进软组织损伤性疾病的局部血液回流，加强代谢物排泄，使组织中的堆积废物消除而转愈。辅助其他手法配合运用，可加强疗效并提供诱导条件，起着相辅相成的作用。

（2）施术要领

一指禅推拿学派，其手法异于其他门派，即运一身之力于肩、肘、腕之间，使全身之力集于五指指腹，五指又以拇指为劲，术者医指虽轻附于患者体表，但力透肌肤直达经穴，操作时须静气凝神，松肩垂肘，运气于肩手，自然舒卷，屈伸指腕，先轻后重，活动范围由小渐大，运力速度先慢后快，做到刚柔相济，稳准熟练。全过程必须贯穿"轻""柔""稳"三字。"轻"——不加重局部损伤，"柔"——不增加患者痛苦，"稳"——耐心细致而不粗暴。

（3）临床应用

①颈肩综合征、肩周炎：操作时患者取坐位或卧位，以基本手法开路，使局部肌肉放松后，取肩颈附近的天宗、风池、肩外俞、肩前、曲池、合谷等穴做点按手法，再以拿、捏、抖等手法收功。治疗后患者会感觉颈、肩放松，疼痛感轻或消失，颈肩部活动范围可增大。

②颈椎病：操作时以两手按压患者头顶向前屈曲至最大限度，另一手拇指、食指捏

按颈 5、颈 6 平面的两侧颈后肌肉，向中线并向前点按，然后改换颈后仰位，继续前手法，反复 2~3 次，再以两手拇指指腹点按大椎穴，配合点按曲池、合谷等穴，以双掌从后侧提旋颈部收功。

③落枕，颈部扭、挫伤：急性颈部肌肉紧张、强硬、酸胀、疼痛、转动失灵，多因劳累或感受风寒，或卧时体位不适及颈肌慢性劳损所致，一般可自愈。先使用基本手法使局部肌肉放松，以减轻痛苦，继则点按痛侧天宗、肩外俞、风池、风翅等穴，同时提拿冈上肌、颈外斜肌、胸锁乳突肌，一般可起立竿见影之效。

④肩胛胸壁关节挫伤：操作时使用点按手法，以天宗、膏肓为主。治疗时，肩胛骨处于外展位，同时使伤侧上肢被动活动，增加疗效。

⑤急性、慢性腰痛：点按两侧关元俞，用力向前、向下点按约半分钟，再以两拇指放于一侧竖脊肌压痛点，先向内、向下，再向上用力点压，然后将拇指向外旋转分开，放松于原处按。经治疗后患者有腰部轻松感，休息后再重复 1 次，并抵按大肠俞，同时做腰部扳转活动。

⑥踝、肘关节扭伤：以一手紧握伤处远端，向上牵引致关节外翻，扩大关节内侧间隙，以食指点关节间隙。然后仍在牵引下做关节内翻，扩大外侧间隙，以拇指点按关节间隙，再行"摇摆伤肢，屈伸关节"，反复 2 次即可。

4. 黄汉如运用一指禅治病、戒烟毒经验

黄汉如运用一指禅治病、戒烟毒早有记载，虽然没有将治疗的过程依何法、循何经、走何穴做具体交代，然而已将自己的思路做了扼要介绍：先切脉诊察，依据患者体质之虚实，确定何脏腑受鸦片烟成瘾，然后施用一指禅推拿直接作用于受瘾脏腑之穴道，使烟毒从排泄系统排放，达到烟瘾自断。黄先生之一指禅推拿戒除烟毒方法，仍有十分重要的现实意义。一指禅推拿治病须分步骤：一指禅推拿医病，特别是对疑难杂病，不可能是一推即愈，也不是包治百病，而是有一定的适应范围，还要有步骤地进行，订立疗程、计划。黄先生医治病家葛璇生肝病时就是分三步走。第一步：清除胃肠积秽。推治 60 次，每日推治，时间为 2 个月。这是对慢性病，只能缓治而不能急治而制定的疗程。黄先生告诉患者及其家属，决不能急于求成，"欲速则不达"。病家觉得甚有道理。经过 2 个月的推治后，患者体内的积秽已基本清除。第二步：主要是针对肝病病证。推治 45 次，每日推治，时间为一个半月。经过黄先生的精心推治，病家的病证逐渐好转。第三步：静心治疗。推治 90 次，每日推治，时间为 3 个月。黄先生及其儿子经常对病家说：病家在推治过程中，耐心甚为重要，能耐心则肝火不旺，木火不升则肾水无耗，脾土得益。如果病家在推治过程中不耐心，那么肝火上升，伤脾损肾，病情就适得其反。如果病家能耐心配合推治，尽管见效缓慢，却已趋向好转，经过二三个月以后，病情得以痊愈。这三步推治，先后花了半年多时间，共推治近 200 次，病愈。在推治过程中，病家往往觉得初时效果明显，过后则进步不快。正如病家郑洪年夫人所述：自从经黄汉如医生推治，几天后就感到病情转轻。不知为何，后来的好转情况不像开始时那么明显。黄先生细心解答这一疑问：夫人到我诊所开始推治时，病势严重，而且是服了别家的药不见功效后，经过我诊察，对症推治，病情就自然而然地减轻，与前相比，自觉效验之速。现在夫人的病已经去了一大半，就不觉得有显著的效果速度，但夫人应该看到病体正朝着痊愈的方向逐步前进。不久果然康复如常。

5. 论《一指定禅》对推拿治痧的探索

严振、赵毅、金卫东三人研究成书于光绪年间的《一指定禅》一书，深入探讨了一指禅推拿治痧的理论。

《一指定禅》在参考了《晰微补化全书》（成书于清咸丰十年）等书之后，完全继承了清初（痧胀玉衡）的治痧理论，形成了与《晰微补化全书》一致的治痧框架。《一指定禅》继承和发扬了推拿手法的优点，"不诊脉，不用药，不耗元气，不费厚资，究索病根，依法抚摩，按穴针刮，顷刻平复"，把推拿手法运用于治痧之中。因此，"治痧三法"不再是"刮""放""药"，而改为"推""揉""缠"。具体是："病在肌肤，推法治之。病如在血肉之间，以揉法治之。恐入经络，定当以缠法治之。"在各种具体痧症的治疗上，《一指定禅》也摒弃了过去药物治疗的方法，而改为一指禅推拿方法治疗，从而形成了自己独特的治痧理论体系——一指禅推拿治痧。

6. 一指禅推拿名家王纪松治疗内伤头痛的经验

梅犁总结了一指禅推拿名家王纪松治疗内伤头痛的经验。王纪松认为，内伤头痛多与肝、脾、肾三脏有关。并将其分为虚、实二证。实证包括肝阳头痛、痰浊头痛、瘀血头痛、肝风头痛（偏头痛）；虚证包括血虚头痛和肾虚头痛。治疗上，根据中医学"缓则治本，急则治标"的原则，临证变法。虚证手法宜轻柔，实证手法宜重着，此即"虚者柔之，实则刚之"。无论哪种证型的内伤头痛，取穴均要以头部穴位（或经络，或部位）为主，但又不泥于此，还应根据不同的病机，辨证选取诸穴。基本治疗方法：取印堂、太阳、前额部、眼眶部、风池、风府、睛明、攒竹、四白等穴。操作步骤：患者取坐位，术者站在患者正面，一指禅推印堂、太阳经2分钟；抹前额部、眼眶部7~9遍，术者站于患者背面，拗太阳3次；按拿风池、风府约1分钟。术者再站到患者正面，用一指禅推睛明、攒竹1分钟；抹印堂、四白各7~9遍。王纪松认为，印堂为督脉之源，而督脉又"总一身之阳"，肝风、肝火、痰湿等常随阳经入督脉，壅滞于印堂，或血瘀滞留督脉，致督脉气不利。用一指禅推印堂，能开门散火，解壅，宣通经气。配合以上其他穴位和手法，有明目醒脑，降火息风之动。

7. 朱鼎成总结朱春霆的一指禅推拿力透溪谷的学术思想

朱春霆认为，一指禅推拿以阴阳五行、脏腑经络和营卫气血等中医基本理论为指导，以四诊为诊察手段，强调审证求因，因人而治，因部位而治。临床操作循"推穴位，走经络"的原则，并将一指禅推拿归纳为三大特点：①手法柔和深透，柔中寓刚，刚柔相济，强调以柔和为贵。②取穴准确，以指代针，将功力集中在拇指之端，力透溪谷。③注重练功，通过练易筋经达到"缓节柔筋""两臂及十指骨节柔屈如棉"的境地。"力透溪谷、调和营卫"是朱春霆学术思想的重要组成部分。"力透"是朱氏一指禅推拿手法的显著特点之一。"溪谷"一词来源于《黄帝内经》。《素问·气穴论》曰："愿闻溪谷之会也。""岐伯曰，肉之大会为谷，肉之小会为溪，肉分之间，溪谷之会，以行荣卫，以会大气。"朱老认为，肉之大会为谷，肉之小会为溪。无水为谷，有水为溪。溪谷在天地之间是通风水的，谷在人身之间是通气血的。朱老根据自己几十年的临床心得，明确提出了溪谷在人体的部位——关节之间。进而细化为大关节曰谷，小关节曰溪；大关节和肌肉交会之处为谷，小关节和肌肉交会之处为溪。溪谷的功能是行营卫、会大气。以此来指导推拿实践。举骨痹为例，《黄帝内经》认为骨痹（即指以骨节证候为突出表现的痹证）是因为"积寒留舍，荣卫不居，卷肉缩筋，膝肘不得伸，内为骨痹，外为不仁"。对于"大寒留于溪谷"的骨痹，朱老提出必须"按穴推关节，驱除留滞在关节、溪谷的寒邪，才能使患者逐渐康复"的思想。朱老认为溪谷和经穴有直接关系，是营卫气血流周之处。如有不正之邪侵犯，便会使营卫稽留，气血流周失常。因此力透溪谷的最终目的是使营卫畅通，气血流周复常。力透溪谷是对一指禅推拿"循经络，推穴道"的补充。后生学者得朱氏心得，认为经络理论应用到推拿临床上，既有诊断作用，也有治疗作用。手法操作时应循着经络路线缓慢移动，在选取的主要穴位上持续施治，使指力透达肢节骨缝。切忌不分主次，一带而过。并认为《黄帝内经》中"按摩勿释，着针勿斥，移气于不足，神气乃得复"一段中"按摩勿释"运用于推拿临床，就是要持续推拿，紧推慢移之意。并认为力透溪谷不但在理论上存在，而且在实践中也是可行的。因为积寒留舍的溪谷之会，均是关节骨缝之间，面积极其微小，必须剑走偏锋，用拇指偏锋少商穴处着力，避免与骨骼硬碰，吸定在关节骨缝之中，才能如庖丁解牛而游刃有余，推之则热气至，久之功力透达溪谷，常能收到事半功倍的作用。现代实验证明，用一指禅推法施治人体某一穴位时，随着持续时间的延长，所推部位的温度亦随之逐渐升高并透达到组织的一定深度。山东中医药大学推拿教研室使用"推拿力学信息测定仪"，对朱老等一指禅推拿名家的手法测定三维力学波形曲线图，其垂直强度可达 1~3kg，彰显了力透的功力。一指禅推法正如朱老所述是最符合《辞海》一指禅条目"贯全身之气力于一指之尖，使直达病源之所在"的手法。

二、临床研究

1. 骨伤科疾病

一指禅推法具有良好的深透性，并且具有舒筋活络、行气活血、解痉止痛的功效，又因其着力面积小而操作灵活，可广泛应用于骨伤科疾病中。临床上已经积累了很多运用一指禅推拿治疗骨伤科疾病的经验和病例，并都取得了很好的疗效。

陈志宏应用一指禅推法沿足少阳胆经在头侧颈项的循行路线往返治疗，结合颈椎牵引治疗椎动脉型颈椎病，疗效满意。治疗方法：患者端坐，术者立于患者身后，滚颈项、肩背部，沿经上下左右来回往返 3~5 次，按揉风池、天柱、肩井、肩中俞、肩外俞、天宗，每穴约半分钟，先轻后重，再由重到轻，以放松颈项肩部肌肉，促进气血运行。接着用一指禅推法沿足少阳胆经在头侧颈项的循行路线紧推慢移往返治疗，共 3~5 遍，手法操作约 10 分钟，最后重点在百会、风池、天柱、反应点上施法，时间较长，每穴至少 1 分钟，尤其在反应点，力由轻而重，由浅而深，用力缓和，以患者能忍受为度，应有轻松之感，时间约 15 分钟。结束治疗时，分别用指推与掌根推颈肩部 5~6 次，拿肩井 10 余次。每日推拿 1 次，每个疗程 10 次。休息 3~5 天后，再继续下一个疗程。颈椎牵引取卧位牵引，重量 4~6kg，每次 30~40 分钟，每日早晚各治疗 1 次。牵引时，眩晕甚者重量酌减。摆动类中的一指禅推法具有舒筋活络、调和营卫、祛瘀消积的功能，其接触面积小，但渗透力大，可适用于全身各部位及穴位。采用一指推法为主要手法，施法于经络穴位上，使气血通、经脉畅，采用指腹和偏锋推，功力集中，正合此义。故取之于椎动脉型颈椎病手法治疗中。

陈新、茅敏等人运用一指禅推颈部五线治疗颈椎病疼痛。治疗方法：患者取坐位。先用滚法放松其颈肩部肌肉 1 分钟。然后用一指禅手法从右侧一线开始由上至下，再从右至左来回推颈部五线 3 遍。右一线为右风池穴沿斜方肌走行至右巨骨穴。右二线为从右天柱穴往下沿颈夹脊至胸 1~2 夹脊（右侧）。中线为沿督脉从风府至至阳穴。左侧两线与右侧一、二线对称。再由风府往下推至至阳穴，后推两侧百劳、颈 7 夹脊穴各 1 分钟。最后用滚法放松患者颈肩部肌肉 30 秒。头昏头痛者可加推百会、曲鬓及阿是穴。手法强度中等，紧推慢移，做到轻而不浮，重而不滞。选用的颈部五线分布于颈部，刺激它们符合针灸局部取穴及邻近取穴的原则。其中中线与督脉重合。督脉为阳脉之海，主要功能是统摄全身阳气及维系人身之气，有调整和振奋全身阳气的重要作用。故刺激此经络，有振奋阳气、醒神、强壮的作用。配之以两旁的夹脊穴，更有贯通上下、舒筋活络的作用。右一线、左五线相对称，两线是斜方肌和冈上肌走行处，是患者常诉颈部不适的部位，按之常有顿然舒适的感觉，所以选择五线配合是针灸理论局部取穴、疏通经络的全面体现。选用的一指禅推法属摆动类手法，是中医推拿手法的特色和精华，相对于其他手法有频率快、作用力量易达到均匀、渗透力强（特别运用屈指跪推时）的优势，通过一指禅对经络穴位持续不断、柔和有力的刺激，能很好地起到舒筋活络、行气活血的作用。所以，用中医特色推拿手法——一指禅，作用于颈部重要的五条线（经络），能够很快改善颈部血液循环，理顺颈椎软组织的紊乱关系，增强颈椎的内在稳定性，重建颈椎新的平衡。

秦海军运用一指禅结合针刺治疗颈椎病，一指禅手法治疗：①患者取俯卧位，使用中等力度的按揉法、滚法施治于肩胛背部约 2 分钟，随后在项背部的痛点或条索状物上用单手拇指施以重手法弹拨 3~5 次，以达到延缓肌肉紧张、松解粘连、解除痉挛等作用。最后采用摩法、顺法于肩背部约 2 分钟，再施以叩法、拍法约 1 分钟，从而达到患处肌肉放松的作用。②点穴：患者取坐位，术者以右手拇指偏锋为着力点，四指呈散发，以缠法运用于主穴、配穴。主穴：阿是穴、风府、风池、肩井、秉风、天宗、肩中俞、肩外俞；配穴：伴头昏者配印堂、鱼腰、太阳、四神聪等，伴肢麻者配合谷、阳溪、曲池、少海、极泉等；手法力度由轻到重，以患者能忍受为佳，用以达到通络止痛、宣通气血、调节脏腑功能的作用，主穴每次 1 分钟，配穴每次 30 秒。③患者取坐位，术者右手屈拇指，拇指指间关节着力，以推、按、揉结合，施术于颈肌，由上至下 5 分钟，再以拿捏法施术于患者颈部 2 分钟。④患者取坐位，术者双手拇指与四指分开，施以拿法于患者颈肩部 2 分钟，再将右手掌握空拳，以第一指间关节为着力点，施以滚法于患者颈部 3 分钟。⑤对于伴见头昏者，术者双手五指以指腹着力对患者头部进行按压 2 分钟，继以耳后鸣天鼓法 36 下；伴有肢麻者，于患侧肢体由上至下施以拿捏法 2 分钟，然后弹拨患侧尺、桡神经各 3 次。⑥不伴头昏者施以颈部扳法：患者取坐位，头部略向前屈，术者一手抵住患者头侧后部，另一手抵住患者对侧下颌部，使头向一侧旋转至最大限度时，两手同时用力做相反方向的扳动 1 ~ 2 次；用同样方法行另一侧的颈部斜扳。最后，以拍打法结束治疗。针刺治疗主要穴位：阿是穴、风池、肩井、颈部夹脊穴；配穴：头昏者加印堂、百会、眼针之肝区、肾区、上焦区；肢麻者加巨骨、肩髃、曲池、外关、合谷。手法采用泻法（眼针不行手法），本治法中，采用传统的中医疗法，运用一指禅手法与针刺相结合，二法共用能消除无菌性炎症，振奋人体阳气，纠正后关节错缝，改变骨赘物和血管、神经的相对位置，缓解颈椎周围组织的痉挛，松解颈部肌肉紧张，调整颈椎解剖生理功能，恢复颈椎动静平衡，从而有利于症状缓解，使病变迅速改善与恢复。

邱建文等人通过 30 例病例观察了一指禅手法对椎动脉型颈椎病血流动力学的影响。治疗方法：患者取坐位或俯卧位，术者立于一侧，用一指禅手法从安眠穴到风池穴往返操作。要点：沉肩，垂肘，腕关节悬屈，拇指指端、螺纹面或偏锋着力于经络穴位上，运用腕间的摆动带动拇指关节的屈伸活动，轻重交替、持续不断地作用于经络穴位上，在安眠穴和风池穴两处重点操作，以患者有酸麻感为度。施术过程中在结节处或压痛点重点刺激，双侧先后进行，每侧操作时间约 10 分钟，每日 1 次。治疗 1 个疗程后均采用经颅多普勒超声仪测定椎动脉颈段第 2、3 横突孔之间椎动脉收缩期峰值血流速度、舒张末期血流速度及阻力指数。治疗 1 个疗程后，患者椎动脉血流情况均较治疗前得到改善，收缩期峰值血流速度、舒张末期血流速度均加快，阻力指数降低。以一指禅手法为主要手法，施法于经络穴位上，使气血通、经络畅，改善了颈椎病的椎动脉血供。其机制可能在于一指禅手法，一方面对于局部不同层次的筋膜粘连进行了松解，缓解了肌肉痉挛和软组织粘连，消除椎动脉受压；另一方面加强了对血管周围神经末梢的刺激，缓解了血管痉挛，使血管舒张，改善了椎－基底动脉系统的血供；再者，颈椎小关节紊乱在一指禅手法的作用下能逐渐微调复位，解除了因椎体移位对椎动脉挤压而造成的血流障碍。

李加斌、范艳华在临床上观察了以一指禅手法为主治疗椎动脉型颈椎病及其对脑血流速度的影响。手法治疗组：每日行一指禅手法推拿 1 次，推拿前采用枕额布带牵引。牵引的时间和重量根据病情而定，一般牵引时间为 20 ~ 40 分钟，牵引重量为 5 ~ 15kg，牵引角度以前倾 10° ~ 15°为宜。牵引完毕，患者取坐位，术者立于患者侧面或背后。推拿手法如下：用一指禅手法沿患者颈椎和上胸椎督脉来回推拿 3 ~ 5 分钟；再沿颈夹脊、两侧肩井至肩峰来回推拿 3 ~ 5 分钟；在推拿颈夹脊时可发现痛点，采取痛点定点旋转复位可听到"咔嚓"复位声。沿双侧肩胛骨内侧缘和天宗穴推拿 3 ~ 5 分钟；自风池穴始沿头部足少阳胆经→脑空→临泣→本神→窍阴→率谷→颔厌→太阳穴推拿 4 ~ 6 分钟；推拿过程中发现痛点时定点推拿 1 ~ 2 分钟。伴耳鸣、耳聋者加推耳门、听宫；伴心慌欲呕者加推内外关、合谷；伴视物昏花者加推睛明、印堂、鱼际等。最后手指自然屈曲，叩击头部双侧足少阳胆经穴 1 ~ 2 分钟。李加斌、范艳华认为药物治疗仅能扩张血管，缓解脑血管痉挛，暂时性地减轻大脑缺血而缓解症状；一指禅手法治疗本病却能纠正颈椎部位解剖结构异常，减轻局部组织的炎性粘连和不良刺激，从根本上改善大脑的血液供应，因此一指禅手法推拿是治疗椎动脉型颈椎病行之有效的方法之一。

戴松铭、李奎哲运用一指禅手法为主治疗混合型颈椎病。治疗方法如下：先用滚法、拿法放松项肩部肌肉10分钟。再用一指禅、点按手法作用于颈椎棘突两侧压痛点（阿是穴）及肩井、肩外俞、肩中俞等穴位，每个穴位约2分钟，共约40分钟。随后，拔伸颈部3次，每次10秒。最后用滚法、拿法操作10分钟结束。手法要求刚柔相济，由轻到重逐层深入，再由重到轻逐渐放松。所谓柔筋以正骨，治疗须用柔筋之法，宜以一指禅为主，配合滚、拿、点、按等手法刚柔相济，由外而内，由内而外，活血化瘀，温经通络，消除无菌炎症，使受损神经根、交感神经、椎动脉、脊髓得以修复，使其适应现存环境，从而达到治疗目的。

丁鸿山老中医擅长运用一指禅推拿治疗肩关节周围炎。丁鸿山认为一指禅推拿法重视经络的作用，具有定穴准确、指力柔和、渗透力好等特点，施术于关节部位更有其独到之处。

丁鸿山老中医是一指禅推拿之先祖丁凤山先生的第四代传人，从事推拿临床五十余年，深得一指禅推拿法之要旨。

大多数肩关节周围炎为慢性发病，早期症状以疼痛为主，夜间尤为明显，常因疼痛而导致肩关节功能受限。此期在一指禅推拿法中可选择一指禅正推法、鱼际滚法、点柔法、搓法等舒筋通络、活血止痛手法。操作过程如下：（以左肩为例）术者正坐，患者侧坐（患肩对术者）垂肩，手伏于同侧大腿上方，放松肢体。先施一指禅正推法，右手推肩外俞、秉风、天宗、肩贞等，左手推肩髃、肩前、臂臑、曲池等，推的过程中以点（穴位）走成线（沿经络循行）。左手兼施鱼际滚法，从肩髃穴至外关穴。如此往返操作约10分钟。继施以点柔法，穴位取风池、天宗、肩髃、肩前（或喙突处）、曲池、外关、合谷等。用拇指指腹部点揉以上各穴共约10分钟。最后以搓法结束，术者双手半握拳，以拇指与食、中、无名指之间为附着部，分别置于患肩的前后侧，两手合力由此搓至肘关节处。

杨杜林运用一指禅推拿治疗肩周炎。治疗方法：①用揉法、一指禅推法作用于肩前、上、后侧肌肉软组织，用拿捏、弹拨、分筋理筋法，使肩部肌肉充分放松；②点按肩井、肩髎、肩髃、缺盆、肩中俞、肩外俞、天宗、巨骨、曲池、合谷等穴位，每穴1~2分钟，以疏通气血，调畅经络之气；③术者站于患者后侧，一手插入患肩下向上抬肩，另一手握患腕向下牵拉并慢慢外展至最大范围，以解除关节囊痉挛，增加关节活动度，动作和缓，每次治疗以操作3次为度；④重点弹拨、点按结节间沟、肩峰下、肩胛骨喙突、三角肌等处痛点或条索状粘连处，痛点多为肌腱、韧带等与骨骼连接处，类似于阿是穴，多为粘连病灶点，每个患者选点不同；⑤术者站于患肩后，一手扶肩，一手搭患肩托患者肘部，缓慢用力上抬，有阻力者则略微向后上方用力，突然上抬5°~10°，以撕裂松解粘连；⑥术者右手按压患肩固定，左手握患肢腕部做牵拉、换转活动，外围以能忍受为度，再以患肢牵抖法结束。

闫松、丁卫星运用一指禅点穴治疗背肌筋膜炎炎性水肿。治疗方法：肩部手法操作：患者坐位，从轻到重，从浅到深，只点不揉，点按肩井、肩髃、天宗、风池、华佗夹脊、阿是穴、水肿穴（自起名，即水肿最高点取穴）。腰背部手法操作：患者取俯卧位，点按肾俞、命门、华佗夹脊、委中、承山、阿是穴、水肿穴。臀部手法操作：患者取俯卧位，点按环跳、八髎、承扶、承山、委中、风市、足三里、阳陵泉、阿是穴、水肿穴。注意要领为：点穴分三个层次进行，每个穴位从轻到重，由浅入深，只点不揉。第一层次，轻点：即点按到皮下及筋膜，点到即松开，注意轻点慢松。第二层次，中点：即稍加力量达到肌肉，点到即松开，注意慢点慢松。第三层次，重点：渗透力加大到肌肉深层及骨骼，点到停留 2 ~ 3 秒即松开，切记一定要慢慢松开。每个穴位重复 3 次上述手法动作。一指禅点穴，临床手法操作遵循"循经络，点穴位"的原则，将意气集中于"指"，在经络穴位上施术，以激发经气运行，疏通经络，调整阴阳，扶正祛邪。动作要轻重有节，疾徐有序，慢而不懈，快而不乱，轻而不浮，重而不滞。外表看似轻松飘逸，实际上却是"蓄力于掌，处力于指，着力于螺纹"，劲含而不露，臻柔中有刚，刚中有柔之境。在骨伤科疾病的急性发作期和炎性水肿期是推拿的禁忌，众多医家认为"不能揉，越揉水肿越厉害"，而一指禅点穴打破了水肿不能推拿的禁区。我们通常说的水肿就是周围软组织的炎性渗出，肌肉软组织好比一块海绵，正常情况它不会吸附周围软组织的炎性渗出或吸附得很慢，我们给它一点外力，挤压这块海绵，海绵通过原有的张力收缩，自然就会吸附周围的水液渗出。通过重复按压，放松动脉、静脉，使变态的血管、神经、肌肉得以调节，增加局部毛细血管的开放数，加速局部血液的供给和回流，改善肌容积，从而达到消除水肿，改善无菌性炎症的目的。

董永卿运用一指禅治疗腰椎间盘突出症。治疗方法：患者俯卧于治疗床上，腰下垫枕，腰背肌肉放松，术者先用右手拇指自患者腰椎由上向下触摸，观察是否有凸出或偏歪的棘突（一般腰椎间盘膨出或突出症在突出的间盘之间必伴有腰椎后关节错位或相对应的棘突偏歪或凸出的征象），根据触摸的情况，找准偏歪或凸出的棘突，根据偏歪或高凸的不同程度而分别施以不同方向的力和不同频率的手法。施手法治疗时，术者腕部放松，沉肩、垂肘、悬腕，肘关节略低于手腕，以肘关节为支点，前臂做主动摆动，带动腕部摆动和拇指关节做屈伸活动，腕部摆动时，尺侧要低于桡侧，使力量持续作用于偏歪或凸出的棘突上，压力频率摆动幅度须均匀，动作须灵活，手法频率 120 ~ 160 次/分钟，当拇指下有"咔嚓"弹响声，表明复位成功。一指禅手法接触面小但作用较强，过去临床上常施于头面、胸腹及四肢等处，治疗头痛、胃痛、腹痛及关节筋骨疼痛等疾患。董永卿从内科疾病的治疗中得到启迪，将一指禅手法加以创新，运用于腰椎间盘症的治疗中，取得良好的临床疗效。因腰椎间盘突出症往往累及与其相对应的腰椎后关节及其棘上、棘间韧带、横突肌、竖脊肌等软组织，造成腰椎后关节错位，竖脊肌、棘上韧带、棘间韧带、横突肌等损伤，引起腰椎原有的平衡失调，使神经根受压产生腰及坐骨神经痛等一系列的症状和体征。而采用一指禅手法，能持续地作用于凸出和偏歪的腰椎棘突上，使棘突平复、错位的腰椎后关节得以复位，然后再配合穴位按摩，使离位的棘上韧带归位，竖脊肌横突肌等得以恢复功能，腰椎的平衡失调得以纠正，故症状和体征得以缓解及消失。经一指禅手法复位，症状、体征消失后又做 CT 扫描复查，发现原突出的椎间盘仍未回位，说明腰椎间盘突出不是引起腰及坐骨神经痛的主要原因，而腰椎间盘突出症引发后关节错位及相应的棘上韧带，棘间韧带损伤、水肿、粘连压迫和刺激神经根或坐骨神经，乃是引起腰痛及坐骨神经痛的主要原因。一指禅手法正是调整凸出和偏歪的棘突，从力学的角度调整腰椎后关节的错位，使之恢复原有的平衡，从而使神经根的受压得以缓解，软组织的功能逐渐恢复，临床症状和体征得以缓解。

浙江省丽水市中医院的占桂平，运用擦法和一指禅推腰阳关穴为主治疗腰椎间盘突出症。治疗方法：①患者取俯卧位，术者在其腰部督脉与足太阳膀胱经循行部位至承山，自上而下反复施行滚法 3 遍，用肘尖在患者环跳穴点按 1 分钟，点委中穴。②术者拇指按揉、推法于腰椎各棘突间、患侧竖脊肌，在患侧椎旁向脊椎方向运用推和拨法数次，并重点在腰阳关穴和棘间压痛点推 1 分钟。③在小鱼际以腰阳关穴为中心横擦，以患者局部发热为度。④术者双手有节奏地按压患者腰部，使其腰部振动，然后一手压住腰部，一手托其股前，使腰部尽量背伸，双手同时用力，常可闻及弹响声。⑤令患者双手抓住床前，术者双手握患肢踝关节上方用力持续牵拉半分钟，并上下抖动 3 次。⑥令患者侧卧，健肢伸直在下，患肢屈曲在上，一手推肩部向后，一手推髂骨嵴向前，用力斜扳，对侧同样操作一遍。⑦嘱患者仰卧，一手握患肢踝部，一手按膝部，先屈膝屈髋再下压至大腿前侧接近腹部，然后嘱患者用力向前蹬出，同时术者一手握踝部向前拉，使膝和髋关节伸直，反复 3 次。在腰阳关和腰部施行一指禅推拿手法，能祛寒除湿、疏通经络，有效缓减肌肉紧张，减轻疼痛，促进局部血液循环，有利于炎症水肿的吸收。擦法是一种柔和温热的刺激，与以上诸多手法合用，更能增强温通经络、行气活血、消肿止痛的功效。

丁厚第运用一指禅点穴治疗急性腰扭伤，治疗方法：患者俯卧，全身放松。术者将内气运至食指或中指指端后对准患者的相应穴位进行点穴治疗。取穴方法：主穴是阿是穴、环跳穴、太溪穴。腰痛牵掣胸背的加配膈俞穴，腰痛牵掣腿部的加配委中穴。一指禅点穴法根据经络腧穴学说，取肾俞穴、阿是穴、环跳穴以通利枢机，疏调肌臀气血而祛其凝滞，取太溪穴以调益肾气，取委中以疏利膀胱经气而消络中瘀滞，辨证选穴之正确，亦为增益。

彭强对用常规手法治疗疗效欠佳，病程较长，有明显的腰肌痉挛的腰椎间盘突出症患者，以一指禅推法施于患者腰、背、骶部棘突及双侧竖脊肌，并以患部为重点治疗，取得较好疗效，认为一指禅推法比其他手法更为柔和，更突出的是它的深透力最强，可促进病变部位的血液循环，改善神经根的缺血、缺氧情况，加速渗出物的消散和吸收，消除神经根的水肿，缓解肌肉痉挛，从而达到有效治疗的目的。

桂志雄等应用一指禅推法配合拔罐法治疗第 3 腰椎横突综合征 60 例。治疗方法：患者取俯卧位，双下肢伸直。术者以推、揉、按等手法作用于脊柱两侧的竖脊肌，直至大腿后侧，并按揉腰腿部的膀胱经俞穴，施术以患处为重点。一指禅推法患者肌肉松弛后，术者用一指禅推法在患侧第 3 腰椎横突尖端两侧进行 7~8 分钟，以患处有温热、酸胀感为度。横擦脊柱两侧肌肉，以第 3 腰椎两侧肌肉为主，约 3 分钟后置火罐于痛点处、环跳穴，留置 20 分钟，最后以斜扳腰部结束治疗。第 3 腰椎横突综合征源于急性损伤处理不当或慢性劳损而引起横突周围瘢痕粘连，筋膜增厚，肌腱挛缩等病理改变，风寒湿邪侵袭可加剧局部炎症反应，致局部经气运血受阻，气血壅滞而产生局部疼痛。一指禅推法运用于第3腰椎横突症，由于痛点明确、接触面积小、压力大，加之对患处持续、柔和而有力的刺激，起到舒筋通络、行气活血、消肿止痛、解除粘连的作用。通过横擦及拔罐疗法，进一步使血管扩张，肌肉松弛，起到消炎镇痛之作用。

萧枫、朱鼎成运用一指禅手法配合膏摩治疗髂骨致密性骨炎。治疗方法：患者取俯卧位，术者先以轻手法从背部到臀部揉3~5分钟，并用一指禅手法重点按揉肾俞、腰阳关、秩边和八髎等膀胱经穴位，以透热为度，将腰骶部背伸3~5次，术者有节奏地按压腰骶部5~7次。再令患者取仰卧位，在术者的引导下，行主动旋髋、蹬腿活动5~7次，双下肢进行4字试验活动各10次，最后嘱患者下床站立，做腰部前屈、后伸、旋腰、左右侧屈数次。整个治疗过程约20分钟。膏摩法：用青鹏膏剂（含人工麝香、宽筋藤等药物）敷于患部作为介质，沿骶髂关节方向擦摩，以发热为度。推拿法配合膏摩法治疗，隔日治疗1次，1个月为1个疗程，以一指禅按揉肾俞等膀胱经穴位，其手法是以拇指接触体表，运用腕部横向来回摆动，带动拇指关节做屈伸活动，使指力轻重交替，持续不断地作用于经络穴位上。本法接触面积较小，刺激量以患者体质和病情而定，或轻或重，以透热为度，具有舒筋通络、调和营卫、行气活血等功效，使气血运行通畅而达到止痛之功效。

王新平等应用一指禅推法治疗臀上皮神经损伤。治疗方法：①患者取俯卧位，术者站在患侧，先用掌推法从患侧腰部推至臀及大腿部6~8遍，将腰臀部及大腿部肌肉放松。②用拇指指腹压在患者髂嵴最高点内侧2~3cm，可触压到条索状物，且出现疼痛向臀及大腿外侧放射但不超过膝部。③用一指禅推法以条索状物为中心向周围推，初推时局部因疼痛较明显，应由轻到重，反复10余次，将条索状物推至松软，疼痛即缓解。④患者取侧卧位，患侧在上，屈髋屈膝。术者一手掌根按于其腰、臀部，一手托住其胫腓骨近端，使膝部紧贴胸部，两手同时挤按，然后再使患侧下肢向后过伸、屈伸数次，施术完毕。臀上皮神经损伤在腰臀部软组织损伤中多见，采用一指禅推法治疗效果较好。一指禅推法柔和渗透，柔中寓刚，刚柔相济，对损伤部位直达病所，起到舒筋活络、消瘀散结、祛湿散寒之功。

朱鹏飞应用一指禅推法为主在"推穴位，走经络"原则指导下刺激腧穴、推动经气作用于督脉治疗强直性脊柱炎，运用一指禅推法沿督脉、足太阳膀胱经自上而下，反复推之，使皮肤红晕、酸胀、温热，在不引起皮肤破损疼痛的情况下，配合捏脊，能明显改善强直性脊柱炎的症状。

龚利在膝骨性关节炎的临床疗效观察中，采用一指禅推法为主治疗，结果显示治疗组疗效明显且优于非甾体类抗炎药及外用药结合的对照组，并提出一指禅推法治疗膝骨性关节炎值得临床推广。治疗方法：以一指禅推法为主要手法，患者先取仰卧位，术者站于患侧，用滚法施于患侧股前、内、外侧肌群，用一指禅推法施于患侧膝关节周围，重点在伏兔、梁丘、犊鼻、膝关、膝眼、血海、阳陵泉、足三里、阴陵泉、三阴交、阿是穴。然后患者取俯卧位，用滚法施于其腘窝部肌群，用一指禅推法施于委中、委阳、阳谷、阴谷、合阳、承山。手法治疗一般配合膝关节屈伸被动运动，最后揉、拿髌骨，在患膝周围施以擦法，以透热为度，治疗 2 个月。

蔡俊等应用一指禅推法施于髌骨周围软组织，紧推慢移绕行数周，并推内外膝眼、阳陵泉、梁丘、足三里、血海、太溪、悬钟等穴位并运用缠法结合掌根揉，治疗女性增生性膝关节炎，取得满意疗效。

柴俊飞运用一指禅推拿手法结合膏摩治疗膝关节炎。具体治疗如下：患者取仰卧位，分三步进行。第一步，在患膝的股四头肌处行滚法治疗，并用一指禅推拿犊鼻、阳陵泉、血海、梁丘、鹤顶、伏兔等穴，屈膝弹拨委中穴，随后术者张开两手虎口放在髌骨上下缘行上下左右推揉髌骨，接着捏拿膝关节近端大腿两侧肌肉及小腿后侧肌肉，以酸胀为度。第二步，在肿胀处及阿是穴处涂抹筋络宁软膏进行轻快地按揉，然后术者手心蘸适量的筋络宁软膏在患者膝关节周围行摩法治疗，时间 3~5 分钟，以透热为度；可结合膝关节两侧的擦法。第三步，嘱患者放松，一助手用两手固定住患侧膝关节上部，术者两手握患侧踝部行膝关节拔伸法，拔伸 10 秒，放松 3 秒，反复 5 次，以患者耐受为度，在拔伸过程中可适度旋转膝关节。最后屈伸旋转活动膝关节，并以抖动放松下肢结束治疗。对照组予双氯芬酸钠乳胶剂外敷加局部热敷。

朱鼎成运用一指禅手法结合中药熏蒸治疗老年膝骨关节炎。治疗方法：第一步，术者立于患侧一边，用一指禅偏锋推法施于膝眼、阴陵泉、阳陵泉、鹤顶各 5 分钟；再按揉足三里，点委中、承山；搓揉膝部数次，以透热为度。第二步，患者取俯卧位。从承扶至承山用滚法，以腘窝周围作为重点治疗部位；配合膝关节做向臀部屈曲的辅助活动，约 5 分钟。每日 1 次，10 天为 1 个疗程。根据老年人筋不能动、形体皆极的特点，循经取穴，主取足阳明和足太阴二经，以膝眼、阴阳陵泉、鹤顶为主，辅以点按委中、承山，以达到疏通气血、化瘀通络、通利关节的目的。操作时以具有柔和、深透、节律性强的一指禅手法，拇指偏锋少商穴处着力，吸定在关节骨缝之中，推之则热气至，久之功力透达溪谷。

刘汉云采用一指禅推法治疗陈旧性踝关节损伤，效果甚佳，并指出一指禅推法治疗该病更能显示出其独到之处。治疗方法：第一步，患者取俯卧位，术者立于患侧，单侧平推患肢后侧，由上而下反复 3~5 次，取环跳、委中、承山穴。拿揉小腿后侧 1 分钟。用一指禅推法施于昆仑 1 分钟，然后沿关节缝隙推至申脉，注意紧推慢移，反复操作 3~5 次。同法施于太溪至照海，以患侧为主。双手鱼际相对搓擦昆仑、太溪，透热为度。第二步，患者取仰卧位。取患侧足三里、上巨虚、条口、三阴交。先用一指禅推法施于解溪 1 分钟，然后沿关节缝隙推至丘墟、申脉。向内推至中封、照海。注意以阿是穴为重点治疗部位。术者立于患者足底侧，一手托住患者足跟部，另一手握其足背部，缓缓用力拔伸踝关节，使其周围软组织充分伸展。反复操作 2~3 次。术者双手鱼际相对搓擦丘墟、中封及其踝前关节缝隙，以透热为度。术者双手环握患者侧踝部，握拿 3 次，最后放松结束治疗。

2. 内科杂病

临床工作者及专家学者对一指禅推法治疗内科疾病亦有较多研究，其中关于失眠的研究内容尤为丰富。一指禅推法接触面积小，适宜于全身穴位，从而常用于治疗内科病症，尤其应用于失眠的居多。

尚璟璐用一指禅推法在头面、背腰部操作配合其他手法治疗失眠。治疗方法如下：患者取坐位，术者用一指禅推法从印堂穴向上推至神庭穴，往返3～4遍；然后从印堂穴开始，向眼眶周围推，往返2～3遍；继而从前发际开始，分别沿督脉、足太阳、足少阳经循行路线推至后发际，各往返3～4遍。以上治疗过程中重点操作所过穴位，如印堂、攒竹、鱼腰、太阳、神庭、百会、角孙等。用指点按揉睛明、四神聪各1～2分钟。最后拿五经，拿风池，拿肩井，时间2～3分钟。胸腹部：患者取仰卧位，术者用分推法从锁骨下开始向下推至小腹部2～3次；再用摩法摩两侧胁肋及腹部（摩腹时先顺时针，后逆时针），约5分钟；继而沿脐周逐渐向外揉全腹，时间1～2分钟；然后用一指禅推任脉，重点操作所过穴位，其中擅中、三脘（上脘、中脘、下脘）、气海、关元等，每穴操作0.5～1分钟。背腰部：患者取俯卧位，术者用滚法于背腰部脊柱两侧广泛施术，再用揉法从背部沿脊柱自上而下轻揉至腰部（力量要轻柔不可伤及脊柱），反复操作2～3遍，然后用一指禅推法从大抒开始向下沿足太阳经第一侧线推至八髎穴止，重点操作心俞、肝俞、脾俞、胃俞、肾俞等，各0.5～1分钟；再捏脊5～7遍；最后叩击拍打背腰部。若心脾两虚者，加神门、内关、天枢、足三里、三阴交、百劳等；阴虚火旺者加推桥弓、擦涌泉等；肝郁化火者，加大肝俞、胆俞的操作力度与时间，另加期门、章门、太冲等；痰热内扰者，加大脾俞、胃俞的操作力度与时间，另加神门、内关、足三里等。

周静研究一指禅"引阳入阴"推拿法对失眠患者60例的治疗效果与常规药物处理组相对照。用匹兹堡睡眠质量指数量表评定患者治疗前后的睡眠状况。结果显示，推拿治疗组治疗后的各项评分均明显优于对照组。一指禅"引阳入阴"推拿法如下：①患者取俯卧位，术者先以一指禅法于患者背部督脉和双侧膀胱经推10分钟；再用食指、中指指腹循督脉自大椎至长强轻抹3遍，后用捏脊法在督脉从长强穴至大椎穴和背膀胱经第1、2侧线行5遍。②患者取仰卧位，闭目，头额部覆治疗巾。术者位于患者头侧。以一指禅偏锋推百会穴，食中两指摩印堂穴约10分钟，以"蝴蝶双飞"法推揉百会穴、双侧太阳穴约10分钟，以患者微有睡意为度。③以一指禅偏锋推睛明穴及上下眼眶，分抹面额及头部，约5分钟。④隔日1次，10次为1个疗程，连续治疗2个疗程。中医学认为阳不交阴是失眠总的病机。卫气昼行于阳经，夜行于阴经，行于阳人则寤，行于阴人则寐。督脉为"阳脉之海"，总督一身之阳气。在督脉上行捏脊法和一指禅推法，能振奋留滞在阳脉的卫气。百会穴能提升一身之阳气，以一指禅偏锋推百会穴协同督脉能充分调动体内的阳气。印堂穴虽是奇穴，却在督脉上，百会穴乃诸阳之会，一穴贯通全身，按揉此二穴不仅具有镇静安神的作用，还能调理阴阳，使体内的阳气恢复正常流注，从而起到引阳入阴，调和阴阳的作用。

田华张、彭德忠取少阳经及相关腧穴，用一指禅推法，以头面部操作为主，配合其他手法治疗偏头痛。患者侧卧于治疗床上，双目微闭，术者坐于床头，用一指禅偏锋推法或跪推法施术于印堂，并由印堂沿眉弓至丝竹空、太阳，再由太阳经头维至率谷，最后至风池穴。往返20～30遍，然后用拇指点按上述穴位，每穴点按约1分钟，以头部发胀为宜，继以抹法施术于前额及患侧 1~2 分钟。患者取坐位，术者面对患者而立，双手同时置于患者头部两侧施用扫散法 2~3 分钟，使头部发热为宜。最后，用鱼际揉法施术于前额及两侧，使患者头部有轻松舒适之感。偏头痛则由于少阳经脉不通，功能失调所致。故治疗时取少阳经及相关腧穴，以一指禅推法为主，配合其他手法，起到疏经通络，行气活血止痛的作用。由于偏头痛为反复发作性疾病，长期服用西药易产生耐药性和一系列的副作用，且控制不力，其发作次数可呈逐渐上升之势。而一指禅推法具有柔和、渗透、有力、舒适之特点，只要掌握操作要领，如沉肩、垂肘、悬腕、指实、掌虚等，同时辅以按揉等手法，治疗本病既可取得较好疗效，又无副作用，也简便易行，患者乐于接受。

杨铁伟、周玮运用一指禅偏锋推法为主治疗周围性面神经麻痹 30 例。治疗方法：以一指禅偏锋推法为主，配合局部揉、按、点、拿法等。穴位：印堂、四白、太阳、睛明、鱼腰、丝竹空、攒竹、阳白、头维、听宫、耳门、下关、迎香、颊车、地仓、承浆、翳风、风池、合谷等。手法应轻柔缓和，太阳、下关、颊车的刺激量以酸胀为度，每日 1 次，每次 20 分钟。操作顺序：以一指禅偏锋推法对患侧上述穴位由上而下治疗，并按患侧瘫痪情况具体加长治疗的次数、时间，每穴各推 100 次以上，来回治疗 3 遍。同时以前额部、患侧面部、口周部位为主进行点按揉，最后拿风池 30 次，点按翳风 30 次，拿两侧合谷 20 次。周围性面神经麻痹临床表现为不同程度的患侧额纹消失，皱眉无力，眼睑闭合不全，鼻唇沟变浅，人中沟、口唇歪斜向健侧，患侧口角下垂、口颊食物滞留，后期尚可见患侧面部不同程度的僵滞或抽搐。用一指禅偏锋推法推面部穴位治疗周围性面神经麻痹，具有舒筋通络、活血濡筋的功效，对消除非化脓性炎症、改善瘫痪肌肉的营养供应、促进功能恢复起主导作用。配合局部按揉、点、拿法等手法，达到祛风、温经、散寒，使气血通畅，经脉得以濡养。

王立新采用一指禅推法循面部阳明经操作治疗周围性面瘫。患侧足阳明胃经、膀胱经及少阳胆经面部循行线做一指禅推法，点揉睛明、攒竹、阳白、太阳、头维、翳风。具体操作：首先点揉足阳明胃经迎香穴，上推至鼻根，点揉睛明穴，用指腹由内向外推按上、下眼眶，揉按攒竹、阳白、鱼腰、太阳穴，其后沿承泣穴下推至地仓，再由内向外（即人中、承浆至地仓）推上下唇后顺下颌后推至下关穴，沿发际至前额，最后点揉头维、翳风、风池穴，提捏患侧面部肌肉。采用一指禅推法循面部阳明经循行路线操作，起到改善血液循环，促进水肿和病变产物的吸收，并调节人体的交感、副交感神经功能状态。

郝敬红应用一指禅推法为主治疗心脾两虚型及肝郁化火型失眠。从"脑为元神之府"的观点出发，并结合现代医学，巧妙地运用一指禅推法，以头部为主要施术部位，辨证论治，适当配合其他手法来治疗失眠。治疗方法：患者坐位，术者站其侧后方，以一指禅推法推头部的三条经脉：督脉（神庭→百会→哑门）；足太阳膀胱经（眉冲→曲差→通天→天柱）；足少阳胆经（头临泣→承灵→脑空→风池；本神→头维→颔厌→曲鬓→上关→听宫→听会→率谷→浮白→完骨）。依次操作，一侧推完推另一侧。一侧操作 5~7 分钟，在交换时按揉四神聪 1~2 分钟。一指禅推法完成后以右手五指顺着拿头部五条经脉，而后用三指拿风池、三指拿颈项、双手拿肩井，连续操作 3 遍。双手拇指按揉太阳穴。开天门 24 次，分额阴阳、分印堂、分睛明各 1 遍。全套操作结束，用时20～25 分钟。在治疗失眠证时以轻柔缓和、富有渗透力的一指禅推法直接在头部操作，直接作用于病变部位，调和阴阳、镇静安神、宁心定志而治愈本病。

朱鼎成应用一指禅推法等手法引阳入阴治疗老年性失眠。治疗方法用一指禅推拿"引阳入阴"法：患者取俯卧位，术者位于患者左侧，用右手食、中二指指腹循患者督脉自大椎穴至长强穴轻抹 3 遍；后行捏脊法在督脉及背部膀胱经反复提捏多次，以皮肤略红、稍有温热为度；再行一指禅推法或滚法以振奋阳气。患者取仰卧位，闭目，覆治疗巾于头额部。术者位于患者头侧。以一指禅偏锋推百会穴，四指摩印堂穴，约 10 分钟；后以"蝴蝶双飞"法推揉百会穴、太阳穴约 5 分钟；然后在太阳穴候气、引气多次，以患者微有睡意为度。接上势，以一指禅偏锋推上睛明穴及上下眼眶，分抹面额及头部，约 5 分钟。所采用治疗手法是由推拿名家朱春霆先生擅长操作的一指禅推拿法，其手法柔和、刺激性小，对高年体弱、焦虑体质者尤为适应。同时得气快、透力深、疗效好。现代医学研究表明，人体的穴位具有生物电磁的特征，是人体电磁场的聚焦点，而经络是实现生物电磁效应的传导通道。当穴位受到一指禅推拿手法刺激时，生物电磁就通过穴位传到脏腑以调节阴阳平衡，调整神经系统状态，改善睡眠。

李祥新运用一指禅推法为主治疗脾胃虚寒型胃脘痛疗效显著。治疗方法如下：患者仰卧，术者位于患者右侧。先用轻快的一指禅推法、摩法、揉法或振颤法，在中脘、建里、气海等穴进行操作，时间约为 5 分钟，使热量深透于胃脘和腹部，然后拿揉足三里、三阴交。再使患者俯卧，术者用一指禅推法或掌根揉法，从上背部始，沿脊柱两侧膀胱经路线向下操作，直至腰部，自上向下，往返多遍；然后重点按揉脾俞、胃俞、肾俞、命门。背部操作 5～10 分钟，使背部温热透里为宜。先用一指禅推，继再用摩、揉或振颤法作用于中脘、建里、气海，使热透于里，可温中健脾，补虚止痛；配以推法或掌揉法于脾俞、胃俞可健脾益胃，温运中州；加揉肾俞、命门以壮真火，助后天脾胃运化；拿揉足三里和三阴交乃表里相配，增强益气健脾，补虚止痛之功。

连宝领等人运用一指禅推拿手法治疗腹泻型肠易激综合征。治疗方法：患者取仰卧位，术者以一指禅推法施于中脘穴 5 分钟。以"循经络，推穴位"的原则用一指禅推法沿任脉从中脘穴至关元穴止；重点穴位为神阙、气海、关元，由左至右推天枢穴 5 分钟。用一指禅推摩法从中脘穴缓慢下移推摩至关元穴，再左右推摩至天枢穴 10 分钟，以腹部温热舒适为度。以神阙为中心掌摩腹部 5 分钟，用一指禅按揉章门、期门穴各 1分钟，按揉曲池、足三里、上巨虚、三阴交、太冲穴各 1 分钟，以有酸胀感为度。患者俯卧，术者以一指禅推法作用于背部肝俞、脾俞、胃俞、大肠俞、小肠俞，从左至右反复 3 遍，以得气为度。横擦大肠俞及腰骶部，以透热为度。整个治疗过程约 40 分钟。隔日治疗 1 次，每 7 天治疗 3 次，连续 12 次。本方法所选中脘、天枢、关元分别为胃、大肠、小肠之募穴，又结合募俞配穴法取胃俞、大肠俞、小肠俞等，通过一指禅推拿补法以调理胃肠功能。期门为肝经之募穴，章门为脾之募穴，通过一指禅按揉法可疏肝健脾、调气活血。足三里、曲池分别为胃经、大肠经的合穴，复取大肠经下合穴上巨虚，通过一指禅按揉法可调整胃肠功能、健脾止泻。神阙为任脉穴，与脾胃关系密切，通过以神阙为中心的摩腹可加强调理脾胃的效果。太冲穴和肝俞穴主要针对肝区胀满，用一指禅推拿泻法可使肝气疏泄条达、阴阳平衡。

李振华等运用一指禅推法等治疗亚健康状态，结果显示对于疲倦乏力、肌肉酸痛症状得到明显改善。操作步骤如下：患者取仰卧位，术者施一指禅推法于患者头顶部，主要作用于百会、四神聪、前顶、上星、神庭等穴，治疗时间约3分钟，继之以揉法，用鱼际揉太阳、阳白、瞳子髎、上关、听会，拇指揉印堂等，时间为3分钟。最后采用抹法，用滑石粉或爽身粉作为介质抹太阳、眉弓、牵正、颊车等穴，时间为5分钟。患者取俯卧位，采用按法（指按、掌按、肘按）作用于脊柱两侧的背俞穴，治疗时间为3分钟，从尾骨开始至大椎处用捏法反复3次，时间约为2分钟，然后用凡士林油或麻油作介质施行擦法，沿脊柱用拳擦法、掌擦法作用于腰骶部，鱼际擦法、小鱼际擦法作用于胸腰椎两侧，方向可纵可横，时间为3分钟。滚颈肩部及两侧上肢，时间5分钟，继之以拿法于头部、项部、肩井、双上肢，时间为3分钟，最后运用搓法，作用于双侧上肢1分钟结束。推拿治疗是科学性比较强的一种物理疗法，它运用各种手法刺激一定的腧穴以调整经络系统。推拿尤其是一指禅推法，直接在体表经络循行部位进行刺激，对摆脱亚健康状态是行之有效的，既可祛病，又可防病。

李金虎运用一指禅推法为主作用于背俞穴，以疏通经络使气机升降失常得以复常治疗膈肌痉挛，疗效满意。治疗方法：以和胃、降气推拿手法为主，具体操作：①胸腹部操作：患者取仰卧位，术者坐于右侧，按揉其两侧缺盆穴、膻中穴，每穴各0.5分钟，以酸胀为度，再用摩法按顺时针方向摩腹5分钟（以中脘穴为重点）。②背部操作：患者取俯卧位，术者坐于其右侧，用一指禅推法自下而上沿背部膀胱经治疗3~4遍，重点在膈俞、脾俞、胃俞。点按膈俞、胃俞两穴各0.5分钟，以酸胀为度，最后搓背部及两胁肋。③辨证加减：胃中寒冷者，摩腹时加揉气海穴，时间约3分钟；胃中燥热者，加按揉足三里、大肠俞各半分钟，以酸胀为度；气郁痰阻者，加按揉胸腹部的中脘、云门、章门、期门，背部的肺俞、肝俞，上肢的内关，下肢的丰隆、足三里等穴，时间都为0.5分钟，均以酸胀为度；正气亏虚者，加按揉足三里、内关以及直擦督脉，以透热为度。一指禅推等轻柔缓和的推拿手法，可使中枢神经产生抑制性的作用，达到缓解痉挛、放松肌肉、镇静止痛的目的。

3. 儿科疾病

小儿脏腑娇弱，皮肤薄嫩，易受惊吓和烦躁不安，不耐受重刺激手法，一指禅手法强调柔和、深透、柔中寓刚、刚柔相济，特别强调以柔和为贵。所以一指禅推拿最符合小儿生理特点。

浙江省温州市中西结合医院的章文宇等运用脊柱整骨配合一指禅穴位推拿治疗小儿过敏性鼻炎。治疗方法为：①患者取坐位，双手手指互叉扣抱于枕项后，低头，两肘自然下垂，全身放松；术者用方凳置于患者后侧，一脚踩于凳上，用膝部顶住患者胸椎，两手分别从患者腋下穿过，握住其前臂下段，两手用力下压，前臂同时上抬，使患者脊柱向上牵伸，顶住胸椎的膝部向前向下形成对抗，做瞬间用力，常可听到"咔嗒"声。

②然后行胸椎旋转复位扳法，患者骑坐位，左手置于脑后，低头，自然放松。术者站于患者后侧，左手穿过患者左肘三角，手掌置于患者颈部，右手拇指定位其偏歪的棘突，手掌紧贴于其右背，使患者胸椎向左做最大幅度旋转，同时右手拇指向左顶推棘突，做瞬间用力，常可听到"咔嗒"声。右侧与之相反。③用一指禅推揉迎香、上星、风池、足三里穴各 1~2 分钟，以有酸胀感为宜。通过脊柱整骨手法以恢复督脉的生理功能；同时配合一指禅推拿以通调督脉、祛风散寒。诸法同用，共奏宣通肺窍、温阳健脾、散寒通络之功。

邹兆华应用缠法治疗小儿肌性斜颈。治疗方法：患儿取仰卧位，最好在睡眠状态下，或由家长怀抱，或放于治疗床上，暴露患侧颈部。术者位于患儿头侧以一手拇指桡侧偏锋端吸定患侧胸锁乳突肌部位；治疗按部位时间分 3 段，胸锁乳突肌乳突端治疗时间 5 分钟，肌腹挛缩隆起结节内外侧治疗时间各 5 分钟，锁骨端治疗时间 5 分钟。手法摆动频率为每分钟 220~250 次，术毕前向患侧旋转屈颈 10 次，转至稍遇阻抗力为佳。每天治疗 1 次，20 次为 1 个疗程。一指禅是推拿手法中的摆动类手法，而缠法是以一指禅手法为基础，将摆动频率加快至每分钟 200 次以上，该手法可疏通经络，活血祛瘀，软坚散结，消肿止痛，调和气血。因为小儿肌肤娇嫩，生性好动难定，又病患处暴露部位较狭窄，故术者在治疗施术时一定要注意以下几点：①治疗中避免伤及婴儿皮肤；②治疗施术中，婴儿最好处于睡眠状态，不宜用强迫性手段治疗，以免治疗施术对婴儿造成恐惧心理而产生负面影响；③要熟练掌握缠法的动作要领，操作时要静心端坐、沉肩、垂肘、悬腕、守神于拇指桡侧偏锋。轻柔而又有节奏的摆动手法一般均能使婴儿在舒适而单调的环境中很快入睡，或入睡后睡眠加深进入深睡眠状态，这种状态也是治疗的最佳状态。以上三点，有利于手法的施术，提高疗效，有效避免副作用的产生。

4. 妇科疾病

妇科疾病病在小腹，治疗以柔软的腹部以及远端穴位为主。一指禅推拿在腹部及穴位治疗上有天然优势，临床上已经积累了很多治疗妇科疾病的经验。

王雁君应用一指禅推法等治疗慢性盆腔炎 30 例疗效满意。操作方法：先以一指禅推法推关元、中极、气海 5 分钟，继以鱼际揉少腹（顺时针）5 分钟，并点压两侧三阴交、阴陵泉各 1 分钟以活血化瘀。再以平推法推膀胱经 3 分钟，并点按肾俞、气海各 1 分钟，再以掌根向下擦八髎穴，透热为度，以清化湿热。最后以两手小鱼际斜擦两胁肋并点揉肝俞、章门、日月、期门，共 5 分钟，以疏肝理气。第四步，摩小腹及擦八髎、肾俞、命门，时间延长，以温经散寒。

慢性盆腔炎属中医"带下""痛经""癥瘕""不孕"等范畴中。此证乃肝失条达、气机失畅、气行受阻，加之湿热阻滞下焦，致冲任胞宫气血运行失畅，不通则痛。用手法治疗此证可疏肝理气，条达气机，清化湿热，温经散寒，使气血运行通畅。手法治疗方便易行，副作用少，在治疗此证中有独特的疗效。治疗过程中宜经常保持外阴清洁、节制房事、情绪平和，则效果较好。

诸国庆运用一指禅手法治疗气滞血瘀型痛经。治疗方法：首先，患者取仰卧位，术者站于其右侧，用一指禅推任脉，从阴交至中极往返 5 次，重点推气海、关元穴，然后用掌摩法摩于小腹部顺时针方向 6~8 分钟，再用振法于小腹部，使小腹得气感至上腹，下行至会阴部，点按章门、期门、血海、三阴交，以酸胀为度。接着，嘱患者俯卧位，用一指禅推脊柱膀胱经第一侧线，重点按脾俞、膈俞、肝俞、胆俞，每穴 0.5~1 分钟，然后用擦法擦其两侧膀胱经与督脉，透热为度，重点擦腰骶部及八髎穴。最后，患者取坐位，术者站于右侧，斜擦两胁，从后向前斜擦，以微热为宜。手法治疗是在月经来潮前 1 周开始，隔日 1 次。一般每月做 3 次，3 个月为 1 个疗程。采用一指禅推拿手法，结合辨证取穴，可起到行气活血的作用。如两胁为足厥阴肝经循行路线，斜擦两胁可舒肝解郁，章门、期门、太冲、行间为足厥阴肝经经穴，按揉上述穴位可疏肝理气止痛，擦督脉助阳气，推揉任脉气海、关元，可益气，调理冲脉任脉，点揉血海、三阴交两穴，健脾生血调经。气机畅，瘀血去，则痛经止。

5. 其他科疾病

临床上一指禅还可用于其他科疾病的治疗，范围很广泛，治疗时每每收到奇效。

陈俊运用一指禅推手阳明大肠经治疗变态反应性鼻炎，用一指禅推双侧手阳明大肠经（表现为一侧鼻腔症状严重时，重点推健侧的手阳明大肠经）。每次的治疗时间以鼻腔症状缓解为标准。兼症的治疗：若有脾肾阳虚的症状，一指禅推揉足三里、太溪；若有头闷头胀、空痛、嗜睡的症状，拿头顶五经。传统推拿治疗变应性鼻炎是在中医理论的指导下，进行辨证论治，并结合经络穴位的功能。手阳明大肠经与手太阴肺经互为表里经，在治疗上有互通作用，表里两经的穴位均可治疗两经的疾病。手阳明大肠经从食指的桡侧起止于鼻翼旁，依据"经之所过，治之所及"，故一指禅推手阳明大肠经可以治疗鼻的疾患。在治疗中采取顺着经络运行的方向推，具有补益的功能。所以，一指禅推手阳明大肠经，具有升清阳以和窍，轻扬走表托邪，补益卫阳的作用，符合中医对变态反应性鼻炎病机的认识。同样，具有明显的抗变态反应的作用。

薛阳、梁娜、鲁刚等人运用曲骨穴一指禅点法配合药物治疗男性勃起功能障碍，取得很好的疗效。治疗组患者在给予药物（甲睾酮片）的基础上加一指禅点法，具体操作：嘱患者手法操作前要排尿，术者先用三指揉法于其耻骨联合上缘，放松局部，后加一指禅点法于曲骨穴，力量逐渐加强，指力须渗透，刺激强度以患者耐受为度，至患者自觉脐下有热感并向会阴部放散为宜，反复操作约 20 分钟，每日 1 次。

刘霞等人运用神阙穴拔罐配合一指禅法治疗荨麻疹。随着对荨麻疹病因认识的不断深入，中医在治疗荨麻疹方面也积累了丰富的临床经验，其中神阙穴拔罐加一指禅法治疗本病就是一种常用的方法。神阙穴又名气舍、气台，为先天之结蒂、后天之气舍，乃治气要穴，气为血之帅，气行而血行，血行风自灭。拔罐本以祛风见长，脐部皮肤娇嫩，一指禅法可力透深部组织，刺激强而不伤及表面皮肤。以拔罐加一指禅法作用于神阙穴，标本兼治，故可立竿见影，应手取效。治疗方法：令患者平卧，充分暴露腹部，取神阙穴，术者肘部悬空，拇指指腹紧贴患者脐部，有节律地连续屈伸拇指指间关节，同时做小幅度的旋转，对深部组织产生较强的振动按揉，推拿疗法中称之为"一指禅"。注意：术者术前要剪短指甲，术中指腹与脐部的位置不能相对移动，以防损伤脐部皮肤。以一指禅法推拿 1 分钟，然后以闪火法拔罐，坐罐 1 分钟。起罐后再以一指禅法推拿 1 分钟，再坐罐 1 分钟。如此反复各 3 次。

南京中医药大学的沈爱明运用一指禅推拿配合火龙疗法治疗水液缺乏性干眼症，取得较好的疗效。治疗时让患者仰卧治疗床上，火龙治疗的同时配合一指禅推法在眼眶周围施术，推拿眼周围睛明、攒竹、鱼腰、瞳子髎、四白、承泣以及其他经外奇穴。通过"一指禅"均匀、持久、有力的渗透作用，不仅起到通络明目的功效，还直接刺激泪腺，促进泪液的分泌，改善干眼症的症状。

孙建云、刘振华运用一指禅指压点穴治疗牙痛。治疗方法：取肩井、大椎、风池、风府等穴，以一指禅内运气灌冲经脉，通经活络，解表清热，疏散风邪，疏风散寒，息风止痛。一指禅内运气指压曲池、列缺、鱼际、少商、合谷等穴以清热利湿、行气活血、疏经通络、清泄阳明、祛风解表、疏经镇痛。指气重压昆仑、内庭、行间等穴以舒筋活络、清利头目、清胃泄热、通络止痛。再取颊车、上关、下关、地仓、人迎等穴以疏风活络、通利牙关、清热止痛。牙痛病因很多，食用糖、甜食，而胃有湿热郁生火，或外感风寒入阳明生热，或虚火上炎导致气血瘀阻血脉、经脉，致使经气阻遏导致疼痛发作。以一指禅潜力来调整气血，消除经脉阻滞及运行障碍的因素。一指禅指压点穴法疏通患处气血，宣通脉络，增加气血运行速度，使脉络通达，通则不痛。

三、问题与展望

综上所述，一指禅推法的临床研究已取得了一定的成绩，关于一指禅推法临床应用的多方面研究对一指禅推法广泛应用于骨伤科及内、妇、儿科疾病中具有重要的指导意义。但就目前的研究状况而言，仍有一些问题存在：首先，关于一指禅推法的临床研究中属于临床观察及个案报道者较多，研究不够深入具体，其后没有更为系统的研究。其次，关于一指禅推法作用机理的阐述及研究方面比较欠缺。另外，关于"一指禅推法"与"一指禅推拿"二者的从属与包含关系，有部分学者在文字表述上出现混淆，选词不够慎重，容易误导读者。一指禅推法作为一指禅推拿流派的代表手法，也是中国传统推拿手法的代表，要传承这一传统手法最好的方法就深入地认识和了解该手法，而深入地开展手法的多方面研究是挖掘和发扬传统手法精华的重要途径。

第三节　实验研究进展

一指禅推拿历史悠久、内涵丰富、疗效确切，以其简、便、验、廉及无毒副作用的特色优势，在临床应用范围广，故有"手法宗一指禅"之说，是推拿主要流派之一。一指禅推法作为一指禅推拿的代表手法，近年来积极与其他学科广泛地交叉，充分利用现代科学的研究方法和研究技术，进行了一些基础实验研究，获得了科学、客观的研究成果，促进了一指禅推拿学科的全面发展。

一、一指禅推法生物力学研究

生物力学是应用力学原理和方法对生物体中的力学问题定量研究的生物物理学分

支。推拿手法在本质上属于以力为特征的物理治疗方法，因此现代物理学中力学的研究手段、思路和方法可以用来研究和分析推拿手法。20世纪70年代末期推拿学科就开始与生物力学结合研究推拿手法，把传统中医手法的研究课题，结合生物学和力学的观点与方法，使古老的手法经验和复杂的手法动作技术建立在生物力学模型上，并以数学、力学、生物学及手法技术原理的形式加以定量描述。特别是推拿手法测定仪的研制，应用计算机技术测量、记录并分析推拿手法作用力的数字与模拟信号，是手法定量实验研究在学术与技术上的一大进步。手法运动学特征的必要数据，将为传统推拿学中对手法动作的经典性的经验描述，如持久、有力、均匀、柔和、渗透等理论找到客观指标。手法操作时有效动作肌群发力后，产生了特定结构形式的手法运动，而手法的各项动力学数据反映了手法的操作特征，并可以阐明手法作用与刺激量和动作形态特征有关联。

1. 一指禅推法生物力学模型

自20世纪80年代以来，国内学者利用推拿手法测力分析仪、三维测力平台、压力传感器检测系统、三维运动分析系统等多种技术方法，构建一指禅推法的生物力学模型，并取得了较好的研究成果。

利用摄像技术采集一指禅推法（屈指）的运动学数据，同时利用FZ-Ⅰ型中医推拿手法测力分析仪采集作用力数据，依此建立手法的生物力学模型并计算各主要关节的作用力。建立了4杆件、5结点的中医一指禅推法（屈指）生物力学模型，计算得到了拇指指间关节、拇指掌指关节、腕关节和肘关节的作用力，分析了各关节在手法运动中的作用。结果显示：可用中医一指禅推法（屈指）的生物力学模型来计算推拿过程中各关节的作用力，并为推拿手法临床应用提供帮助，为教学研究开拓一个新的方向。

也有学者根据"生物耦合"理论，设计一指禅推法的生物力学模型。人体肌肉、骨骼和韧带的各独立部位，并不具备运动特性，只有它们按一定方式耦合，才具有力学行为特性，只有通过耦合，才能表现出整体运动的杠杆系统。生物耦合行为是生物能表现为何种生物功能和生理现象、何种运动和动作等行为。在此理论指导下，利用三维高速动作捕捉系统，8台高速摄像机同时工作可准确捕捉推拿手法操作过程中各环节和关节的空间位置参数，根据逆向运动学原理建立3环节（上臂、前臂、手）-3关节（肩关节、肘关节、腕关节）的一指禅推法的多体生物力学模型，可以更真实地反映一指禅推法的空间运动特征，更好地分析推拿手法的运动规律。

2. 一指禅推法运动学和动力学研究

以严隽陶为首的手法研究学者们在标准化、规范化、量化问题上取得了长足的发展，各方面的研究报道纷纷涌现。随着生物力学的介入，探索一指禅推法运动学与动力学的研究越来越多。王国才采用TDL-Ⅰ型推拿手法动态力测定器实测朱春霆、王纪松、王百川、钱福卿等名医的一指禅推法操作，分别观察和分析其手法动态曲线，并对各位名医一指禅推法手法特点进行描述。这些研究得出了一系列可视化的结论，为中国传统手法的现代研究提供了新的思路，但其各项结论基本来源于图形分析，没有精确的数据支持。

一指禅推法的特点是柔和深透，柔中寓刚，刚柔相济，强调以柔和为贵，但由于其操作技巧性高，且要领抽象深奥，在某种程度上限制了它的传承与发展。因此，如何量化体现一指禅推法"沉肩""垂肘""悬腕"等操作要领是目前一指禅推拿学流派研究的主要方向之一。为了更客观地对一指禅推法进行运动学分析，国内学者通过将具有不同推拿资历的推拿专业人员分为专家组、熟练组及初学组，利用三维光学运动捕捉系统测试一指禅推法的运动学数据。一指禅推法施术要求"沉肩""垂肘""悬腕"，且手法要达到均匀、柔和、持久、有力，操作难度较大，操作过程中常见的不规范动作主要表现为耸肩、肘外展、以拇指关节屈伸带动腕部、前臂摆动不够等，说明一指禅推法对操作者精确运动控制的要求较高。"沉肩"强调的是操作者主观意识对肩部肌肉的控制，要求手法操作时肩关节稳定，以达到省力的效果。通过研究可知，三组测试者"沉肩"的变异系数差异不明显，说明"沉肩"的技术要求较易达到，推拿操作者只需在手法过程中增强主观意识控制就能抑制耸肩等错误动作的形成。"垂肘"的技术要求较难掌握，初学组测试者要保持沉肩状态并维持手法力量强度，在一段时间操作后动作易变形，肘关节高于腕关节；而专家组即使前臂摆动幅度不断增加、手法力量不断增大，肘关节也始终略低于腕关节，充分体现了"垂肘"的技术要求。通过三角函数计算得出，三组测试者的屈腕角度数值差异不显著，基本维持在50°~60°。研究认为，手法运动控制成功的核心条件包括手法姿势控制和手法调整与适应。初学组测试者属于闭环运动控制阶段，在维持手法姿势时需要不断的中枢输出与外周输入反馈来修正异常的运动模式，以提高手法运动的效率和准确性。专家组测试者属于开环运动控制阶段，已有固定的运动模式，不需要更多的反馈来指导运动，运动参数在运动中也不会轻易发生变化。

也有学者对一指禅推法的频率、有效做功时间进行研究。运用三维运动分析系统分析一指禅推法初学者及熟练操作者在手法频率及有效做功时间的差别。结果发现：一指禅推法是以前臂、腕关节、拇指做协调地连续摆动，使所产生的波状力沿着力部位持续不断地作用于受术部位的操作方法。一指禅推法操作时的有效做功动作与受术体表相平行的左右方向的摆动力密切相关。因此，有效做功时间由拇指形状特点决定，并与腕部摆动和拇指指间关节屈伸（特别是腕部外摆和拇指指间关节伸展）重要相关。一指禅推法有效做功时间越多说明手法掌握越熟练，手法作用越好；操作的频率应在78次/分左右。

为了解决一指禅推法作用力均匀性的量化问题，寻找能有效描述一指禅手法作用力的定量指标及确定其参考值就显得非常重要。手法均匀性是推拿手法量化研究中的一部分，指的是手法操作时，其速度的快慢手法压力的轻重都必须保持稳定，即速度不可忽快忽慢，用力也不可忽轻忽重，应使手法操作平稳，富有节奏性。对一指禅推法作用力均匀性进行数学描述，实测5位专家、5位熟练者和5位初学者的一指禅垂直作用力信号，并对信号进行分析。结果发现，一指禅推法作用力的周期均匀性和波形均匀性，其中各组间的周期均匀性无显著差异，而初学组与专家组或熟练组间的波形均匀性有显著差异。说明在进行一指禅推法时，各组测试者均能很好地把握推拿的节奏，并且这种节奏感的把握通过较短时间的训练就能达到较高水平。而在波形均匀性方面，初学组相比专家组或熟练组有着显著差异，而专家组和熟练组之间则无显著差异，说明一指禅推法力度的持久稳定需要经过较长时间的训练才能较好掌握。

二、一指禅推法分子生物学研究

一指禅推法手法接触面积较小，刺激量中等，渗透力量强，适用于全身各部腧穴和经络，在治疗伤科、内科、妇科、儿科的多种疾病方面具有良好的疗效。一指禅推法的研究多局限在临床疗效观察方面，基础研究较少。近年来，随着分子生物学等交叉学科的发展和介入，有关一指禅推法的分子生物学效应基础研究取得了一些进展。选取和颈椎间盘退化密切相关的生化指标来观察手法效应，对异常应力下家兔模型枕骨髁下至T_1施以一指禅推法，频率为 120 次/分，治疗时间为每次每只 8 分钟，每穴约 1 分钟，1 次/天。结果证明，早期应用一指禅推法能够减少异常力学环境下颈椎间盘中蛋白多糖的丢失，却不能改变其蛋白多糖的成分变化，在一定程度上预防或延缓颈椎间盘退变的发生，这种作用机制可能主要是通过抑制蛋白多糖的降解而实现的；而晚期应用，尤其在蛋白多糖出现明显的降解和丢失后，则发现手法的治疗效果明显为差。使用自制按摩器模拟一指禅推法治疗大鼠臂丛神经根性损伤，选择一指禅推法频率 120～160 次/分对应的频率作为自动推拿器的输出频率，效应力作用面直径振幅都在一指禅推法的操作范围之内，效应力方向和作用时间与一指禅手法操作相同。结果发现，一指禅手法可以扩张毛细血管，加速血流流动，延缓肌肉萎缩，促进 NGF 分泌，改善局部神经营养状况，促进神经细胞和神经纤维恢复。

关于一指禅推法的量效关系方面的研究也有一定的进展。手法量效关系研究是有关手法力学因素与推拿作用影响的研究，指在不同强度手法刺激下，其疗效依从于特定曲线变化的特征，表现为从逐渐递增到逐渐递减的过程，继续增加刺激量还可能出现负效果。《厘正按摩要术》有云："缓摩为补，急摩为泄。"说明古人对手法频率与补泻关系已有相当的认识。一指禅推法的频率以 120～160 次/分为标准，当手法频率达到 220～250 次/分时则称其为缠法，其治疗范围由常规的骨伤内科疾病转为外科痈肿。一指禅推法的效力随着推拿频率的变化而改变，研究手法量效关系对指导临床手法规范化有重要意义。通过一指禅推法干预脾虚型新西兰兔，观察模型动物行为学、血清生化及胃肠激素的变化，探究一指禅推法的最适频率段，同时为阐明手法的补泻提供一定的实验数据与理论依据。根据实验结果发现，手法操作的最佳频率应在 125 次/分，这与临床的常用手法基本一致。同时，实验结果提示在 225 次/分频率段实施手法可能存在"伤害"效果，与临床上一指禅缠法的消炎止痛作用有着相通之处。

实验研究相较临床试验具有诸多优势，它既可以结合一指禅推法模拟仪器，更好地控制手法动力学参数，又能够便捷地提取各类生理生化指标，还可以通过标准统一的造模来制作想要研究的病理模型，针对疾病发展过程中的某一病理阶段或状态来研究推拿手法的量效关系。拓展动物实验，设计标准统一的动物模型，细化各类生理生化指标，尽量全面而细致地反映手法的量效关系是今后推拿科研工作者面临的机遇与挑战。

第七章 一指禅名家经验选辑 ▷▷▷▷

推拿专科王松山先生的学术经验

王纪松 王百川

先师王松山先生（1873—1962），江苏扬州人。早岁从推拿名家丁凤山先生学，凤山以"一指禅推拿"名噪江都，先师尽得其传。学成，行医于扬州、宁波、杭州、镇江、汉口等地，有名闻；中年迁沪，术更深湛，业务鼎盛，声誉卓然。1958 年在上海市第十一人民医院及上海中医学院附属推拿门诊部工作，兼任上海市中医文献研究馆馆员等职，对推拿医术之继承、发扬，贡献殊多。

先师一生勤学苦练，数十年如一日；对门下诸生，谆谆教诲，在推拿学校任教中，每殚心竭虑，必罄其所有之长而传之诸生，唯恐不能尽其传也。尤重视手法之示教及临床实习之指导，丝毫不苟，虽年暮体衰，不顾也。常对学生说："学一指禅推拿，起初要与师合，往后要与师离。与师合方能尽得师传，与师离别能兼收各家之长。"可谓深得学习之窍矣。先师从事临床工作凡六十有五年，经验积累颇丰，兹就其练功、手法、诊断与治疗等方面，择要简介如下：

一、练功宗《易筋经》

先师对练功极为重视。尝谓："从事推拿治疗工作者，首先自己要有强健的体力，否则病人还未治好，医生已感到疲乏，当然就谈不到发挥推拿治疗的作用。所以必须坚持练功。"他所熟练的易筋经，原有十二势，但他特别注重其中的"三盘落地""韦驮献杵第一势""摘星换斗""倒拔九牛尾""龙吞（饿虎扑食）"五种，因为这五种功对推拿用力有直接的关系和帮助。回忆先师在指导我等练功时，常常指出："三盘落地"应取马裆姿势，这个功，主要是练两臂的悬劲，使两臂用劲虽久而不致惫，这是运用双手推治腰部疾病的重要先决条件。"韦驮献杵第一势"，应采取分裆站桩势，应体会"立身期正直，环拱平当胸，气定神皆敛，心澄貌亦慕"的四言诀之深义。练功时舌抵上颚，紧吸慢呼。这一势的锻炼，在推治头部疾患时，就发挥了它的作用。"摘星换斗"是锻炼腕与掌的蓄力，采"独手擎天掌伏头"的姿势，同时用数一、二、三、四……做拖长短音的吐纳练气。这一势的锻炼在治疗前胸后背部的疾病时，医生的手臂可以伸缩自如，而不致疲乏。"倒拔九牛尾"是采用弓箭步姿势，目的是锻炼腰、臂、手、腕的蓄劲。"龙吞（饿虎扑食）"势系练"拿法"之用，要求先练手掌，继练悬掌，再练缩一指、缩二指、缩三指，以练到缩三指为度。他在练易筋经之外，还练"推米袋"，以锻炼手指工夫，练指功时，要求出手清晰，眼神贯注，身段灵活，步伐准确，快而不乱，慢而不懈，要求锻炼到手、眼、身、步，紧密结合。他更强调练功应该持之以恒。他自己就是数十年如一日地锻炼着。所以他虽然诊务繁忙，但持久施术而始终不觉疲乏，且疗效显著，自己亦享高寿，这是与他的持久练功有关的。

二、手法宗一指禅

在推拿手法方面，先师除继承了丁凤山先生所授的"一指禅推拿"手法（包括推、拿、揉、缠、按、摩、搓、捻、摇、滚、抖、抻12种）外，并在实践中创用了抹、拘2种手法，以治疗头部疾患。他临床中运用的手法，以推、拿、揉、缠、摩5种为主，抹、拘、摇、抖、搓5种为辅，在主要手法中又以"推法"为最重要。

先师认为：推拿手法的"要领"，在于施术时能掌握"沉肩，垂肘，腕端平，指吸定而掌空虚（即指实、掌虚）"的原则。这个要领的实质，就是要求练手法时，把肩、肘、腕、指等部都放松，不可有一处僵硬，以达到柔和的境地。同时也说明了施行推拿手法中，施术者应以运用腕关节为主动，来带动指关节，同时将肩、肘等关节置于被动地位，促使腕、指关节的协调。倘施术时，施术者着力于自己的肩、肘部而供用"蛮力"，就必然不能柔和，疗效必然不好，而且施术者自己也容易疲乏而不能持久。

注意练手法时的全身姿势，以及如何运用轻重、疾徐，分别重点与一般等，亦很重要。他认为：推时应该行如直线，不得任意歪斜，如仅会横推，就不太容易推直线。讲到施行推拿时施术者所采取的身形问题，他认为：一般应该是右足向前，呈斜"丁八式"；若身体向前时，则前腰实而后腿虚；身体向后时，则前腿虚而后腿实；不前不后时，则两腿微弯。全身应该保持"含胸、拔背、呵腰、臀收，少腹蓄"，使气沉丹田，这样即使持久施术，自己亦不致疲困或气急；推时应该身随手走，眼随手转。谈到轻重缓急问题，他认为：治疗时应"推筋络，走穴道"。描筋络应该重三聚五，三推一回，也就是应该以主要穴位为重点，次要的穴位过而不留即可。动作应轻重有节，疾徐有序；做到"慢而不懈，快而不乱"。先师在操作时，外表看来轻松飘逸，实际却是"蓄力于掌，处力于指，着力于螺纹（所谓螺心劲）"，使劲含而不露。他是手腕端平，动荡均匀，轻而不浮，重而不滞。虽冬天在棉衣上推，用重力而并不板滞；夏天在单衣上推，用轻力亦不浮飘。他的手法确已臻于柔中有刚，刚中有柔，刚柔相济之境。

先师在做摇、抖、抹、拘等手法方面，是有自己特点的：①摇法：以手托、提病人的关节部位，做左右旋转的运动。有疏通经络、活动气血、滑利关节、增强肢体活动之功，先师施行此术的特点是：能运用他自己的关节运动以帮助患者的关节摇动，充分发挥摇法的作用。②抖法：握住患者的手腕部，微微用力向上送。有滑利关节、舒松肌筋、通畅脉络之功。先师行此的特点是：能使抖的作用，由近而远，一浪推一浪地前进，将力量送到肩关节。③抹法：用双手拇指于患者印堂处分经坎宫抹向太阳，以减除头胀、头痛。此法民间常用于治头痛，先师用以配合"拘法"，有独到之处。④拘法：以双手食指拘患者耳后到风池，然后拿风池、点风府，再顺势以拇指抹向大椎，在大椎穴处揉片刻，能使上升的肝阳使之下行。

三、重视望诊和切诊

1. 望诊

先师对肝病患者，每察其指甲的坚硬、发脆、厚薄以及颜色的枯萎和滋润等变化。他认为：肝血不足的患者，往往指甲变软或变薄，颜色呈淡白，有时指甲当中凹陷。年老体衰者，也会出现指甲枯脆现象。对脾病患者，必细察口唇的形色，倘脾胃虚弱，肌肉必见消瘦，口唇色白而干燥；但阴虚火旺的患者，也会出现口唇鲜红，又当仔细分辨。对急惊风患儿必看其眼神，如眼神迟钝，表示有食积和痰滞；慢惊风主要是眼神呆滞，手足发冷，如口唇周围发青，认为病势已濒绝境。在冬、春季，若见小儿眼圈湿润，揩之无泪，或是咳嗽多涕，眼发红色，则认为是发痧子的现象。对卒中的患者，如见有油汗出，小便不禁，断为难以挽救。

2. 切诊

先师重视切人迎脉，这是根据"有胃气则生，无胃气则死"的道理而来。人迎为胃脉，人迎脉硬，说明患者的胃气已将绝，即使形色尚好，生命亦不能持久；反之，如人迎脉柔软，形色虽难看，病情虽重，亦还有转机。他对于腹痛患者，往往先用手指尖轻按其脐之右侧，若患者呼痛或眉关紧蹙，则追问其前后阴部是否发胀，如有，当想到可能为肠痈。对半身不遂患者，他以"拿"缺盆部位的方法，来探测其预后。若经"拿"后，病人的感觉范围大，半身酸麻犹如触电，则疗效快，恢复的希望也就比较大；如感觉范围小，甚至感觉限于局部，则疗效慢或无效。

四、对几种疾病的治疗经验

1. 肝胃气病

治以舒肝理气，健脾和胃为大法。常用推、揉、摩、搓、拿等几种手法，以推、揉、摩3种手法为主。取穴方面：取胸腹部任脉的中脘、气海、神阙、关元；足阳明经的天枢、足三里；足太阴经的大横；背部足太阳经的肝俞、膈俞、脾俞、胃俞。若痛甚者，多推背俞穴以止其痛，前腹部少推或可不推。若嗳气不畅，多推背部肝俞、膈俞，及胸部膻中，以宣通气分。若大便不通，多推天枢。小便不爽，多推少腹两边，最后拿肩井、曲池、手三里，以作辅助。

2. 头痛

先师认为："无风头不痛，无热不成风；成而近者为头痛，深而远者为头风。"治疗以舒筋散风为主。一般先推印堂、丝竹空、悬厘、太阳等穴（用劲宜柔软，硬则震脑）；后推风池、风府，再推督脉的百会，推肩井，拿风池，按风府及大椎；最后，推膀胱经的膏肓穴。他主张虚证多"抹"少"推"，实证多"推"少"抹"。推治虚证要患者闭目，可避免头昏眼花；在"抹"时又要患者睁目，否则可引起头胀。肝阳头痛采取先推后拿，风寒头痛采取先拿后推，先拿风池、风府，后推印堂、太阳，然后再由印堂推到百会，名曰开天门，有祛风散寒的作用。

3. 漏肩风

漏肩风是风寒入络所致，他根据"新病属实、久病属虚"的理论，采取不同的治法。对新病多推肩部周围穴位，采用"和劲"，同时还要问患者头晕与否，如不晕而感到舒适，表示经络舒通，可以多推一些时间，并且由此可以推测到见效亦较快。对久病患者，则先推肩井、颈部和督脉，后推膀胱经膏肓、上胸、缺盆部，用摩法，也可用拇指推。

4. 乳娥

在患侧用缠法，由轻到重，轻可以消散，重则破血。再用拿法在患部拿 1 ~ 3 次，并用拿合谷、消气分、推背部和腹部作为辅助手法。治疗完毕，命患者进稀饭或面一碗。

5. 小儿惊风

对神志昏迷不醒、高热的患儿，以拿合谷、风池、风府使之苏醒，直至哭声喊叫响亮，方认为惊止、窍开。对痰食引起的惊厥，常用揉摩法揉两胁，以顺其气；摩中脘以消痰食。一般经治疗 20 ~ 30 分钟后，病情逐步好转，气见通顺或宿食排出。他对慢惊风的施治，主张必须补中气、健脾胃，采取揉中脘，推背俞之法。对角弓反张的治疗，主张着重于背部，拿风池、肩井，病见松后，再推督脉及膀胱经。

（上海中医药杂志，1962 年 8 月，28、29 – 30 页）

介绍钱福卿先生应用"一指禅"推拿中
缠、抄、滚、弹的手法

钱裕麟

我祖父钱福卿老先生（1882—1967）秉承"一指禅"推拿学派，行医六十余年。早在清代，他与原上海中医推拿门诊部王松山老先生（1873—1962，王纪松老师之父）、沈希圣老先生（1893—1975），同拜"一指禅"推拿名家丁凤山为师。他热爱中医推拿，勤学苦练，数十年如一日。中华人民共和国成立后，钱老先生响应党的号召，参加人民卫生事业，于临床和教学中，为培养中医推拿的接班人做出一定的贡献。

钱老先生的经验中，最突出的四种手法是"缠、滚、抄、弹"。这都是推拿传统手法的发展和创造。

现将"缠、滚、抄、弹"四种手法的特点和临床作用分述如下。

一、缠法

缠法是在一指禅推法的基础上发展而来，在推法原有的姿势上，进而熟练、快速的操作。缠法操作的速度为每分钟超过 200 次。由于缠法在运用时，大指与拳眼相距小，就加快了缠法的频率。因此，缠法比推法快速、柔和。先辈把缠法的应用称之"心功劲"，又名"小步子"，含意是指推拿医生集中全身的精、气、神达于大指，在特定的部位和穴位上，做缠绵不绝的操作，起到治疗作用。

钱老先生将缠法用于颜面、颈、胸胁等部位。

1. 颜面部

患者取坐式，施术者以拇指偏锋为着力点，四指呈散掌状来操作。运用于印堂、神庭、太阳、阳白、睛明、攒竹、瞳子髎、承泣等穴。患者闭目时，在眼眶上也能做缠法。能起到清脑、醒目、安神、镇静的作用。适用于眩晕、头痛、失眠等症。

面颊部的操作，运用于四白、地仓、颊车、颧髎、耳门等穴。起到镇痛解痉、通经活络的作用。适用于颜面神经痛、口眼歪斜、耳鸣等症。

2. 颈部

患者取坐式，施术者以拇指偏锋为着力点，四指呈散掌状来操作。运用于扶突、人迎、气舍、天容、天窗等穴。起到催吐、止呕、平喘止咳、润喉、消肿散结、解痉的作用。对喘咳、痰壅、乳蛾、瘰疬、小儿斜颈均能奏效。

3. 胸胁部

患者取坐式，施术者以拇指指锋为着力点。掌握空拳来操作。运用于锁骨下缘，胸廓上端（第 1 肋骨至第 7 肋骨），沿肋骨间隙自胸骨切迹向左右两侧方向进行（先左后右），运用于（肾经上）俞府、彧中、神藏等穴，过（脾经上）周荣、胸乡、天溪诸穴。运用于天突穴时，施术者以拇指指锋为着力点，四指呈散掌状来操作，在该穴四周、上下、左右，由浅入深地操作。有宽胸理气、豁痰、平喘止咳、止呃的作用。适应于喘咳、心胸痞满、怔忡等症。

再则，疮疖脓肿等外科病症，也常用本法治疗，有消散托脓的作用。

二、滚法

滚法是一指禅手法中，传统推拿的常用手法之一，压力大，接触面广。适用于头巅、肩背、腰骶、四肢等肌肉丰实的部位。

钱福卿老先生生前指出："滚法的操作摆动快速形如圆球状，施术在特定的部位，缓慢移动。"

手法要领——腕部悬屈，掌握空拳，食、中、无名、小指的第1指间关节为着力点，腕部做往返均匀地摆动（摆动如圆球形），随着腕部的摆动，四指的第1指间关节在施术部位上做缓慢地移动，压力均匀，动作灵活，速度每分钟达160次左右。

适用于头痛、偏瘫、关节炎等病症。起镇痛、舒筋活血、通络、解痉、滑利关节的作用。

三、抄法

抄法是钱老先生在临床中发展的一个独特手法。尤其对内科肠胃功能紊乱、小儿消化不良、妇科盆腔炎等疾病有着较高的疗效。

操作要领：患者取仰卧式，施术者的双手食、中、无名、小指自然微屈、四指指锋为着力点，双手同时操作于患者背部两侧足太阳膀胱经第一线，自胃俞过三焦俞、肾俞、气海俞至大肠俞，手法自上而下、由轻而重、由慢而快，往返揉动。然后，术者双手拇指指锋同时相对按拿于肾俞，就此抄法完毕。起到消食理气、舒筋通络的作用。

四、弹法

弹法是一指禅推拿中，弹筋拨络柔和的手法。

操作要领：术者以食、中、无名、小指的指锋为着力点，四指的第2指间关节做前后快速的弹动，施术于部位上，连续使劲，深透到机体。

钱福卿老先生生前施弹法于颈、胸廓上部、腹部。

1. 颈部

患者取坐式，术者将弹法运用于人迎、气舍、夹突、天鼎诸穴。适应对颈部痉挛、吞咽梗阻、音嘶、瘰疬等症的治疗。起解痉止痛、润喉利咽、散结消肿、宣通肺气的作用。

2. 胸廓上部

患者取仰卧式，将弹法运用于云门、中府、天突诸穴。适应于心胸痞满、喘咳多痰等症。起宽胸理气、导痰催吐的作用。

3. 腹部

患者取仰卧式，将弹法运用于（胃经）天枢、外陵、大巨、水道。然后，运用于少腹部（胆经）自带脉至五枢穴。适应于腹胀腹泻、便秘、月经不调、小儿腹泻等症。起培元固气、止泻、理气通便，调经止带的作用。

（上海中医学院《推拿学术论文资料汇编》，1980 年 7 月，1 - 3 页）

"一指禅"推拿流派介绍

上海中医学院　　曹仁发

　　一指禅推拿有较长的历史，但究竟起于何时，尚缺乏可靠资料。相传在清同治年间，有河南人李鉴臣，擅长一指禅推拿，因客居于扬州，授艺于丁凤山，以后就代代相传，直至现在。上海的一指禅推拿即由此而来。目前一指禅派的老前辈多已去世，在上海仅存朱春霆、王纪松两人，都是七八十岁高龄了。原上海中医学院附属推拿学校就是在党的关怀下，召集了一指禅派、㨰法推拿（丁季峰）、内功推拿（马万龙）等流派的代表而开办起来的。

　　一指禅派的特点：一是要求学者要练功（易筋经和米袋上练指力），使自己有较好的体质和持久力，能胜任持续的推拿工作；二是强调手法要柔和有力，尤以柔和为贵，就是说要柔中有刚，刚中有柔，刚柔相济；三是以经络学说为指导，适应范围较广，包括内、外、妇、儿等科的疾病，如头痛、肠胃病、关节酸痛、月经不调、痈肿、惊厥等病症。

　　一指禅推拿手法有：推、拿、按、摩、揉、缠、摇、抖等十余种，以一指禅推法为主，根据病情和治疗部位的需要，配合其他手法，运用灵活，变化多样而自然。

　　下面以一指禅推法为例做一说明。一般推法都是直线或环形推动的，而一指禅推法与其他推法不一样，它是在"点"的基础上连贯呈"线"，即通常所说的推穴道、循（走）经络。其动作要领是：沉肩、垂肘、悬腕、指（拇指）实、掌（包括其余四指）虚。除了拇指端着力外，整个动作贯串着一个"松"字。肩松、肘松就不易疲劳；手腕松则摆动灵活，使功力集中于拇指端。因此虽然看起来推的时候好像不大用力，实际上被推的部位会感到有一股柔和舒适的力逐渐深透到肌肤的深层组织，从而起到治疗作用。在临床应用时，推法的变化很多：着力点可用指端、螺纹或偏锋；拇指指间关节可屈，也可不屈；可以推拿结合，推揉结合，推摩结合；加快推的频率（每分钟200次以上）称为缠法，取其缠绵不休以驱邪外出；在肌肉较薄的骨缝处或不易吸定的部位可把拇指屈起来推（拇指指间关节突起部着力）。这些变化都是根据病情和治疗部位的需要而灵活运用的。《医宗金鉴》对手法运用有一句名言："一旦临证，机触于外，巧生于内，手随心转，法从手出。"当然，要做到得心应手，运用自如，是必须经过较长时间的练习和临床实践才能达到的。至于一些配合手法就不一一赘述了。

（上海中医学院《推拿学术论文资料汇编》，1980年7月，第1页）

丁氏一指禅施术程序与手法组合的临床应用

上海市针灸经络研究所　韩　钟

丁氏一指禅传统有"推拿按摩撳（抖），滚揉搓和点，叩打捻（捏）抹摇"15种手法。临床操作过程需要根据治疗目的和手法特性，按不同阶段、不同部位、不同病证有序组合，才能取得理想的治疗效果。这种推拿手法的组方具有丰富内涵，被视为推拿技术的重要组成部分，并对促进临床操作的规范化和标准化建设具有积极意义，应该引起我们足够的重视。现依据先师丁鸿山先生当年的有关讲授内容，介绍如下：

一、程序

推拿治疗病证，手法同样需要遵循"君臣佐使"原则，按"处方"实施先后操作，讲究"章法"清晰和层次分明。全部操作过程具体可以归纳为3个阶段：

1. 准备阶段

准备阶段为医者实施治疗手法开始的准备过程。通过起始阶段的手法，了解患者体质的强弱、肌肉的厚薄和病证的虚实。患者接受推拿治疗往往会有紧张、畏惧或抵防心理，出现肌肉紧张、关节僵硬，加之身体如果存在酸痛、痉挛、肿胀等，给手法治疗带来障碍。医者于此阶段"试探"患者能够承受的手法强度和力度，进而使其心理和躯体得到充分放松，接受进一步的治疗方法。若贸然实施点按、扳转等强硬手法，就会增加患者的痛苦，不仅不会取得较好疗效，甚至导致医源性损伤。本阶段常用一指禅推法、揉法、摩法等。施术轻柔和缓、循序渐进。力量由轻至重、稳健不躁。一指禅推强调提劲吸力，又不轻浮，探穴准确，缓缓深透，逐渐沉压催力，观察患者反应。胸腹常用掌背滚摩、摩法等。治疗小儿病症时常用"一手三穴"启手，先复合指摩刺激穴位，以有感为度，就如给小儿抚摸、嬉戏一般，有利于患儿配合治疗。

2. 治疗阶段

治疗阶段为医者对病症实施手法治疗的过程。此阶段手法为获取疗效发挥了积极而关键的作用。医者在诊断、辨证完成后，需要胸有成"法"，针对病症采用何种手法能够取得效果。急症即攻之，对于筋伤、扭错、发热、惊风等急性病症宜采用强硬的攻伐手法，驱邪扶正或是祛瘀止痛，能够在短时间内减轻或消除主症；缓症稳固之，对于麻木、乏力、瘫痪等需要长期治疗的病症，应该拟定治疗法则和实施方案。注意稳守大法不变，所谓"守方观效""效不更法"。要求在较长的治疗时段内，每次操作从配穴到手法种类都不做变化，直至疗程结束。本阶段常用一指禅推法、滚法、点按法、打法、摇法等。手法操作强调"深透到位，切中要害"。力量均匀沉稳，渐次催力。一指禅推法如小锤，功力显著，紧推慢移，走经接气，见经打穴，均衡刺激腧穴达到治疗目的。其他如点按、叩打等要求快速短暂，到位即收，取得"指针"效应。扳摇、搓抖等手法顺势而行，恰到好处。小儿治疗中应注意刺激量的控制，做到灵巧有力、收发有度，刺激到酸痛时已完成治疗。

3. 整理阶段

整理阶段为医者对本次治疗结束前的操作过程。为了消除推拿治疗手法在患者躯体上遗留的酸痛或不适，在巩固治疗效果或有必要进行调整治疗方案时，应采取的一些措施。所谓"整理"是对前面治疗过程的整理，着重在手法的连接和刺激的缓解，达到治疗小结的作用。给患者结束提示和轻松舒适的感觉，对疾病向痊愈转归具有积极意义。本阶段常用滚法、搓法、抹和、揉摩等。手法操作力求平稳柔和、力量轻浮不漂、圆滑不滞。滚法多为胸腹病症的整理手法，如胃痛、痛经等常用掌背滚法，起到温经散寒及镇痛效果。颈肩、腰背常以揉捏、搓抖手法整理。主要视病在肌肉或关节的不同而做相应处理，以松弛肌肉、活动关节为目的。抚按皮肤对妇儿病症的治疗尤为实用。

二、组合

推拿操作一般情况下不会采用单一手法贯穿治疗过程，医者常常将各个单一手法复合运用，提高技术含量和增加刺激效果。由此导致手法错综复杂，初学者往往不易识别手法的来龙去脉，加大了学习难度。这也使得手法种类繁多，其中难免有标新立异、叠床架屋之嫌，也是手法难以规范的原因之一。丁氏一指禅的手法组合，具有严格的要求和程式，溶技能技法和组方施治为一体，体现了推拿手法的真谛。

1. 手法复合

乃将 2 种或 2 种以上手法复合使用，除了常见的如五指经推、蝴蝶双飞、一手三穴法等"复式手法"外，从技法方面还包括以下两个方面：

（1）叠加手法：乃将 2 种单式手法叠加运用，操作方式以 1 种手法为主，另 1 种手法作为叠加或连续，形似新的手法。其原则是 2 种手法运动方式较为接近，能够增加第 1 种手法的效果。目前临床常用的有 12 种（见表 7 - 1）：

表 7 - 1 手法叠加表

手法名称	常用部位	效　果
点按、点拨、点颤、点揉 按揉、按拨、按推、按摩 搓抖、拿捏 抹和、揉摩	腧穴、痛点 躯干、肌肉厚实处 颈肩、四肢 胸腹、下肢	"指针"刺激 解痉、顺气 和气血 开胸、降逆、疏通

（2）接手技法："接"音 jī，扬州方言中指"左手"，与"济"音同义近。"接手"也称为"辅手"，指以辅助、扶持作用参与操作过程的一只手。"接手"主要强调接法技巧，"接"患者的肢体要求把握稳定、牢固，一指禅推时能够稳健、不滑脱。推五指经法的"平掌法""点水法"，以及摇肩、肘时的"单手接"和"抖伸法"等都有这样的要求。在运动关节时，"接手"又有控制运动方向、幅度和协助完成全部动作的作用。抖法与搓抖法中的 9 法均属于这样的手法，尤其是搓抖腕、踝关节时，双手的夹贴配合、前后搓动要求协调一致，主次分明。

2. 手法组方

推拿治病同样存在手法组方问题，如同中药处方和针灸配穴一样存在主次和配伍。推拿更多一层需要考虑操作的条件和注重组方原则。

（1）体质原则：患者的体质因素是组方首先需要考虑的原则。患者的体质强弱，不仅仅在接受手法治疗时涉及刺激量大小，对手法"配伍"至关重要。组方时，体质强者可组合持久、深透的手法种类；体质弱者可组合短暂、轻巧的手法种类，并注意慎用一些扳转类的大手法。

（2）部位原则：随着操作部位的不同，变换手法种类，符合组方原则。同一部位可以运行多种手法。各种手法存在先后实施和复合运用的问题，原则上仍不能脱离"程序三段"规则，将手法以治疗为目的，在一个部位上有序组合起来。

（3）病位原则：疾病发展过程中，对病位的直接作用是取得疗效的关键。推拿治疗的特点是能直达病所。组方时围绕病位选择手法毋庸置疑，然而存在病位不甚明显或病位处不允许手法操作的情况，如高血压、急性肌痉挛等，全身配穴和寻找缓解途径，需要注意手法的灵活运用。

（4）病程原则：疾病的不同阶段，存在着各种主症和疾病的相关性问题。组方时，着重考虑消除主症的同时，还需要组织手法治病"求本"。如何处理"标本"关系，成为手法组方的一个方面。"头痛治头，脚痛医脚"仅为下工所为。

三、探讨

1. 程序阶段的界限

如果按三个时段进行治疗是否存在各自界限，从临床实践来看，可以将所有病症分为经脉病症和脏腑病症两类。经脉症病属外，包含络脉、经脉、皮部等的病变；脏腑病症属内，包含气血、津液、精等的病候。经脉病症的治疗，由于循经取穴，配方明确。按部位治疗较为多见，各阶段手法界限清晰。以"落枕"为例，准备阶段以一指禅推法开始，走肩井、肩中俞、颈夹肌解痉镇痛；整理阶段以揉摩、拿捏、搓抖结束。手法要求循序连贯，无一重复。脏腑病症的治疗，由于依法取穴，各种手法延续使用，各阶段界限出现交错。以"高血压"为例，准备与治疗阶段都以一指禅治疗，只是取穴先后不同，取印堂、百合、风池，采用一指禅侧锋推；继之抹颈后督脉、按摩背俞穴，兼有治疗与整理双重作用。可见，脏腑病的治疗是将治疗阶段扩展到了前后两个阶段，是为提高治疗效果。

2. 手法转换

"转换"的概念，包括同一手法的左右手交接和不同手法的前后衔接。一指禅推拿不仅要求手法训练从左手开始，还强调双手力量与技法的一致。左右手交替操作时，双手转换位置有"点线交接"（指同穴位或部位交接）、"对称交接"（指左右手分推身体两侧轮换）和"上下交接"（将一手推上部换为一手推下部）。不同手法的前后衔接，要求变化流畅、自然无痕迹。如一指禅推摆动中即转换为滚法，按揉法渐渐隐入点拨法，拿捏中渗进搓抖法，等等。真可谓变化在不知不觉中。

3. 手法强度分析

手法的分段和运用总是围绕强度展开的。从手法强度的起落，能够深入理解一指禅推拿的变化。试以头痛的风寒型和肝阳型为例："风寒头痛"治疗以头颈部的"天门、太阳、悬厘、头维"为主，次用"肩井、大椎、合谷"。"肝阳头痛"则以"百会、率谷、风池、风府"为主，次用"曲池、足三里、合谷"。启手部位前者从头部，后者则从五指经推。将各种手法强度按 10 级评分，从以下曲线图示意可以看出强弱升降的特点，说明邪实证宜从强至弱，正虚证或本虚标实证宜从弱至强。这也许是一指禅推拿中的"补泻"特性。

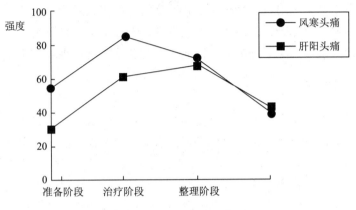

图 7-1　手法强度示意图

综上可知，丁氏一指禅推拿将手法操作过程作为职业推拿医师技法素质的重要方面，忽略手法程序则使治疗操作缺乏严谨"章法"，放弃手法组合则使组方紊乱，影响疗效。在提出单一手法标准的同时，进而注意手法组合的规范，对有效提高推拿临床医疗和教学层次，颇有裨益。

（按摩与导引，2002 年 18 卷 2 期：第 7-8、9 页）

我对王百川老师手法特点的认识

陈菊金

王百川老师以王松山老医师为师，从 16 岁起就从事推拿工作。他热爱专业，继承和发展了一指禅推拿学派。在六十年推拿临床中，王老师不断琢磨，进一步提高了原来的推、摩等手法，并创造了多种手法，扩大了治疗病种。1958 年，王老师放弃了个体开业，参加上海中医学院附属推拿学校，在推拿门诊部担任教学和医疗工作。

王百川老师擅长治疗肠胃道病症：消化不良、慢性胃炎、胃下垂、慢性结肠炎等。他的一指禅推法、摩法、振颤法、推托法有其独特之处，现将其逐一介绍如下。

一、一指禅推法

这是王百川老师常用手法之一，由于他的拇指背屈幅度较大，因而拇指指间关节在推时可不屈曲，这样在拇指动作时容易吸定于治疗部位，也便于学习者掌握。这种推法柔和，不会跳动，而且压力又大，因此较易深透到组织深层，可用于头部、肩部、腰部，也能用于臀部。在临床应用时确有其独到之处。例如在推背部时患者自感压力大，一层进一层往里深透，胃脘痛时推背部脾俞、胃俞很快就能止痛。头痛推前额时往返于两太阳穴之间，拇指移动不是直线，而是波浪形向前，因此更易吸定于头部。

二、摩法

摩法能宽胸理气，消食化滞。王百川老师在摩腹时包括上腹部和下腹部。他用右手从患者右下腹到左下腹以顺时针方向进行，当摩至右侧腹部时，用鱼际及拇指侧面着力，四指末端微翘起；当摩至两胁下时，用手掌着力；当摩至左侧腹部时，用小指侧面及小鱼际着力，以轻快盘旋摩法施于腹部。王老师摩法的优点是部位大、压力大。

三、振颤法

振颤法能止痛，治腹泻。王老师做振颤法时，两目平视，舌抵上腭，发力于上臂内侧，使力量集中于手掌，发生振动，频率高，手法持续时间也长。

四、推托法

王老师先用右手食、中、无名三指螺纹面，着力于患者左少腹，缓缓向上推托，当指尖触及左肋时，指尖微翘，接着手掌着力于腹部至左胁，手掌压力随着患者呼吸时腹部上下起伏而用力，患者吸气时缓缓下劲，呼气时手要微松劲。如此往返推托数次，患者就感觉胃有向上收缩感，腹胀减轻。

王老师治疗胃下垂以补中、健脾、益气为原则，取穴以膻中、中脘、天枢、关元、气海穴及脾俞、胃俞为主。若胃脘胀满，加推、按膈俞、肝俞、章门穴；胃痛加推按脾俞、胃俞（以左侧为主）；泄泻加振颤法、揉法于气海、天枢、关元等穴；便秘加推按大肠、八髎穴；失眠加推按睛明、攒竹、鱼腰、丝竹空、太阳穴。胃下垂患者经推拿治疗后，自觉症状如腹痛、腹胀、嗳气、纳呆等症基本消失。胃下垂患者在治疗前经X线摄片及超声波检查，胃重度下垂14cm及轻度下垂4cm，其余都在4cm以上，经推拿治疗后再摄片及超声波检查，胃下垂上升14cm 1例，有1例内脏全下垂无效，其余均有不同程度上升（分别为6cm、4cm和2cm）。

应用推法、摩法、振颤法、揉法治疗慢性结肠炎，效果较好。如患者钱某，女，48岁，腹痛、腹泻每日数次，完谷不化，反复发作，若受冷或进油腻食物后症状加重。曾患有菌痢，经X线钡剂灌肠及直肠镜，乙状结肠镜检查诊断为结肠炎，曾服中西药物及抗生素，马齿苋灌肠，无显效。经推、摩、振颤等法，取穴中脘、关元、天枢、气海穴及脾俞、胃俞、大肠俞、八髎，治疗后症愈。

（上海中医学院，《推拿学术论文资料汇编》，1980年7月，第3-4页）

钱裕麟治疗劳倦内伤的临床经验

通过总结历代医家的经验和现在对 CFS 的研究，劳倦内伤在临床上主要表现为以下的症状：劳累倦乏、精神萎靡、头痛或头晕目眩、夜寐不安或寐而即醒、多梦、健忘、易怒、四肢乏力、食欲不振、纳差、唇干口燥、便秘或便溏。脉弦或细数，舌尖红或舌胖苔白。

一、辨证分析

本病作为久病，由于起居不时，思虑过度，劳伤和饥饱不慎，或加之外感六淫之邪而起病。起居不时，则伤人阳气，思虑过度，或喜怒不节，则阴血暗耗；气机郁结，劳则气耗；饥饱不慎则伤人脾阳。而邪之所凑，其气必虚，则又易外感六淫之邪。脾主四肢，劳倦则气耗血亏，阴火内生，四肢困热，而无气以动。因此，其病理机制以脾阳受损为主，兼损心肾，肝气郁结，或外感六淫之邪。故临床上以气虚或血虚为多见。气虚者，气短懒言，声音低沉，头痛或头晕，耳鸣，疲倦少食，心悸怔忡，自汗，脉微或虚大。血虚者，易惊，烦躁易怒，失眠，唇色淡，肌肤枯涩，脉细无力。若是脉数身热、苔少舌绛，此为血损及阴，阴虚有火。若见脉弱、舌胖苔白、便溏，为气损及阳，脾胃虚寒之证。

二、治疗原则

《黄帝内经》云："劳者温之，损者温之。"中医一指禅推拿的治疗以补中益气，安神养心为基本原则，促使四季脾旺，固本培元，调节阴阳。同时，分清主次，针对症状，祛除疲劳，疏通经络，循经取穴，着重部位、肌肤纹理。

三、一指禅推拿的治疗方法

1. 头部

（1）面部

①患者取坐式，术者立于患者的前侧，以一指禅掌式推法操作，自印堂→神庭，沿发际→头维→太阳→丝竹空，沿眉梢上→鱼腰→攒竹→印堂。左右双侧往复3次。②自睛明沿目上眶→瞳子髎，沿目下眶→睛明，绕目眶一圈，左右目眶呈"8"字（双目眶）走向，往复3次。③自迎香沿颧骨→颧髎，沿耳前→耳门、听宫、听会，沿下颌经颊车→承浆，沿口唇→人中，左右颜面3次。进行上述一指禅推法后，再以右大指抹法的操作，依照上述循行经络、穴位、部位、纹理施展，左右双侧均3次。操作时间10～15分钟。

（2）头顶部、颞部、枕后部

①患者取坐式，须放毛巾于顶部。术者立于患者的前方，以一指禅拳式推法，自百会沿督脉→神庭，又返百会，沿督脉枕部→风府，再返百会。循行上述经络、穴位、部

位、纹理往复 3 次。②术者以双手拳式一指禅推法，自左右曲池过头巅膀胱经→枕后风池双穴，往复 3 次。自左右双头维，经颞部双侧→风池双穴，往复操作 3 次。③以一指禅滚法单手操作，自百会沿督脉→神庭，由神庭返百会，沿督脉→枕后风府，往复 3 次。④术者以双手滚法操作，自两侧曲差沿膀胱经→两侧风池，往复 3 次。双手滚法操作于双侧颞部，自两侧头维→两侧风池，往复 3 次。⑤术者立于患者后侧，以双手的中指、食指的指腹，固定于左右太阳穴，双手大指指腹固定于左右风池穴，双手的中指、食指同时操作拘抹法，自左右太阳穴沿颞部→两侧角孙→两侧风池。然后，左手合于右大指的指腹上（左手就按放在患者的前额，以左手大指、食指、中指的指腹固定）；术者的左手大指指腹按法于患者的左风池穴上，右手的食指、中指的指腹按法于患者的右风池穴上，在双风池上要同时操作，由轻而重，手法宜柔慢按，不宜急，不宜暴力。重复 3 次。⑥术者双手大指的指腹，以按抹法沿顶骨边缘头骨（顶骨大结节），双手同时操作，方向由外侧向督脉靠拢，做"紧箍圈环状"会聚在督脉上，然后在颞部左右两侧，也效仿上述"紧箍圈环状"会聚在枕后督脉上，沿左右角孙穴及发际两侧，也效仿上述"紧箍圈环状"会聚在颈椎上，往复 3 次。最后，在头顶百会穴用按法操作，方向由左右轻轻分抹 3 次。术者双掌分开，双手大指的指腹按托两侧风池，其余双四指托于双侧的颞部，术者要屈膝下蹲（马裆式），把患者的头部轻柔地托起。头部操作 15 分钟。

严重失眠者，可仰卧于床位，术者可做头面部、头顶部一指禅推法治疗，能达到即刻而睡的效果。如头痛为甚，患者可取仰卧、侧卧、伏卧式，可做针对性的一指禅推法、滚法操作治疗，定可取得理想的疗效。

2. 腹部

患者取仰卧位，术者坐于患者床位的右侧。①以右手鱼际的揉法，施术于神阙移向左→大横，再返神阙，横向右→大横，左右往复 3 次。②由神阙沿任脉向下→气海、关元，再返回神阙，往复 3 次。②由神阙沿任脉向上→下脘、中脘、上脘，再返回神阙。往返 3 次。③术者再以右手掌摩法，操作从患者腹部的右浮肋下起始，向中脘→左浮肋下→左腹壁外侧→左腹壁外下侧→腹部气海、关元→右腹壁外侧→右腹壁外上侧→右浮肋下移动。往复循环 3 次。④同时，按照鱼际揉法也可参照施术。亦可逆时针方向施展手法，同样，术者可用双手施展交替式快速摩法，在左右浮肋做摩法，形如"金鱼摆尾"。尤其，对肝气郁结，脘部闷饱、胃脘疼痛、呕吐、呃逆、噫气、肠鸣、腹痛、腹泻等有非常好的效果。特别对便秘的症状，有较好的通便的作用。⑤术者双手掌放开，双手的大指、食指做相对"八"字形；以神阙为中心，按放在腹部，做"环状'O'–圆形合法"手法，顺时针、逆时针方向旋转来回操作，犹如驾驶汽车的方向盘，往复 3 次。⑥术者以右手掌或双掌重叠按放于患者腹部的神阙、气海、关元，做颤抖法，持续性施术，时间至少 5 分钟。⑦术者右手或双手做抄法，操作于患者的背部膀胱经上的肝俞→肾俞。术者只能站立于床边，把病者略微托起离床面时才操作。往复 3 次。个别患者的腹部较能承受力大，可用滚法双手或单手在操作。另则，严重便秘者（亦包括减肥者），可用五指并拢施展指揉法，术者要站立在床边操作，要根据患者腹式呼吸的节奏来施展，由轻而重，手法柔软，柔中带刚，不能暴力，由慢而快。

腹部操作注意点：

（1）患者的症状，如胃部胀满，应当先于肠道部施展手法，节奏轻柔缓慢，等胃部症状稍减，再进行治疗胃脘部。如果肠道胀饱，就先治胃脘部。待肠道胀满消失，再施展手法治疗肠道部位。

（2）如果胃脘部、腹部疼痛厉害，或难以施展手法，就取背部阿是天应穴（压痛点）——须仔细查准，对证施治。

（3）避免禁忌证，切忌暴力。治疗时间15分钟。

3. 四肢部（取卧式）

（1）术者以双手分拨法，操作于患者左右上肢的内关、青灵，往复2次。

（2）再取患者的下肢足三里、血海、三阴交，往复2次。

4. 颈项部、胸背部、腰背部

（1）患者取坐式，术者站立于病者后侧，双手大指以拳式一指禅推法，施术于大椎（双手左右均可）横向至大杼，沿膀胱经直下至胃俞，往复3次。

（2）术者取低于患者的坐姿，以双手拳式一指禅推法，施术于双侧膀胱经自胃俞→关元俞，双手按揉法于肾俞，往复3次。滚法也可施术。

（3）颈部术者单手或双手以一指禅推法、滚法施术，自风池→大杼，往复3次。右单手拿法于两侧风池→两侧大杼，往复3次。

（4）以双手拿肩井，再配合揉法施术，往复3次。整体共40分钟左右。

（选自《中医一指禅推拿治疗劳倦内伤》）

参考文献 ▷▷▷▷

....

［1］丁季峰. 中国医学百科全书·推拿学［M］. 上海：上海科学技术出版社，1985.

［2］丁季峰. 推拿大成［M］. 郑州：河南科学技术出版社，1994.

［3］朱鼎成. 推拿名家朱春霆学术经验集［M］. 上海：上海中医药大学出版社，2006.

［4］王纪松，王百川. 推拿专科王松山先生的学术经验［J］. 上海中医药杂志，1962（8）：29－30.

［5］梅犁. 一指禅推拿名家王纪松老师学术思想初探［J］. 按摩与导引，1987（6）：3－6.

［6］朱鼎成，陈斌. 一指禅推拿力透溪谷［J］. 按摩与导引，2004，20（5）：55.

［7］李冬梅，李志宏，邰先桃. "一指禅推法"教学方法浅探［J］. 云南中医学院学报，2002，25（4）：49－50.

［8］石维坤，刘密. 谈谈一指禅推法练习技巧［J］. 按摩与导引，2006，22（4）：16.

［9］李亚明. 谈一指禅推法练习［J］. 按摩与导引，1992（3）：18－19.

［10］雷龙鸣.《推拿手法学》中一指禅推法教学方法的改进及教学体会［J］. 广西中医药大学学报，2015，18（3）：95－96.

［11］沈国权. 一指禅推法教学经验刍议［J］. 中国中医药现代远程教育，2010，8（8）：79－80.

［12］徐俊，徐持平，邹诚浩，等. 一指禅推法第1小周期教学训练计划的研究［J］. 按摩与导引，2000，16（5）：1－2.

［13］李中正，刘盈盈，贾元斌，等. 推拿手法教学的思考［J］. 中国民族民间医药，2008，27（5）：395－396.

［14］何光远，杨永晖，黄辉，等. 李业甫教授中医推拿学术思想研究［J］. 中医药临床杂志，2016，28（4）：485－488.

［15］丁开云. 一指禅手法练习与练功袋的选择初探［J］. 江苏中医，2000，21（10）：47.

［16］王允娜. 浅谈推拿教学改革［J］. 中国民族民间医药，2008，27（5）：395－396.

［17］姚斐. 浅谈推拿手法教学的几点体会［J］. 中医教育，2008，27（3）：41－42.

［18］颉旺军，李军，赵彬元. 推拿学教学方法改革与实践探索［J］. 中国中医药现代远程教育，2014，12（6）：83－84.

［19］粟胜勇，黄锦军，雷龙鸣. 如何提高学生对《推拿学》的学习兴趣［J］. 广西中医学院学报，2009，12（3）：102－103.

［20］魏玉龙. 如何加强实训以提高针灸推拿学本科学生的专业技能［J］. 中医教

育，2014，33（3）：62－64．

[21] 王德瑜，雷伟，郭争鸣．推拿手法技能教学特色探索与实践[J]．湖南中医药大学学报，2016，36（4）：87－89．

[22] 杨晓仙．推拿手法学的教学体会[J]．北京中医药，2008，27（5）：395－396．

[23] 吴云川，金宏柱，顾一煌，等．多媒体教学在推拿学课程教学中的应用和评价[J]．南京中医药大学学报，2009，10（2）：121－124．

[24] 郭现辉．多媒体与传统教学相结合模式在推拿教学中的运用[J]．中医药管理杂志，2008，16（3）：205－206．

[25] 何娟．"一指禅推法"教学设计[J]．卫生职业教育，2012，30（10）：76－77．

[26] 谢远军，许丽，倪锋，等．针灸推拿专业推拿功法学与手法学教学方法的改革实践[J]．按摩与导引，2004，20（4）：11．

[27] 郭朝卿，程英武，孔令军，等．从生物力学角度探析易筋经的功法功理[J]．长春中医药大学学报，2014，30（2）：262－264．

[28] 王德瑜，李迎红，黄宇辉，等．易筋经练功对一指禅推法功力影响的研究[J]．针灸临床杂志，2011，27（10）：62－63．

[29] 王德瑜，詹育和，李迎红，等．推拿手法课中设"课中课"教改实践探析[J]．中医药管理杂志，2016，4（6）：32－33．

[30] 李守栋．《推拿手法学》教学改革探讨[J]．内蒙古中医药，2009，（20）：79－80．

[31] 许丽，范炳华，徐泉珍，等．针灸推拿学专业多元化课程考核体系的构建[J]．中医药管理杂志，2016，24（23）：29－31．

[32] 李秋明，张欣．《推拿手法学》考核模式改革实践及体会[J]．长春中医药大学学报，2010，26（5）：807．

[33] 李蔚江，徐俊，吴信忠，等．推拿手法技能目测评价法的质量研究[J]．按摩与导引，2004，20（4）：3－5．

[34] 方磊，房敏．高等中医院校推拿统编教材现状调查与分析[J]．中国中医药现代远程教育，2015，17（12）：2443－2449．

[35] 萧言菘，闫明茹．按摩推拿手法操作形式名称、功效与应用的规范化研究[J]．中医中药，2012，9（36）：123－125．

[36] 陶艳红，于天源，贾文端，等．一指禅推法在历版推拿教材中的演进分析[J]．中医药导报，2016，22（521）：85－87．

[37] 严晓慧，严隽陶，龚利．浅谈中医推拿手法标准化的重要性[J]．河南中医，2009，29（3）：242－243．

[38] 严晓慧，严隽陶，龚利，等．推拿手法操作参数的规范化研究[J]．世界科学技术，2015，17（12）：2443－2449．

[39] 吕杰，曹金凤，方磊，等．中医屈指推法的生物力学建模及分析[J]．中国组织工程研究与临床康复，2011，15（17）：3183－3186．

［40］萧言菘．一指禅推法等五种手法规范化的初步研究［D］.北京中医药大学，2007.

［41］王华兰，董升，梁振新．五步教学法在教学中的实践探讨［J］.中国中医药现代远程教育，2011，9（5）：64－65.

［42］齐凤军.《推拿手法学》教学改革的探讨［J］.湖北中医学院学报，2009，11（1）：67－68.

［43］彭德忠，张先庚，李静，等．推拿手法学教学改革的探讨［J］.成都中医药大学学报，2000，2（1）：40.

［44］王朝宏．高等中医药院校推拿手法教学探析［J］.中医教育，2010，29（3）：62－71.

［45］房敏，宋柏林．推拿学［M］.北京：中国中医药出版社，2016.

［46］丛德毓．实验推拿学［M］.北京：中国中医药出版社，2012.

［47］方磊，房敏．一指禅推法不同作用力下上肢肌群运动方式及肌电信号特征［J］.医用生物力学，2013（3）：291－296.

［48］严晓慧，严隽陶，龚利．一指禅推法的源流与现代研究进展［J］.河南中医，2009（5）：515－518.

［49］方磊，严隽陶．一指禅推法技术要领的运动学分析［J］.上海中医药大学学报，2013（2）：58－60.

［50］杜春晓，林松，李义凯．一指禅推法频率、有效做功时间比研究［J］.医用生物力学，2013（3）：297－299.

［51］卢群．一指禅推法生物力学模型设计及其运动学特性研究［D］.长春中医药大学，2014.

［52］李欣同．一指禅推中脘、天枢穴对家兔血清 GAS 及生化的影响研究［D］.广州中医药大学，2016.

［53］吕杰，曹金凤，马龙龙，等．中医推拿一指禅手法垂直作用力均匀性的量化研究［J］.医用生物力学，2012（4）：456－459.

［54］王纪松，王百川．推拿专科王松山先生的学术经验［J］.上海中医药杂志，1962（8）：29.

［55］朱鼎成．朱春霆与中医推拿［J］.上海中医药杂志，1987（2）：29.

［56］梅犁．一指禅推拿医家王纪松辨证运用手法的经验［J］.上海中医药杂志，1987（4）：18.

［57］王纪松．一指禅推拿先驱——李鉴臣嗣后历代弟子脉系［J］.按摩与导引，1988，8（2）：12－15.

［58］顾宏平．一指禅推拿源流考略［J］.江苏中医，1996，17（6）：28－29.

［59］陈金菊．我对王百川老师手法特点的认识［D］.全国推拿学术论文汇编，1979（7）：3.

［60］钱裕麟．介绍王松山、钱福卿、沈希圣三位一指禅推拿前辈［D］.中华中医药

学会推拿分会第九届推拿学术年会暨浙江省中医药学会推拿分会继续教育项目论文汇编，2006，12：303－306.

[61] 钱裕麟．中医一指禅推拿传承正源[D]．中华中医药学会推拿分会第九届推拿学术年会暨浙江省中医药学会推拿分会继续教育项目论文汇编，2006，12：307－309.

[62] 李进龙．一指禅推拿名释考[J]．浙江中医药杂志，2008，43（5）：301－302.

[63] 王晓宇．一指禅推拿流派源流研究进展[D]．第十二次全国推拿学术年会论文集，2011；188－192.

[64] 赵毅．推拿手法学[M]．上海：科学技术出版社，2009.

[65] 舒新城．辞海[M]．上海：中华书局，1936.

[66] 俞大方．推拿学[M]．上海：上海科学技术出版社，1985.